D1558321

MI FAMILIA VEGANA

Miriam Martínez Biarge

Rocaeditorial

Primera edición: junio de 2018

Av. Marquès de l'Argentera 17, pral.
08003 Barcelona
actualidad@rocaeditorial.com
www.rocalibros.com

Impreso por Egedsa

ISBN: 978-84-17092-99-3
Depósito legal: B-10506-2018
Código IBIC: WBJ; WBQ

RE92993

Este libro está dedicado a todas las madres y padres que me muestran cada día que el amor infinito que sienten por sus hijos no está reñido con el respeto y la compasión por los demás seres con los que compartimos el planeta.

ÍNDICE

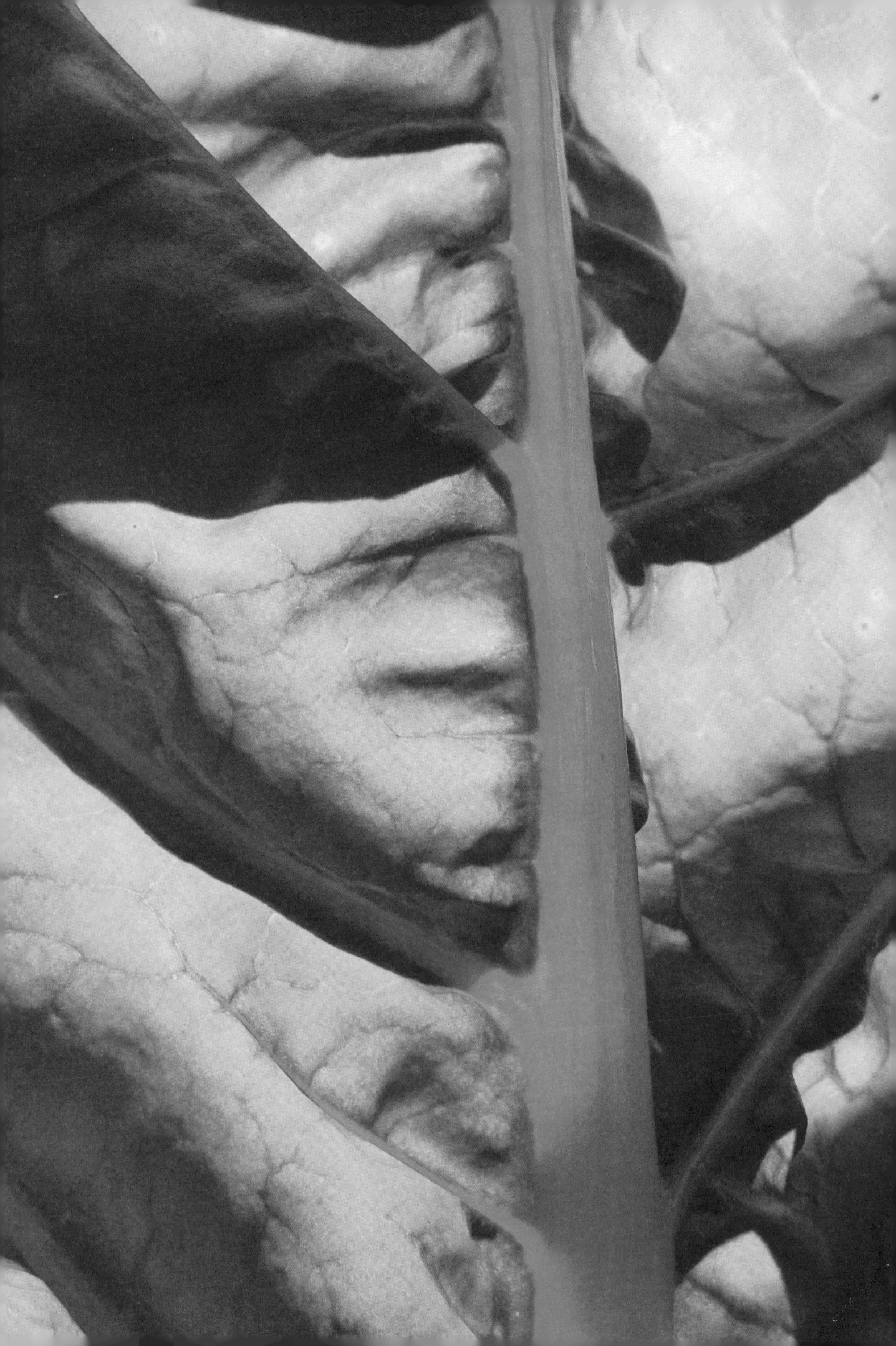

INTRODUCCIÓN

El número de familias que adoptan una dieta vegana no deja de crecer, tanto en España como en el resto del mundo. También está aumentando de manera significativa el número de niños, niñas o adolescentes de ambos sexos que deciden convertirse en veganos, aunque el resto de la familia no lo sea. La cada vez mayor disponibilidad de alimentos veganos y el aumento de opciones veganas en restaurantes y otros lugares públicos están facilitando este proceso. Sin embargo, uno de los mayores obstáculos que se encuentran aún las personas que desean llevar una dieta vegana, y en especial aquellas que están en el proceso de formar una familia, es la escasez de información fiable sobre cómo debe planificarse una dieta vegana para que sea completa y saludable en todas las etapas de la vida.

Una dieta vegana es una dieta cien por cien vegetal, por lo tanto una dieta que excluye todos los alimentos de origen animal. Una dieta completamente vegetal suele ser adoptada como parte de un estilo de vida vegano, aunque ambos términos no son sinónimos, ya que el veganismo abarca muchos otros aspectos aparte de la dieta.

Las personas que se consideran veganas, además de practicar una dieta cien por cien vegetal, evitan el uso de animales en cualquier otro aspecto de su vida diaria, como la ropa, el calzado, los cosméticos y los productos de limpieza para el hogar. También rechazan asistir a todo tipo de eventos y espectáculos en los que se usen animales, como los zoológicos y delfinarios, los circos con animales, o las carreras de perros o caballos; además de por supuesto las corridas de toros y la cacería. Las personas veganas también se oponen al uso de animales en experimentación médica, cosmética o militar. El término veganismo fue acuñado por la Sociedad Vegana del Reino Unido, la más antigua del mundo, en el año 1949, y de acuerdo con ella, el veganismo es «una filosofía y estilo de vida que trata de evitar, siempre que sea factible, todas las formas de explotación y crueldad hacia los animales, cualquiera que sea su propósito, incluyendo la alimentación y el vestido o calzado. Además, el veganismo promueve el desarrollo de alternativas al uso de animales, en beneficio tanto de los seres humanos, como de los animales y del medio ambiente».

Algunas personas practican una dieta libre de productos animales aunque no sean estrictamente veganas, y en este caso su motivación principal no es el evitar el sufrimiento animal, sino que persigue los efectos beneficiosos sobre la salud humana que tiene consumir una dieta vegetal. Cada vez más personas practican dietas predominantemente vegetales, siguiendo las recomendaciones alimentarias de la Organización Mundial de la Salud y de las principales asociaciones médicas y de nutrición, como la Universidad de Harvard.

Existe evidencia creciente de que la alimentación durante los primeros años de vida (más en concreto durante el tiempo del embarazo y los primeros dos años, lo que se llama «los 1000 primeros días»), tiene no solo consecuencias inmediatas en la salud de las niñas y los niños, sino que puede determinar la salud y la calidad de vida durante la vida adulta. Una mala alimentación durante este tiempo tan especial aumenta el riesgo de padecer un número significativo de enfermedades crónicas que nos pueden conducir a una muerte prematura o a una vida con discapacidad.

Una dieta basada exclusivamente en alimentos de origen vegetal puede no solo ser perfectamente adecuada para mantener la salud y promover el normal crecimiento y desarrollo de bebés, niños y adolescentes, sino que además puede proporcionar importantes beneficios gracias a la presencia de los antioxidantes y otras sustancias protectoras que se encuentran en grandes cantidades en el reino vegetal. Pero para que esto ocurra, la dieta debe estar bien planificada, pues no todos los alimentos de origen vegetal son iguales ni tienen los mismos efectos sobre la salud.

Este libro muestra los principios de una dieta vegetal saludable para que puedan ser aplicados por las familias veganas y vegetarianas y en general por todas aquellas personas que siguen dietas predominantemente vegetales. Aunque su destinatario principal es la familia vegana, las familias vegetarianas también encontrarán en él mucha información útil, ya que en la alimentación vegetariana saludable los huevos y los lácteos solo se deben usar como complemento; en ambas formas de alimentación, el mayor porcentaje de la dieta corresponde a los alimentos de origen vegetal.

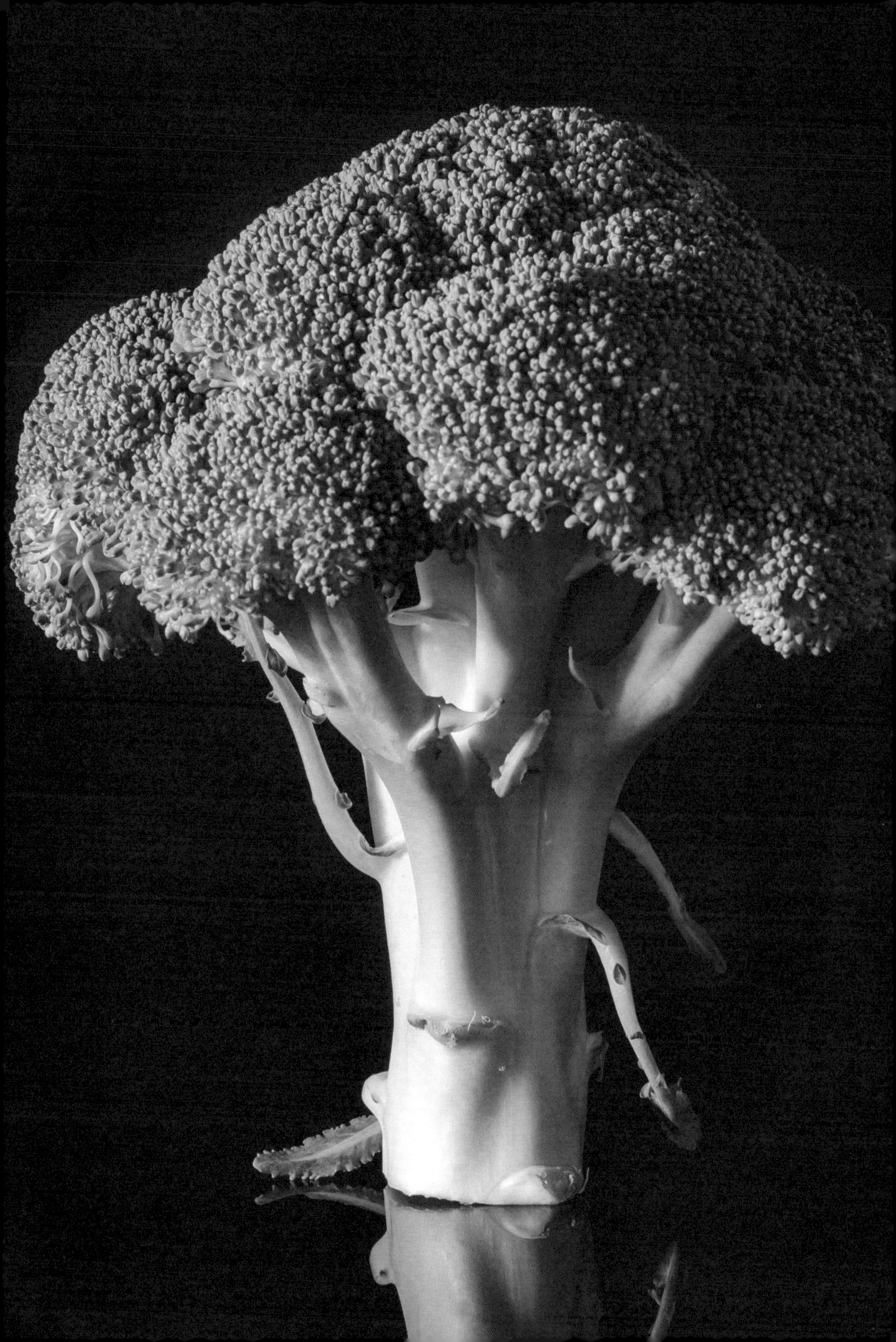

EVOLUCIÓN DEL VEGANISMO: ¿qué nos dice la ciencia y qué recomiendan los expertos?

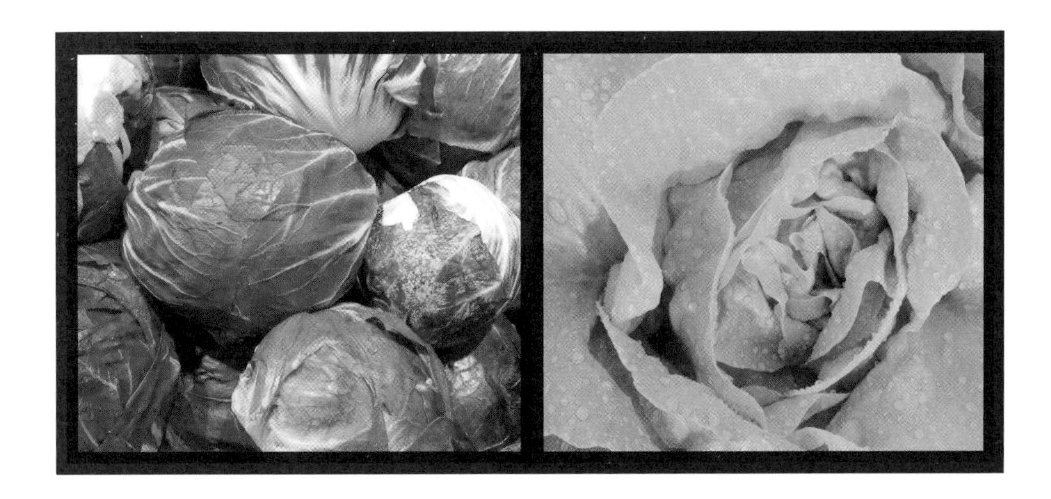

El veganismo es un fenómeno bastante reciente en la historia de la humanidad. Aunque muchas culturas han seguido dietas lactovegetarianas, ovolactovegetarianas, o con una cantidad muy baja de alimentos animales, el principio de excluir de forma deliberada y permanente todos los productos de origen animal solo se empezó a ver a mediados del siglo XX. Es cierto que muchas tradiciones religiosas orientales recomiendan el vegetarianismo como forma de vida, pero ninguna se ha opuesto abiertamente al consumo de productos animales, siempre que esto no supusiera su muerte ni implicara violencia o sufrimiento para ellos. Hay que tener en cuenta que cuando estas tradiciones religiosas se estaban desarrollando, la ganadería industrial no existía y el modo en como se trataba a los animales de granja y cómo se obtenían de ellos los productos lácteos o los huevos no eran comparables al proceso industrial que se da hoy en prácticamente todo el planeta.

Es difícil pensar que una alimentación completamente vegetal haya sido posible en otros tiempos, cuando la oferta y disponibilidad de alimentos vegetales no era tan amplia como ahora, cuando los conocimientos sobre nutrición humana eran tan rudimentarios y cuando no había fuentes vegetales alternativas para algunos nutrientes esenciales. Este no era un problema que afectara solo a los veganos potenciales, sino a toda la población. Los humanos hemos sufrido enfermedades por carencia de nutrientes, como el escorbuto (falta de vitamina C), el raquitismo (déficit de vitamina D), el bocio (déficit de yodo) y otras más a lo largo de la historia, y de hecho, el descubrimiento de un buen número de vitaminas, así como muchos otros avances en la ciencia de la nutrición, se ha producido como consecuencia de los esfuerzos por entender y solucionar estas enfermedades carenciales.

En 1944 se creó la Sociedad Vegana del Reino Unido (The Vegan Society), a partir de un grupo de miembros de la Sociedad Vegetariana que no estaban de acuerdo con el consumo de lácteos y huevos y entendían que el vegetariano «verdadero» era aquel que se abstenía de cualquier producto de origen animal. En ese mismo año se acuñó el término veganismo. Un poco más adelante, en 1948, se identificó y nombró por primera vez la vitamina B12, que hasta ese momento se conocía como «factor antianemia perniciosa». Por aquel entonces muchos de los primeros miembros de la Vegan Society habían desarrollado los síntomas típicos de la deficiencia de vitamina B12 y a su pesar tuvieron que tomar extracto de hígado para curarse; en esos años era la única fuente disponible de esta vitamina. Al final de la década de los 50 del siglo XX empezó a producirse vitamina B12 en los laboratorios, usando técnicas de fermentación bacteriana, y solo entonces se convirtió el veganismo en una opción real.

Estudios en adultos veganos

Durante los primeros años de su historia, el veganismo fue un fenómeno muy minoritario. Los primeros informes publicados en los años 50 y 60 en revistas médicas se limitaban a describir las complicaciones derivadas de la falta de vitamina B12 en personas que llevaban una dieta completamente vegetal. Afortunadamente, muchos de los médicos que se habían interesado por esta dieta y que habían publicado estos primeros informes, así como la propia Vegan Society, llevaron a cabo una campaña de información y concienciación sobre la importancia de los **suplementos**[1] de vitamina B12 entre la comunidad vegana de Inglaterra y Estados Unidos, y los veganos empezaron a tomar suplementos regulares de vitamina B12; también comenzaron a suplementarse algunas comidas veganas frecuentes como la leche de soja o el extracto de levadura.

En los años 60 y 70 despertó el interés por averiguar los posibles beneficios que una dieta sin carne pudiera tener sobre la salud humana. En Estados Unidos existe una comunidad religiosa, los adventistas del Séptimo Día, que vive principalmente en California y parece tener un mejor estado de salud que el resto de ciudadanos estadounidenses; de hecho, cuenta con un alto número de centenarios o casi centenarios. Los adventistas han sido objeto de múltiples estudios, que fueron iniciados en 1958 y que continúan en la actualidad, y que se agrupan en tres grandes proyectos: *Adventist Mortality Study* (1958-1966; 23.000 participantes), *Adventist Health Study 1* (1974-1988, 35.000 participantes) y *Adventist Health Study 2* (iniciado en 2002; 96.000 participantes). Los resultados que se han obtenido hasta el momento han mostrado una menor incidencia de **diabetes** tipo 2, obesidad, colesterol alto en la sangre, hipertensión arterial, **síndrome metabólico**, cáncer de próstata y otros tumores en personas vegetarianas comparadas con personas no vegetarianas. Cuando se han analizado los resultados por subgrupos se ha observado que en muchas de estas enfermedades, aunque no en todas, el riesgo desciende más cuanto más vegetal es la dieta; es decir, las personas veganas tienen menos tasas de

1. Los términos destacados en negrita se ilustran en el glosario al final del libro.

estas enfermedades que las ovolactovegetarianas y estas, menores que las no vegetarianas.

Además de los estudios realizados en esta comunidad religiosa, investigaciones en otras regiones del mundo han mostrado resultados similares cuando se han comparado grandes grupos de vegetarianos y de no vegetarianos que viven en la misma zona. Otro de los proyectos sobre salud y alimentación vegetariana que incluye a un gran número de participantes es el *EPIC-Oxford cohort study*, con más de 65.000 personas estudiadas. Forma parte de un análisis mucho mayor coordinado por la Organización Mundial de la Salud llamado *European Prospective Investigation into Cancer and Nutrition* (EPIC), que incluye a más de medio millón de personas en diez países europeos. En el subgrupo de Oxford (EPIC-Oxford), aproximadamente un 30 por ciento de los participantes siguen diferentes variedades de dietas vegetarianas. El proyecto se inició en el año 1993 y ha aportado mucha información no solo sobre la relación entre dieta y prevalencia de enfermedades crónicas, sino también sobre la composición nutricional de los diferentes patrones alimentarios y cómo estos se ajustan mejor o peor a las recomendaciones nutricionales actuales. Gracias a este gran proyecto conocemos la ingesta real de proteínas, **aminoácidos**, vitaminas, minerales y grasas de hombres y mujeres veganos, comparadas con las ingestas de ovolactovegetarianos y de no vegetarianos.

Lo primero que llamó la atención de los investigadores en este estudio fue que la salud general de los 65.000 participantes era considerablemente mejor que la habitual en el resto del país. Una de las razones que se barajaron es que estas personas tienen un nivel educativo superior a la media del país y el nivel educativo se ha relacionado con estilos de vida más saludables. Otra posibilidad (que no excluye a la primera) es que estos participantes, que fueron reclutados a través de revistas y tiendas de alimentación, centros de salud, culturales y deportivos, tengan una especial conciencia y cuidado respecto a su salud, sean vegetarianos o no.

Los principales resultados derivados hasta el momento de este gran proyecto han mostrado que los participantes vegetarianos tienen, respecto a los no vegetarianos:

- Un 32 por ciento menos de riesgo de muerte u hospitalización por enfermedad cardiovascular. Probablemente esto sea debido a que vegetarianos y veganos tenían menor peso corporal, menores cifras de colesterol-LDL y menor incidencia de hipertensión arterial.

- Un 12 por ciento menos de incidencia de todos los tipos de cáncer en conjunto; algunos tipos de cáncer, como el de estómago o los que aparecen en la sangre, mostraban diferencias más acusadas entre los diferentes grupos, mientras que para otros tipos de cáncer no se encontraron diferencias significativas.

- Un 31 por ciento menos de riesgo de desarrollar divertículos (los divertículos son unos sacos de tejido que se forman en el colon y que aparecen con frecuencia en las personas mayores, en ocasiones se infectan e inflaman, dando lugar a un cuadro llamado diverticulitis).

- Un 30 por ciento menos de incidencia de cataratas (las cataratas aparecen en las personas mayores cuando el cristalino del ojo pierde su transparencia y la visión se vuelve borrosa. En casos avanzados es necesaria la cirugía).

En algunas de estas enfermedades, pero no en todas, se encontró de nuevo un «efecto dosis-dependiente»: cuanto más vegetal la dieta, mayor protección frente a estas enfermedades.

Sin embargo, los participantes veganos mostraron un riesgo aumentado (hasta un 30 por ciento más) de presentar fracturas de huesos, comparados con los grupos que seguían dietas ovolactovegetarianas o no vegetarianas. Esto solo ocurría en aquellas personas que eran veganas y consumían menos de 525 mg de calcio al día. Los veganos que tomaban más de 525 mg de calcio al día no tuvieron mayor riesgo de fractura que los demás grupos.

Estudios con menos participantes y no tan prolongados en el tiempo como los dos grandes proyectos comentados anteriormente han mostrado resultados similares en cuanto a la salud a largo plazo de las personas vegetarianas y veganas y a la incidencia de enfermedades y problemas crónicos que presentan en comparación con la población no vegetariana.

> En resumen, a lo largo de los últimos sesenta años numerosos estudios en diferentes regiones del mundo y diferentes poblaciones han mostrado que la salud de los adultos vegetarianos y veganos es al menos tan buena como la de las personas no vegetarianas. En algunos casos los datos apuntan a que las dietas veganas pueden ofrecer protección frente a algunas enfermedades típicas de nuestra época.

Además de estos estudios observacionales (se llaman observacionales porque analizan los hábitos alimentarios de un grupo más o menos grande de personas y los correlacionan con diferentes variables, pero sin hacer ningún tipo de intervención), contamos también con los resultados de diversos ensayos clínicos que han usado dietas vegetarianas o veganas para intentar prevenir o tratar alguna enfermedad. En estos estudios, llamados experimentales o de intervención, los participantes se dividen en dos o más grupos y la dieta de alguno de estos grupos se modifica para ver si esto conduce a algún cambio en su estado de salud. Se han usado dietas vegetarianas y veganas para reducir el peso en personas con sobrepeso u obesidad, para disminuir los niveles de colesterol, triglicéridos y azúcar en la sangre; y para disminuir las cifras de tensión arterial en personas con hipertensión. El conjunto de los estudios realizados sugiere que las dietas vegetarianas y veganas pueden ser una forma eficaz de prevenir y tratar enfermedades crónicas como la obesidad, la diabetes y las enfermedades cardiovasculares.

En cuanto a la ingesta de nutrientes, el proyecto EPIC-Oxford ha mostrado que las personas veganas consumían menos grasa saturada que las no vegetarianas y también menores cantidades de vitaminas D y B12, así como calcio y zinc. Sin embargo, el consumo de otros nutrientes como la vitamina B1, el ácido fólico, las vitaminas C y E, el magnesio, el hierro y la fibra eran mayores entre las personas veganas que en los demás grupos. La ingesta de proteínas y de aminoácidos superaba los requerimientos mínimos en todos los grupos, aunque había diferencias importantes en cuanto a la cantidad de unos aminoácidos y otros entre las diferentes dietas. Tanto el proyecto EPIC-Oxford como otros estudios de menor tamaño han mostrado de forma consistente que las personas veganas (y muchas vegetarianas) que no toman suplementos regulares de vitamina B12 tienen niveles más bajos en sangre de esta vitamina y presentan deficiencia en un porcentaje más elevado.

Estudios en niños

A diferencia de lo que ocurre en los adultos, los estudios realizados en niños y adolescentes son escasos e incluyen un número menor de participantes. Los primeros estudios realizados en niños tuvieron lugar en los años 80.

The Farm Study

Publicado en el año 1989, este estudio es el más extenso realizado en población infantil vegana, y mostró el crecimiento de un grupo de 404 niños y niñas vegetarianos (el 80 por ciento de ellos eran veganos) con edades comprendidas entre los 4 meses y los 10 años y que vivían en una comunidad rural en Tennessee, Estados Unidos, llamada La Granja (*The Farm*). Las familias que residían en esta comunidad habían elegido vivir de forma muy sencilla y con pocas posesiones materiales, aunque su nivel educativo era alto y tenían buenos conocimientos sobre nutrición vegetariana. Elaboraban su propia leche de soja, que suplementaban con vitaminas A, D y B12, y además usaban levadura nutricional fortificada con vitamina B12.

Los investigadores analizaron las curvas y la velocidad de crecimiento de estos niños y las compararon con las curvas de referencia de los niños estadounidenses. Los bebés que nacieron en La Granja de madres veganas tuvieron un peso normal al nacer (la media era de 3,4 kg; y solo un 5 por ciento de los bebés pesaron menos de 2,5 kg, lo que es comparable a la población general). La inmensa mayoría de los bebés fueron amamantados durante un tiempo medio de 12 meses, que es significativamente más prolongado que el tiempo que se amamanta a los bebés en Estados Unidos.

El crecimiento de los niños de esta comunidad vegana estadounidense se situó dentro de límites normales, la mayoría de los pesos y las tallas se encontraban entre los percentiles 25 y 75. A la edad de 1-3 años, los niños de La Granja medían de media 1-2 cm menos que los valores de referencia estadounidenses, pero a partir de los 5 años las diferencias desaparecían y a los 10 años tanto el peso como la talla de estos niños eran prácticamente iguales que los de la población no vegetariana. La diferencia en la talla en los niños más pequeños fue atribuida en parte al más prolongado tiempo de lactancia materna; ahora sabemos que los bebés amamantados tienen un crecimiento más lento (pero más fisiológico) en los primeros meses y años de vida. La mayoría de los niños de Estados Unidos que constituían la población de referencia habían recibido lactancia artificial después de los 3 meses de edad.

Aunque en los años posteriores se publicaron otros estudios sobre el crecimiento de niños veganos, la mayoría de ellos agruparon juntos a vegetarianos y veganos, por lo que no siempre es fácil determinar si hay diferencias que se puedan atribuir solo a los veganos. Los estudios realizados en niños y adolescentes vegetarianos y veganos de países industrializados han mostrado que su crecimiento y desarrollo son normales, aunque tienden a pesar menos que los no vegetarianos en relación con su talla, sobre todo durante la adolescencia.

Aunque hay muchos menos datos que en los adultos, cuando se ha examinado lo que comen los niños vegetarianos y veganos se ha observado un patrón similar al de los adultos: mayor consumo de vitaminas C, E y betacarotenos, de ácido fólico, magnesio y potasio, y menor de vitaminas D, B12 y zinc.

¿Puede una alimentación vegana producir daños en la salud infantil?

Cualquier dieta mal planificada puede tener consecuencias negativas en la salud de bebés y niños, y la dieta vegana no es una excepción. A pesar de que la inmensa mayoría de los niños que siguen una alimentación vegana tienen un crecimiento y desarrollo normales, como han mostrado los estudios y como saben los profesionales sanitarios que están en contacto con estas familias, existen casos de bebés y niños pequeños que por haber recibido una alimentación inadecuada han sufrido daños temporales o permanentes en su salud y en ocasiones han fallecido. Estos casos no son frecuentes, pero ocurren y se publican esporádicamente en las revistas médicas. El análisis de estos casos muestra que la inmensa mayoría han tenido lugar en bebés menores de un año y se han debido a dos causas:

- Bebés cuyas madres no estaban tomando suplementos de vitamina B12. La leche de estas madres no tenía niveles suficientes de vitamina B12 y los bebés no recibían la cantidad que necesitaban. Como los bebés no tienen reservas de esta vitamina y sus necesidades son muy altas, estos niños enfermaron por deficiencia de vitamina B12. Los que fueron llevados a un hospital y tratados a tiempo se recuperaron en el plazo de días o semanas, pero algunos mostraron secuelas intelectuales durante el resto de su vida. La vitamina B12 es esencial para el desarrollo del cerebro y su falta en una etapa tan crítica produce lesiones que en algunos casos son irreversibles.

- Bebés y niños pequeños que recibieron una dieta inapropiada, generalmente basada en combinaciones de leches vegetales no aptas para lactantes y zumos de frutas o verduras. En la mayoría de estos casos, estas familias, por diversos motivos, no estaban recibiendo atención sanitaria adecuada y muchas se encontraban socialmente aisladas. Estos niños sufrieron desnutrición grave y anemia, perdieron peso y dejaron de desarrollarse normalmente. Los que no recibieron a tiempo asistencia médica murieron.

El denominador común en ambas situaciones es la falta de conocimientos sobre las necesidades nutricionales en la infancia y nos alerta sobre los riesgos que supone el dar a los niños una alimentación inapropiada, sea cual sea su nombre. El hecho de que el veganismo sea un fenómeno tan reciente y todavía tan minoritario ha contribuido a que tanto la sociedad general como la mayoría de los profesionales sanitarios desconozcan cuáles son las características de una alimentación vegana equilibrada. Mientras que los gobiernos de la mayor parte de las sociedades occidentales lanzan campañas educativas periódicas para fomentar hábitos dietéticos saludables entre la población no vegetariana, no se han diseñado campañas equivalentes destinadas a la población vegetariana y vegana ni se ha garantizado que la formación de los profesionales sanitarios (médicos, enfermeras, matronas, nutricionistas) esté actualizada y sea suficiente para aconsejar apropiadamente a los pacientes que lo requieran. La labor de difusión ha quedado en manos de las sociedades vegetarianas y veganas de cada país, que no siempre existen o pueden llegar a todo el mundo, pero además no es raro encontrar información errónea y peligrosa sobre este tipo de alimentación en libros, internet y otros lugares.

Postura de las asociaciones médicas y dietéticas

La Academia Americana de Nutrición y Dietética (previamente llamada Asociación Americana de Dietética - ADA) es la asociación profesional de nutrición más antigua del mundo y la que cuenta con mayor número de miembros. Fue también la primera asociación que se posicionó sobre las dietas vegetarianas y veganas, y ha seguido haciéndolo de forma periódica, actualizando sus documentos de consenso y la información que proporciona a los ciudadanos estadounidenses a medida que se han ido incorporando nuevos datos sobre este tipo de alimentación. La primera vez que esta asociación publicó un documento de consenso sobre la alimentación vegetariana y vegana fue en el año 1980. En él establecía que «las dietas vegetarianas bien planificadas que incluyen una gran variedad de alimentos vegetales no refinados y que están complementadas con leche y huevos (dieta ovolactovegetariana) proporcionan todos los requerimientos nutricionales. Más aún, una dieta totalmente vegetal puede ser adecuada si se planifica cuidadosamente y se presta atención a aquellos nutrientes que están ausentes en los alimentos vegetales, o que se encuentran en menor cantidad, o cuya absorción se ve dificultada cuando proceden de fuentes vegetales». En este primer documento, la entonces Asociación Americana de Dietética ya destacaba que «cada vez más estudios muestran una relación positiva entre el consumo de dietas predominantemente vegetales y la prevención de ciertas enfermedades», pero sin embargo advertía que una dieta vegetariana o vegana «podía suponer un riesgo para ciertas personas o grupos como los bebés, los niños pequeños y las mujeres embarazadas». En el año 1980 los estudios sobre los efectos del vegetarianismo y del veganismo en estos grupos de edad eran prácticamente inexistentes y todavía no se había llevado a cabo el primer gran estudio con niños veganos comentado anteriormente, *The Farm Study*.

La publicación del segundo documento de consenso tuvo lugar en el año 1988 y mostraba algunas novedades, fruto de los estudios sobre nutrición llevados a cabo en los años previos: 1) el nuevo documento explicaba claramente que no era necesario combinar en una misma comida diferentes proteínas vegetales para obtener una proteína completa, dando por terminado el mito de la complementación proteica; 2) el nuevo documento advertía explícitamente a las personas veganas del riesgo que corrían de desarrollar deficiencia de vitamina B12 si la dieta no incluía alimentos fortificados o suplementos de esta vitamina; 3) el documento de 1988 era mucho más positivo en relación con los niños, declarando que «los niños que siguen una dieta vegana pueden estar sanos, pero se debe tener especial cuidado y asegurarse de que la dieta proporciona las cantidades diarias recomendadas de vitamina D, vitamina B12 y hierro, con la adición de suplementos si fuera necesario».

Las siguientes ediciones de estos documentos de consenso sobre dietas vegetarianas y veganas fueron publicadas en 1993, 1997, 2003 y 2009. El documento de 1997 supone un avance importante frente a los dos anteriores en lo que respecta al efecto de la dieta vegana en la infancia, al declarar que «las dietas vegetarianas y veganas bien planificadas son adecuadas para todas las fases del ciclo vital, incluyendo el embarazo y la lactancia. Las dietas vegetarianas y veganas bien planificadas satisfacen los requerimientos nutricionales de bebés, niños y adolescentes y promueven un crecimiento normal». Esta afirmación se ha seguido repitiendo en los sucesivos documentos hasta la actualidad.

A finales del año 2016 la Academia Americana de Nutrición y Dietética publicó su hasta ahora más reciente documento de consenso, que en línea con los anteriores establece que «las dietas vegetarianas apropiadamente planificadas, incluyendo las dietas veganas, son saludables, nutricionalmente adecuadas y pueden resultar beneficiosas en la prevención y el tratamiento de algunas enfermedades. Las dietas vegetarianas y veganas son adecuadas para todas las etapas de la vida, incluyendo embarazo, lactancia, infancia, adolescencia, vida adulta y vejez, así como para los atletas».

El documento de la Academia además describe con detalle los requerimientos nutricionales de las personas vegetarianas y veganas de acuerdo a su edad, y lista las fuentes vegetales de los diferentes nutrientes, así como los casos o situaciones en los que puede ser recomendable añadir a la dieta un suplemento específico. El documento también resume los resultados más recientes de los efectos sobre la salud de este tipo de alimentación y termina recomendando que los profesionales sanitarios se formen adecuadamente en este campo para poder ofrecer un asesoramiento apropiado a los pacientes que lo precisen, recordando que «todos los dietistas-nutricionistas tienen la obligación ética de respetar la alimentación vegetariana, como lo harían con cualquier otro tipo de alimentación».

Aunque la Academia Americana de Nutrición y Dietética es la asociación profesional que más ha contribuido a la difusión de la alimentación vegetariana y vegana tanto entre profesionales sanitarios como entre el público general, en años recientes muchas otras asociaciones científicas, gobiernos o sistemas sanitarios se han ido posicionando de manera similar a la Academia Americana.

La Asociación de Dietistas Británicos (British Dietetic Association) es la asociación de nutricionistas más importante del Reino Unido y representa a más de 9.000 profesionales de la Nutrición. En el año 2014 emitió un comunicado oficial donde declaraba que una alimentación cien por cien vegetal, adecuadamente planificada, es saludable en todas las etapas de la vida, incluyendo el embarazo y la lactancia. Además publicó un folleto informativo sobre las características y requerimientos de las personas vegetarianas y veganas. En el año 2017, esta asociación ha confirmado su postura de apoyo a este tipo de alimentación. La Asociación de Dietistas Británicos colabora con la Sociedad Vegana del Reino Unido para proporcionar a la población británica información nutricional de calidad que permita a cualquier ciudadano llevar una alimentación vegana equilibrada.

Además, el Sistema de Salud Británico (National Health System), que es el equivalente a nuestro Sistema Nacional de Salud, ofrece en su página web desde hace ya varios años información nutricional sobre alimentación vegetariana y vegana para el público general. Más específicamente dedicada a la infancia, la Asociación Pediátrica Británica (British Paediatric Association) publicó en el año 1988 una guía con las recomendaciones para llevar a cabo el inicio de la alimentación complementaria en bebés vegetarianos y veganos.

Las asociaciones dietéticas de otros países han elaborado guías y recomendaciones específicas para sus ciudadanos vegetarianos y veganos; entre otras, la Asociación de Dietistas Australianos (Dietitians Association of Australia), la Sociedad de Pediatría de Canadá (Canadian Pediatric Society) o el Ministerio de Salud de Portugal. El Consejo Nórdico, un organismo oficial que representa a los países nórdicos (Dinamarca, Finlandia, Islandia, Noruega, Suecia y Groenlandia) incluyó entre sus recomendaciones nutricionales del año 2012 para la población general consejos específicos para todos los seguidores de dietas vegetarianas y veganas.

Además de las asociaciones oficiales, el número de profesionales de la salud que individualmente o de forma colectiva respaldan este tipo de alimentación es creciente. Un ejemplo destacado es Kim Williams, cardiólogo y presidente de la Asociación Americana de Cardiología, que practica una dieta vegana y la recomienda a sus pacientes (de forma individual; esta no es la posición oficial de la Asociación Americana de Cardiología, que sin embargo sí recomienda aumentar el porcentaje de alimentos de origen vegetal y limitar el de animales, como veremos más adelante). También en Estados Unidos, el Comité de Médicos por una Medicina Responsable (Physicians Committee for Responsible Medicine), una asociación sin ánimo de lucro con más de 150.000 miembros (12.000 de ellos médicos) fue fundada en 1985 con la doble misión de transmitir la importancia del papel de la nutrición en la prevención de enfermedades y de buscar y fomentar alternativas al uso de animales en investigación médica y docencia. Esta asociación ha realizado un importante número de estudios de investigación sobre el valor preventivo y terapéutico de las dietas predominantemente vegetales, lleva a cabo campañas de concienciación y educación y trabaja con las administraciones y otras asociaciones profesionales en la mejora de la normativa que regula las dietas que reciben los ciudadanos estadounidenses en colegios y hospitales.

Sin embargo, no todas las asociaciones médicas y de nutrición apoyan abiertamente la posibilidad de una alimentación vegana. La Asociación de Nutricionistas Alemanes publicó en el año 2016 su documento de consenso sobre dietas veganas en donde expone que «es difícil o imposible obtener las cantidades suficientes de nutrientes en una alimentación vegana... sin el uso de suplementos» y «no recomienda esta forma de alimentación para mujeres embarazadas, en periodo de lactancia, bebés, niños y adolescentes». Aun así, el texto principal del documento describe las fuentes vegetales de los nutrientes más importantes y ofrece recomendaciones sobre cómo distribuir los diferentes grupos de alimentos en una dieta vegana. La Asociación Europea de Gastroenterología y Nutrición Pediátricas se ha pronunciado recientemente en términos similares, haciendo énfasis en la dificultad de conseguir determinados nutrientes y en la necesidad de tomar suplementos.

Los motivos que aducen estas dos sociedades científicas no suponen en realidad un obstáculo insalvable. En todos los países industrializados, hoy día es perfectamente posible encontrar no solo los alimentos más importantes que forman parte de una dieta vegana equilibrada (y que hace unos años podían ser difíciles de encontrar), sino también suplementos orales de vitamina B12, el único suplemento que deben tomar las personas veganas sin excepción, en todas las edades y circunstancias.

¿Es realmente más difícil planificar bien una dieta vegana?

Cuando leemos los documentos de consenso, las guías y recomendaciones oficiales, vemos que se repite la frase «adecuadamente planificada» referida a la alimentación vegana. También leemos con frecuencia las expresiones «es necesario prestar atención» y en ocasiones «es difícil obtener todos los nutrientes». Es inevitable entonces preguntarse si es realmente factible alimentarse de esta manera o si el esfuerzo está más allá de las competencias de una persona normal.

El veganismo no forma parte de nuestra cultura ni tradición culinaria y mucha gente (incluyendo profesionales sanitarios) nunca ha tomado una sola comida vegana completa. Además, en la mayor parte de los países no existen campañas gubernamentales que muestren ejemplos de menús veganos equilibrados, mientras que a todos nos han enseñado repetidamente cómo planificar un menú no vegetariano para que sea equilibrado. La inmensa mayoría de la población, no familiarizada con la cultura culinaria vegana, tiende a pensar que los veganos comen lo mismo que el resto de personas, pero sin los productos animales. Como los productos animales predominan en la alimentación actual de los países occidentales y como muchos productos vegetales que son parte esencial de la dieta de los veganos están prácticamente ausentes de los menús de restaurantes, colegios y otros lugares donde se comparten comidas, mucha gente piensa honestamente que la dieta vegana consiste solo en ensalada, verdura, pan, pasta y arroz blancos. Desde este punto de vista, la alimentación vegana parece restrictiva, difícil e impracticable, pero esto solo refleja desconocimiento de lo que supone realmente este tipo de alimentación. En la alimentación vegana no se eliminan ciertos grupos de alimentos, como se piensa habitualmente, sino que unos grupos de alimentos se sustituyen por otros. La inclusión de estos nuevos alimentos es lo que determina la adecuación y la calidad de una dieta vegana.

Todas las asociaciones médicas y de nutrición insisten en que para considerarse adecuada, una alimentación vegana debe estar bien planificada. Pero esta afirmación puede y debe ser aplicada a cualquier modelo alimentario, tenga el nombre que tenga. Cualquier dieta que esté mal planificada supondrá un riesgo para quien la practique, a corto o largo plazo. Tal como dijo la ADA en su documento del año 1997: «Las dietas vegetarianas y veganas, como todas las demás dietas, necesitan estar apropiadamente planificadas para poder ser consideradas nutricionalmente adecuadas». Desgraciadamente, comer bien no es muy frecuente en nuestra sociedad actual a pesar de la abundancia de alimentos de que disponemos. La Organización Mundial de la Salud nos recuerda de forma periódica que la mala alimentación (principalmente bajo aporte de frutas y verduras y exceso de productos animales y de azúcar) está detrás de un porcentaje significativo de los casos de cáncer y enfermedades cardiovasculares que nos hemos acostumbrado a considerar como «normales» en nuestra sociedad.

> Se puede aprender a planificar una dieta vegana para que nos proporcione todos los nutrientes que necesitamos, igual que se puede aprender cualquier otra habilidad. Comer bien es un hábito y los hábitos se adquieren, normalmente tras un corto periodo de práctica. En el caso de la alimentación, «planificar» no consiste en sentarse todos los días con una balanza en una mano y una calculadora en la otra. Se trata de conocer qué grupos de alimentos debemos incluir en nuestra alimentación diaria y en qué proporción, y adquirir la costumbre de hacerlo de manera regular.

Cambios en las guías alimentarias para la población general: de «los 7 básicos» a los «5 al día»

La nutrición, como cualquier otra disciplina científica, ha experimentado avances importantes en las últimas décadas. Estos avances en los conocimientos, junto a los cambios en el estilo de vida y en la prevalencia de enfermedades, han conducido a modificaciones significativas en las recomendaciones alimentarias que los organismos oficiales (gobiernos, sistemas de salud, asociaciones científicas) ofrecen a los ciudadanos. Durante la primera parte del siglo pasado predominó el interés por el estudio de las enfermedades carenciales (debidas a falta de vitaminas o minerales) y sus tratamientos. En los primeros treinta años del siglo XX se describió el papel y la importancia de las proteínas, se descubrieron la mayor parte de las vitaminas y se averiguó que nuestro organismo también necesitaba un aporte regular de minerales. En los años que rodearon a la Segunda Guerra Mundial se elaboraron las primeras recomendaciones dietéticas para la población, basadas en los aportes mínimos que se consideraban necesarios para mantener la vida y la salud. En aquella época de escasez de alimentos y de racionamiento, la preocupación más importante era evitar la desnutrición y las enfermedades carenciales. La «Guía para una buena alimentación» del gobierno de los EE. UU. en 1943 recomendaba consumir cada día al menos un alimento de cada uno de los 7 grupos principales: 1) verduras de color verde y amarillo; 2) frutas; 3) patatas y otros tubérculos;

4) lácteos; 5) carne, pescado, huevos, legumbres, frutos secos o mantequilla de cacahuetes; 6) cereales, preferiblemente integrales o enriquecidos; 7) mantequilla o margarina fortificada con vitamina A. El gobierno instaba a comer además (y sin restricciones) cualquier otro alimento que la gente quisiera o pudiera conseguir, aparte de estos 7 grupos.

A lo largo de las décadas siguientes las recomendaciones fueron cambiando ligeramente: primero disminuyó el número de grupos, de 7 a 4 (verduras y fruta; lácteos, carne y pescado –o legumbres y frutos secos– y cereales integrales o enriquecidos) y más adelante se modificó el diseño, pasando de una rueda a una pirámide, que expresaba mejor el mayor o menor número de raciones en unos grupos comparados con otros. La primera pirámide de alimentos fue publicada en 1992 y situaba a los cereales en la base, seguidos por las verduras y las frutas. A continuación estaban representados los lácteos y después el grupo de la carne, pescado y huevos (que incluía de nuevo, en letra pequeña, el grupo de las legumbres y frutos secos como ejemplos de alimentos ricos en proteínas). En la punta de la pirámide figuraban las grasas y los dulces, para ser usados con moderación. Esta pirámide otorgaba mayor importancia a las frutas, verduras y cereales y recomendaba por primera vez disminuir el consumo de carne, así como los alimentos con sal y con azúcar.

Finalizada la etapa del hambre, las enfermedades carenciales y las enfermedades infecciosas, el interés de la medicina y de la nutrición se fue desplazando paulatinamente hacia la prevención y el tratamiento de las enfermedades crónicas como las enfermedades cardiovasculares, el cáncer, la diabetes o la obesidad, que son actualmente la primera causa de discapacidad y de muerte prematura en los países industrializados. En España se vivió un proceso similar al descrito en Europa y Norteamérica, aunque con una o dos décadas de diferencia. En los años de la Guerra Civil y la Posguerra, el hambre y las enfermedades carenciales constituyeron la preocupación principal de los médicos generales y de los pediatras españoles. La dieta hasta finales de los años 40 era muy limitada tanto en cantidad como en variedad, y la deficiencia de proteínas y vitaminas era muy frecuente. Esto contribuía a la alta mortalidad infantil de aquella época. Sin embargo, a partir de los años 50 el suministro de alimentos empezó a mejorar y con ello mejoró también el estado nutricional y la salud de los españoles. Desde los años 60 del siglo XX, la situación ha ido cambiando de la misma forma que en el resto de los países industrializados, y se ha ido incrementando el consumo de carne, lácteos y huevos en detrimento del consumo de cereales, legumbres y verduras. A día de hoy, las principales causas de muerte en España son, como en los demás países industrializados, las enfermedades cardiovasculares y el cáncer, pero además tenemos una de las tasas más altas del mundo en sobrepeso y obesidad infantil.

En el año 1991, al mismo tiempo que se publicaba la primera pirámide de alimentos, el gobierno estadounidense lanzaba la campaña «5 al día», para fomentar el consumo de frutas y verduras. Esta campaña recogía la recomendación de la Organización Mundial de la Salud de consumir al menos 400 g diarios de frutas y verduras. La OMS había declarado que «las frutas y las verduras son componentes esenciales de una dieta saludable, y un consumo diario suficiente podría contribuir a la prevención de enfermedades importantes, como las cardiovasculares y algunos cánceres». La OMS calculaba «que cada año podrían salvarse 1,7 millones de vidas si se aumentara lo suficiente el consumo de frutas y verduras».

Paulatinamente, los gobiernos de otros países fueron adoptando este lema de «5 al día» para recordar a la población mediante campañas periódicas la importancia de incluir al menos 5 raciones al día de frutas y verduras. Hoy sabemos que el número 5 se queda un poco justo, y que la cantidad diaria de frutas y verduras que nos ofrecería una protección óptima frente a enfermedades crónicas oscila entre 7 y 9 raciones (unos 650 g).

Desde el año 2011, el gobierno de EE. UU. usa un nuevo esquema para representar las proporciones deseables de los diferentes grupos de alimentos en sustitución de la pirámide. Este nuevo esquema se llama Mi Plato y muestra qué proporción de nuestra alimentación diaria debe estar ocupada por cada grupo de alimentos. La mitad del plato corresponde a las verduras y a las frutas. De la otra mitad, un 60 por ciento correspondería a los cereales y un 40 por ciento a los alimentos proteicos. Fuera del «plato» se representa un vaso que corresponde al grupo de los lácteos o sus alternativas (leche de soja enriquecida con calcio).

Por primera vez no hay un grupo destinado a los alimentos de origen animal, sino que estos se incluyen en el apartado de «alimentos proteicos», junto con las legumbres y derivados y los frutos secos y semillas. No solo cualquier alimento de este grupo es válido como fuente de proteínas, sino que las guías de 2011 recogían la recomendación de «variar» las fuentes de proteínas, en lugar de centrar todo este apartado en la carne.

Expertos en nutrición de la Universidad de Harvard han criticado las recomendaciones del gobierno estadounidense por considerar que muchas de sus decisiones habían sido tomadas bajo la presión de diferentes sectores de la industria alimentaria en vez de estar basadas en datos científicos. Para corregir los errores que en opinión de estos expertos de Harvard el gobierno de los EE. UU. había cometido al elaborar sus recomendaciones, esta universidad publicó una versión modificada de Mi Plato, al que llamó El Plato para Comer Saludable. Las principales diferencias entre ambas guías alimentarias son:

1) El gobierno estadounidense solo propone que al menos la mitad de los cereales sean integrales. La Universidad de Harvard sin embargo enfatiza en la necesidad de que los cereales sean mayoritaria o totalmente integrales y en la importancia de limitar todo lo posible el consumo de cereales refinados.

2) El apartado de alimentos proteicos en la versión de la Universidad de Harvard se llama Proteína Saludable. Con ello la Universidad de Harvard quiere recordar que no todas las fuentes de proteínas son igualmente aconsejables y que el consumo de carne roja y carne procesada debe limitarse en lo posible porque «el consumo regular, incluso en pequeñas cantidades, aumenta el riesgo de enfermedades cardiovasculares, diabetes, cáncer de colon y sobrepeso». En este sentido, la Universidad de Harvard se adelantó por unos años a la Organización Mundial de la Salud, que a finales del año 2015 publicó un informe en el que resumía la revisión realizada por el Centro Internacional de Investigaciones sobre el Cáncer sobre más de 800 artículos científicos y que concluía que «la carne procesada es cancerígena para el ser humano» y que «la carne roja no procesada es probablemente cancerígena». La evidencia más fuerte de asociación con el consumo de carne roja es para el cáncer de colon, pero también se ha visto asociación con el cáncer de páncreas, el cáncer de estómago y el cáncer de próstata.

3) Las patatas, que son el vegetal más consumido en EE. UU., no deberían contar como una ración de verduras para los expertos de

Harvard, mientras que las recomendaciones del gobierno estadounidense no distinguían entre patatas y otras verduras. La Universidad de Harvard recomienda tomar cada día una gran cantidad y variedad de verduras y limitar el consumo de patatas.

4) El Plato Saludable de Harvard incluye una mención al origen de las grasas en la dieta, que está ausente en Mi Plato. La Universidad de Harvard recomienda usar aceites vegetales, principalmente oliva y colza, reducir el consumo de mantequilla y evitar los ácidos grasos ***trans***.

5) Una de las diferencias más notables entre Mi Plato y El Plato para Comer Saludable reside en el papel que ambas guías alimentarias conceden a los productos lácteos. La Universidad de Harvard «recomienda limitar los productos lácteos a una o dos raciones al día, ya que ingestas más altas se han asociado con un incremento del riesgo de desarrollar cáncer de próstata y posiblemente, también cáncer de ovario». La universidad de Harvard recuerda que tomar más de dos raciones de lácteos al día no aporta beneficios, y que un consumo menor a las 2 raciones diarias es perfectamente aceptable siempre que se incluyan otras fuentes de calcio en la dieta, como las «verduras de hoja verde, la leche de soja enriquecida, las legumbres o el tofu».

6) Además, aunque en las guías del gobierno estadounidense del año 2011 se incluyen los zumos de fruta dentro del grupo de las frutas, la Universidad de Harvard recuerda que los efectos de ambos alimentos sobre la salud no son los mismos y que los zumos de fruta deben limitarse todo lo posible.

Los gobiernos de otros países occidentales, como Australia, Gran Bretaña o Canadá, han elaborado en los últimos años guías alimentarias muy similares a Mi Plato o a El Plato Saludable de Harvard. Esto significa que los sistemas sanitarios de los países industrializados están recomendando de forma uniforme un patrón de alimentación cada vez más vegetal, que da prioridad al consumo de frutas y verduras, limita el de alimentos de origen animal y propone usar con más frecuencia fuentes vegetales de proteínas en lugar de la carne y derivados. En este sentido se está intentando recuperar el papel de las legumbres en la alimentación humana, no solo como «sustitutas» de la carne o del pescado para quien no desee comerlos, sino como uno de los mejores proveedores de proteínas y de otros nutrientes, que deberían formar parte de la alimentación diaria por derecho propio.

De hecho, la Asamblea General de las Naciones Unidas proclamó el año 2016 Año Internacional de las Legumbres con el propósito de fomentar el cultivo, comercio y consumo de estas semillas. La ONU considera las legumbres «uno de los alimentos más nutritivos del planeta... por su riqueza en proteínas, hierro, vitaminas del grupo B y fibra». Además destaca que «su bajo contenido en sodio y grasa y la ausencia de colesterol, así como su bajo índice glucémico» las hacen un alimento excelente para personas diabéticas y en general para la «prevención de las enfermedades cardiovasculares y el sobrepeso» en todo tipo de personas. Las legumbres son un elemento esencial en la lucha contra el hambre, «promueven la biodiversidad, contribuyen a la seguridad alimentaria y a la mitigación y adaptación al cambio climático».

¿Es compatible una alimentación cien por cien vegetal con las recomendaciones alimentarias actuales?

Si observamos las recomendaciones alimentarias actuales, expresadas a través de Mi Plato, El Plato para Comer Saludable, o cualquiera de los nuevos «platos» o diagramas de los países de nuestro entorno, veremos que los alimentos de origen vegetal deben constituir al menos el 75-80 por ciento del volumen de alimentos de la alimentación diaria de todas las personas adultas y de los niños mayores de 2 años, se llame como se llame nuestra dieta. Es en el 20-25 por ciento restante donde aparecerían las diferencias entre una dieta vegana, una vegetariana y una no vegetariana. Aun así, este 20-25 por ciento de la dieta que corresponde a los alimentos proteicos (el grupo de la proteína saludable de Harvard) no está constituido solamente por alimentos de origen animal, sino que las legumbres, los frutos secos y las semillas forman parte de ese grupo como alimentos ricos en proteínas, en igualdad de condiciones con la carne, los huevos y el pescado (y con algunas ventajas nutricionales específicas, como hemos visto anteriormente). De la misma forma, el consumo de lácteos a partir de los 2 años no es obligado en ninguna de las guías de alimentación actuales, ya que estas ofrecen la posibilidad de sustituirlos por leche de soja o por otros alimentos vegetales ricos en calcio.

De hecho, como han mostrado el estudio EPIC-Oxford y otros estudios similares, el patrón alimentario de las personas vegetarianas y veganas se acerca más a las recomendaciones oficiales que el patrón de alimentación que siguen las personas no vegetarianas en los países industrializados.

La Asociación Americana de Cardiología promueve un patrón alimentario que enfatiza el consumo de frutas, verduras, cereales integrales, legumbres, frutos secos y semillas, pescado, lácteos bajos en grasa y pequeñas cantidades de carne blanca y carne baja en grasa. Este patrón alimentario, llamado en inglés *Dietary Approaches to Stop Hypertension* –DASH– se ha mostrado efectivo en la reducción del riesgo cardiovascular. La Asociación Americana de Cardiología ha manifestado que «una dieta vegana o vegetariana en la que se reemplazan los alimentos animales por alimentos ricos en proteínas vegetales también se ajusta a las recomendaciones dietéticas... y muestra beneficios similares sobre la salud cardiovascular».

Los conceptos de dieta vegetal saludable y no saludable

Recientemente, la Escuela de Salud Pública de la Universidad de Harvard ha empezado a utilizar los conceptos de «dieta vegetal saludable» y «dieta vegetal no saludable». Una dieta vegetal saludable es aquella compuesta por cereales integrales, frutas, verduras, legumbres, frutos secos y semillas, aceites vegetales y café y / o té. Una dieta vegetal no saludable es aquella que contiene refrescos azucarados, zumos de fruta, cereales refinados, patatas, postres y otros productos con azúcar. Los estudios realizados por investigadores de la Universidad de Harvard han comprobado que cuantos más alimentos vegetales saludables y menos alimentos de origen animal y alimentos vegetales no saludables consume una persona menor es su riesgo de desarrollar diabetes y enfermedades cardiovasculares.

Es muy importante tener claro este punto y recordar que no todas las dietas veganas son iguales. Una dieta vegana es una dieta cien por cien vegetal que puede, o no, llevarse a cabo de acuerdo con los principios de una alimentación equilibrada y saludable. Si seguimos una dieta vegana que además cumpla los principios de «dieta vegetal saludable» definidos previamente podremos estar seguros de estar alimentándonos adecuadamente y además nos protegeremos frente a algunas de las enfermedades crónicas más frecuentes en nuestra sociedad actual. En el resto del libro veremos cómo aplicar los principios de una alimentación vegetal saludable para beneficio de toda nuestra familia.

COMPONENTES DE UNA ALIMENTACIÓN VEGANA SALUDABLE

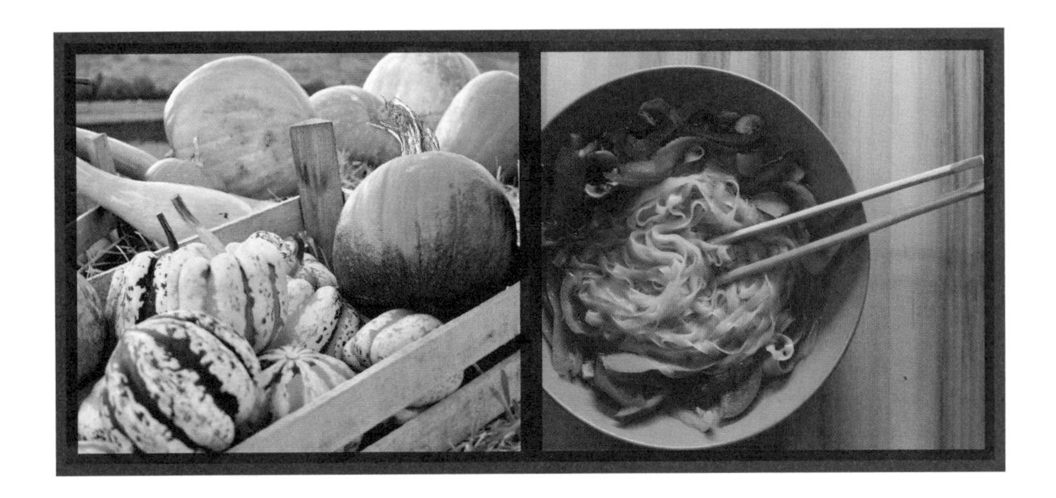

LAS PROTEÍNAS VEGETALES

Las proteínas son indispensables para la vida. Forman parte de todos nuestros órganos y participan en todas las funciones vitales; son parte de la materia de la que estamos hechos. En cada uno de nosotros hay más de 10.000 proteínas distintas, algunas tan conocidas como:

- La hemoglobina, que transporta oxígeno a nuestras células a través de la sangre, y la mioglobina, que almacena oxígeno en los músculos.

- Las inmunoglobulinas o anticuerpos, que ayudan en la lucha contra infecciones.

- Algunos factores de coagulación, que intervienen deteniendo las hemorragias en las heridas.

- Muchas hormonas, como la **insulina**, la hormona del crecimiento o la oxitocina. Otras proteínas con función hormonal son específicas del periodo fetal, como el factor de crecimiento nervioso, que es esencial para el desarrollo de las neuronas.

- Los principales componentes de nuestra piel, uñas y cabello, como el colágeno, la elastina y la queratina. El colágeno es además un elemento fundamental en la estructura de los huesos, de los tendones y cartílagos, y da forma y sostén a los vasos sanguíneos.

- Muchas de las enzimas digestivas que necesitamos para digerir los alimentos y absorber los nutrientes.

- La actina y la miosina, que forman parte de los músculos y son las responsables de que estos se contraigan y relajen.

Si las proteínas son importantes para todos, lo son todavía más en el caso de los niños. Esto es así porque ellos están construyendo nuevas partes de su organismo a diario y necesitan proteínas para dar forma y alargar sus huesos, músculos, crear nuevas células y desarrollar nuevas funciones.

Las proteínas son parte esencial de todas las formas de vida y están presentes en todos los seres vivos: plantas, animales y microorganismos. Por lo tanto, todos los alimentos, sea cual sea su origen, son una fuente de proteínas. Para ser más exactos deberíamos decir que los alimentos no nos proporcionan proteínas; lo que los alimentos nos proporcionan son aminoácidos.

Los aminoácidos son como las piezas de un puzle, o como las piezas de un Lego. Unidos unos a otros, estos aminoácidos forman proteínas más grandes o más pequeñas, más simples o más complejas. Cada especie animal y vegetal crea sus propias proteínas con sus propias combinaciones únicas de aminoácidos. Incluso dentro de la misma especie, cada individuo fabrica sus propias proteínas de acuerdo a su código genético.

Nuestro organismo está continuamente construyendo y destruyendo proteínas según sus necesidades. Para ello dispone de una reserva de aminoácidos que se van desplazando de un lugar a otro proporcionando estas «piezas» allí donde se necesiten. Esta reserva de aminoácidos se va nutriendo de los que absorbemos en el intestino procedentes de los alimentos y también de los que derivan de proteínas que se van destruyendo porque ya no son necesarias. Los aminoácidos se van gastando y eliminando periódicamente y son reemplazados por otros nuevos.

De las decenas de aminoácidos diferentes que hay en la naturaleza, solo alrededor de 20 son los que forman parte de las proteínas. De estos 20, aproximadamente la mitad se llaman esenciales o indispensables, porque nuestro organismo no los puede sintetizar y necesita obtenerlos con los alimentos. El resto pueden ser sintetizados en nuestro organismo a partir de otros aminoácidos que tengan una estructura similar.

Una vez los aminoácidos son absorbidos por nuestro intestino e incorporados a nuestra reserva, el tipo de alimento de donde originalmente procedieron resulta totalmente irrelevante. Nuestro cuerpo no puede distinguir si un aminoácido concreto fue obtenido de una proteína animal o de una vegetal porque son iguales. Por este motivo realmente no es correcto hablar de proteínas animales y de proteínas vegetales en los términos en los que mucha gente todavía lo hace. Las proteínas son mezclas de aminoácidos y todos los aminoácidos son igualmente válidos, no importa su procedencia.

Ventajas de las proteínas vegetales

Aunque los aminoácidos son iguales vengan de donde vengan, lo cierto es que cuando comemos no ingerimos solo proteínas o aminoácidos; comemos alimentos completos que incluyen muchos nutrientes diferentes. Es por esto por lo que debemos mirar si la fuente de la que proceden nuestras proteínas y aminoácidos es la más adecuada en todos los aspectos, es decir, si la calidad y cantidad de grasas, hidratos de carbono y otros nutrientes que forman ese alimento es la mejor que podemos obtener.

Los alimentos vegetales más ricos en proteínas son las legumbres, los frutos secos y las semillas, seguidos por los cereales. Cuando se comparan con los alimentos animales las fuentes vegetales de proteínas tienen varias ventajas:

- Tienen muy poca grasa (legumbres y cereales) o la que tienen es grasa preferentemente insaturada (frutos secos y semillas); mientras que los alimentos animales son la principal fuente de grasa saturada y de ácidos grasos *trans* de la dieta. El consumo tanto de grasa saturada como de grasa *trans* debe mantenerse en el nivel más bajo posible (ver pág. 57).

- Las legumbres, frutos secos, semillas y cereales son una excelente fuente de fibra, sustancia que no se encuentra en los alimentos animales y que es necesaria para una buena salud (ver pág. 43).

- Las legumbres, frutos secos, semillas y cereales proporcionan **fitoquímicos** con capacidad antioxidante y antiinflamatoria. Los fitoquímicos no son nutrientes esenciales para la vida como lo son las vitaminas o las proteínas, pero son sustancias muy beneficiosas para la salud humana y solo se encuentran en las plantas.

Todos los alimentos vegetales contienen todos los aminoácidos que necesitamos, tanto los indispensables como los que no lo son. De hecho, todos los aminoácidos se originan en las plantas, que los producen al fijar y transformar el nitrógeno de la atmósfera en el suelo con ayuda de las bacterias que viven en sus raíces y en otras partes de la planta (las leguminosas son las plantas que más eficazmente realizan este proceso). Somos los animales los que al comernos las plantas obtenemos de ellas los aminoácidos para crear nuestras propias proteínas.

Hace ya bastantes años se pensaba que las proteínas que procedían de los alimentos animales eran más completas ya que su proporción de los diferentes aminoácidos era más parecida a la que tenemos los humanos. A estas proteínas se las llamaba «de alto valor biológico» y en contraposición, a las proteínas procedentes de los alimentos vegetales se las llamaba «de bajo valor biológico» o proteínas incompletas. Se creía que las proteínas de los alimentos vegetales eran deficitarias en uno o más aminoácidos indispensables y que únicamente con una combinación cuidadosa de alimentos vegetales de diferente tipo en la misma comida se podían compensar estos déficits y obtener una proteína completa.

Actualmente se sabe que esta idea no tiene ningún fundamento puesto que lo único importante es que obtengamos una buena cantidad de aminoácidos de fuentes diversas. Ninguna proteína vegetal carece de ningún aminoácido, pero las proporciones de algunos de ellos son mayores o menores cuando se comparan con las de otros alimentos. Por ejemplo, los cereales tienen menos cantidad de lisina, un aminoácido indispensable para los humanos, que otros alimentos vegetales como las legumbres (que son muy ricas en lisina) o algunos frutos secos como los pistachos. Esto significa que si solo comiéramos pan integral (todo el día y a lo largo de los días, si nuestra dieta fuera «a pan y agua») necesitaríamos proporcionalmente más cantidad de pan para alcanzar nuestras necesidades de lisina que si comiéramos solo garbanzos. Como nadie come solo pan o solo garbanzos, este hecho no tiene ninguna relevancia. Pero incluso si solo dispusiéramos de pan para alimentarnos, podríamos alcanzar nuestras necesidades de lisina y de todos los demás aminoácidos siempre que tomáramos la suficiente cantidad de pan para satisfacer nuestras demandas de energía.

¿Qué niños o adultos están en riesgo de no obtener suficientes proteínas?

Una dieta vegetal variada proporciona todas las proteínas y todos los aminoácidos que necesitamos, sin necesidad de medir ni de combinar los alimentos entre sí. Cuando se analiza la dieta de personas veganas occidentales que tienen acceso a una amplia variedad de alimentos se observa que

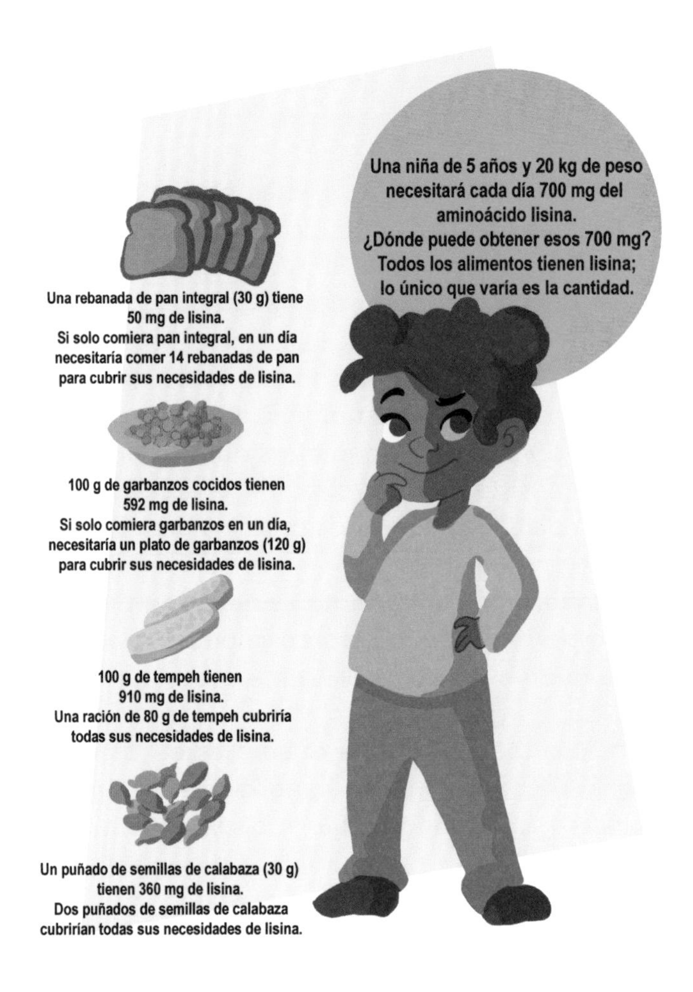

la ingesta de proteínas alcanza o sobrepasa las cantidades recomendadas. Lo que no suele ocurrir entre los veganos es que consuman un exceso de proteínas, como es común entre las personas no vegetarianas. Los niños no vegetarianos españoles consumen a diario más del doble de las proteínas que necesitan. Esto, además de un despilfarro (las proteínas que no usamos hay que eliminarlas), puede tener consecuencias negativas a largo plazo; uno de los motivos, aunque no el único, es, como se ha expuesto antes, que los alimentos animales ricos en proteínas son también ricos en grasa saturada, en grasa *trans* y en colesterol, y no ofrecen prácticamente nada de fibra ni de los fitoquímicos y antioxidantes, que son abundantes en las plantas y que tienen una función protectora sobre nuestra salud.

Cuando la dieta no proporciona la suficiente cantidad de energía, cuando se consumen dietas con muy poca variedad de alimentos, o cuando la mayor parte de los alimentos son cereales y derivados, la ingesta de proteínas puede ser subóptima.

Los adolescentes que restringen su ingesta de alimentos pueden ver limitado su aporte de proteínas (además de otros nutrientes). Esta situación se puede dar también en los niños o adolescentes que comen muchos productos refinados y procesados, pero con poco valor nutritivo.

En el caso de los niños pequeños con poco apetito, es importante que les ofrezcamos alimentos de alto valor nutritivo y no solo alimentos muy calóricos pero que pueden ser pobres en otros nutrientes. Es decir, no debemos cometer el error de dar a nuestros niños patatas fritas, galletas, bollos, helados y similares, para que «al menos coman algo». Es mejor que coman según su apetito, pero que lo que coman sean alimentos completos. Cada vez que damos algo azucarado o frito a un niño estamos impidiendo que tome proteínas, vitaminas y minerales. Las calorías del azúcar y de la grasa los sacian y ya no querrán tomar otras cosas.

Las necesidades de proteínas durante el embarazo y la lactancia están aumentadas (ver pág. 195). Durante este periodo es importante aumentar el consumo de alimentos ricos en proteínas y no solo el de alimentos calóricos.

Fuentes de proteína

La mejor fuente de proteínas vegetales son las legumbres. No solo tienen una elevada concentración de proteínas sino que además son muy ricas en hidratos de carbono de absorción lenta, minerales, fibra, vitaminas y fitoquímicos (ver pág. 116). Las legumbres son uno de los alimentos más saludables que existen, y numerosos estudios muestran que las personas que toman más legumbres tienen menos enfermedades crónicas incluyendo cáncer y enfermedades cardiovasculares, menos osteoporosis y mayor esperanza de vida.

Con la excepción de la soja y sus derivados y de los cacahuetes, el resto de legumbres tienen un porcentaje muy bajo de grasa. La grasa de la soja y de los cacahuetes es sobre todo mono y poliinsaturada; la soja proporciona además una pequeña dosis de ácido linolénico (omega-3).

Las legumbres deben estar presentes en nuestra alimentación (y en la de nuestros niños a partir de los 6 meses) a diario. Hay muchas formas de tomar legumbres que van más allá del plato de lentejas. Un vaso de leche de soja o dos yogures de soja, un puñado de cacahuetes, unos taquitos de tofu o tempeh o unas cucharadas de hummus son ejemplos de raciones de legumbres. Aunque es un derivado del trigo, el seitán tiene tantas proteínas como las legumbres y cuenta como un alimento de este grupo. Las personas celiacas o con intolerancia al **gluten** no pueden comer seitán.

El siguiente grupo de alimentos ricos en proteínas es el de los frutos secos y las semillas, que tienen entre 14 y 21 g de proteínas por cada 100 g. A diferencia de las legumbres, los frutos secos y semillas tienen una elevada cantidad de grasa, pero esta es de buena calidad y no es motivo para restringir su consumo. Recuerda que los niños, cuanto más pequeños son, más grasa necesitan (ver pág. 59). Entre una y dos raciones al día de frutos secos y semillas es la cantidad ideal para beneficiarnos de su aporte nutritivo. Los niños menores de 5 años deben tomar estos alimentos siempre molidos o en forma de crema fina (sin grumos) para evitar el peligro de atragantamiento.

Los cereales suponen también un buen aporte de proteínas, y cuando se toman en su forma integral proporcionan además valiosas vitaminas, minerales y fibra. Como ves en la ilustración hay importantes diferencias entre unos cereales y otros en cuanto a su contenido en proteínas, siendo el arroz el que menos cantidad tiene. La quinoa y el amaranto son realmente semillas, pero como se preparan y consumen como si fueran cereales están incluidos en este grupo (ver pág. 134).

Aunque nunca se han considerado una fuente de proteínas, lo cierto es que las verduras, cuando se toman en las cantidades recomendadas en la actualidad y no como acompañamiento ocasional de otros alimentos, aportan una cantidad significativa de proteínas a nuestra dieta, especialmente si tenemos en cuenta la escasa cantidad de calorías y grasas que proporcionan. Por ejemplo, una ración de 150 g de brécol al vapor proporciona 3,5 g de proteínas y 100 g de col verde rizada proporcionan 2 g. Si tomáramos solo estas dos verduras en el curso de un día ya estaríamos obteniendo el 10 por ciento de las necesidades de proteínas de un adulto, con la ventaja de que estas proteínas están acompañadas por una cantidad importante de vitaminas, minerales, fibra y fitoquímicos, y muy poca grasa. No es necesario que los niños pequeños tomen grandes cantidades de verduras; es mucho más sencillo para ellos obtener las proteínas que necesitan a partir de fuentes más concentradas, como las legumbres y los frutos secos y semillas, ya que su estómago es pequeño y no está preparado para tolerar grandes volúmenes de alimentos, pero a medida que nos vamos haciendo mayores es conveniente ir aumentando nuestro consumo de verduras y que estas pasen a ser el centro de nuestro plato.

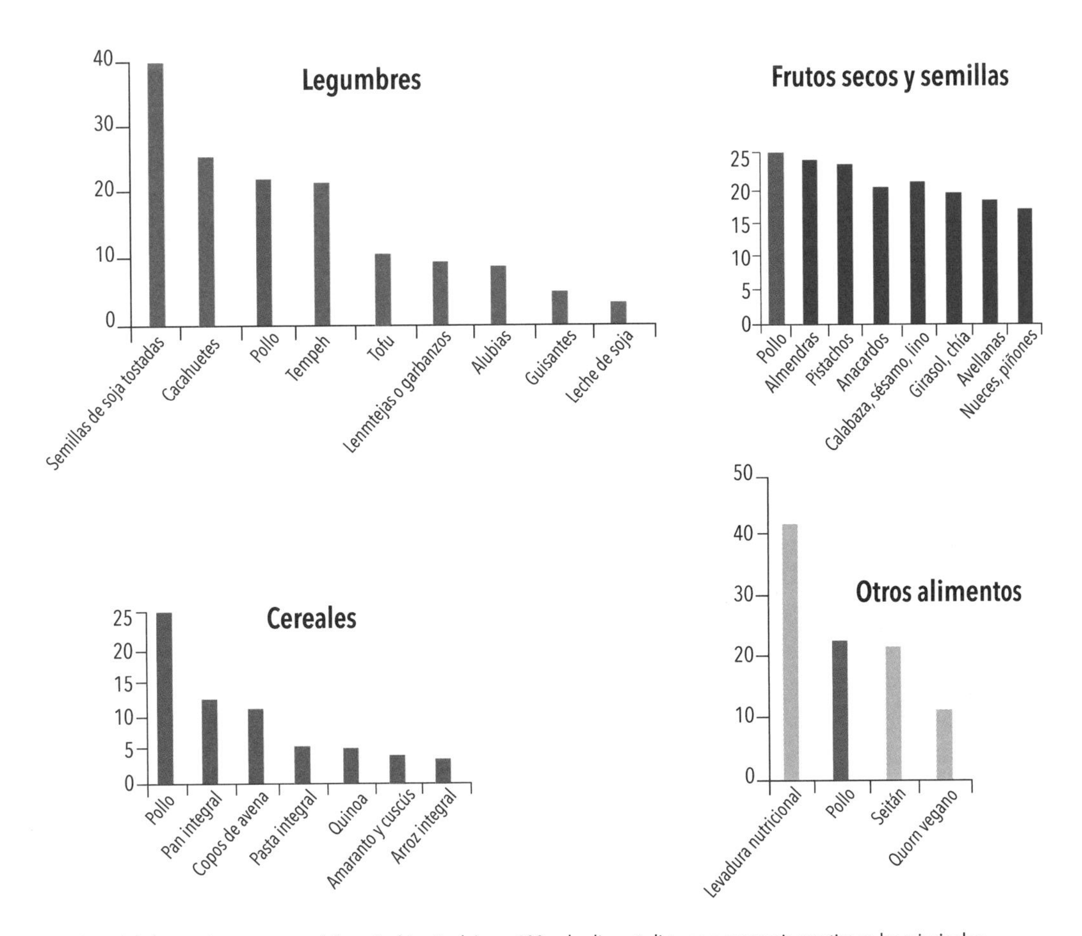

Cantidad de proteínas en gramos (eje vertical izquierdo), por 100 g de alimento listo para consumir, que tienen los principales alimentos vegetales ricos en proteínas. En rojo se muestran 100 g de carne de pollo como comparación.

¿Cuántas proteínas debemos tomar?

En la tabla de la página siguiente puedes ver cuántas proteínas necesitamos cada día según nuestra edad y peso. En general podemos resumir nuestras necesidades en 1 g de proteína por cada kilo de peso. Esto no significa que no podamos tomar más. Como hemos dicho antes, las proteínas que proceden de los alimentos vegetales tienen la ventaja añadida de ir acompañadas por otros nutrientes importantes y no hace falta restringir su consumo. Las proteínas son importantes en la alimentación de los niños y debemos asegurarnos de que todos los días tomen alimentos ricos en proteínas.

Edad	**CDR (g /kg)**	
1 año	1,1	
2 años	1,0	
3-10 años	0,9	
	Niñas	Niños
11-14 años	0,9	0,9
15-16 años	0,85	0,9
17-18 años	0,80	0,85

Cantidades Diarias Recomendadas (CDR) de Proteínas en la Infancia y Adolescencia. Agencia Europea de la Seguridad Alimentaria, 2012

A continuación encontrarás ejemplos de cómo se cubren las necesidades de proteínas a varias edades con alimentos cotidianos. No hace falta contar ni pesar nada y no es necesario comer justo esos alimentos que se ofrecen como ejemplos, sino que se pueden sustituir por otros similares. Si te fijas en las tablas verás que hay una constante que se repite: cada día hay dos raciones de legumbres y una ración de frutos secos. Al tomar estos dos grupos de alimentos a diario nos aseguramos de recibir entre la mitad y las dos terceras partes de nuestras necesidades de proteínas y aminoácidos esenciales. El resto puede ser cubierto con los demás alimentos. El tamaño de las raciones no es uniforme sino que viene determinado por la edad de cada niño o niña y por sus necesidades concretas (que se reflejan en el apetito). Los y las adolescentes, los niños que hacen deportes y las mujeres embarazadas y que dan el pecho probablemente necesitarán tres raciones de legumbres y dos de frutos secos al día, pero a cualquier otra edad se puede tomar también mayor cantidad de estos alimentos sin problemas.

Alimento	Gramos de proteina
Un yogur de soja (125 g)	3
Hummus (3 cucharadas)	3
Un cuenco pequeño de quinoa cocida (60 g)	2
Una rebanada de pan integral (30 g)	3,5
Una cucharada sopera de mantequilla de almendras (15 g)	2
Total	**13,5**

Un niño de 2 años con un peso de 13 kg necesitará cada día 13 gramos de proteínas (13 x 1,0).

Alimento	Gramos de proteínas
Un vaso de leche de avena (250 ml)	2,5
Una cucharada sopera de mantequilla de cacahuetes (15 g)	4
Dos salchichas pequeñas de tofu (80 g)	7
Un puñado pequeño de semillas de girasol (25 g)	4,5
Total	**18**

Una niña de 5 años y un peso de 20 kg, necesitará cada día 18 gramos de proteínas (20 x 0,9).

Alimento	Gramos de proteínas
Un vaso de leche de soja (250 ml)	8
Dos rebanadas de pan integral (55 g)	7
Medio plato de garbanzos cocidos (80 g)	8
Un puñado de pistachos (30g)	6
Una patata mediana (150g)	3,5
Total	**32,5**

Un niño de 10 años con un peso de 36 kg necesitará cada día 32,5 gramos de proteínas (36 x 0,9).

Alimento	Gramos de proteínas
Un vaso de leche de soja (250 ml)	8
Dos rebanadas de pan integral (55 g)	7
Un plato de lentejas cocidas (200 g)	18
Un puñado de nueces (30 g)	4,5
Un plato de arroz integral cocido (190 g)	5
Total	**42,5**

Una adolescente de 15 años con un peso de 50 kg necesitará cada día 42,5 gramos de proteínas (50 x 0,85).

¿Qué pasa con las personas que son intolerantes a estos alimentos?

Las personas alérgicas a los frutos secos suelen tolerar bien las semillas (sésamo, calabaza, girasol). En este caso las semillas pueden sustituir perfectamente a los frutos secos. En los casos de **alergia** a frutos secos y semillas la mejor opción es aumentar el consumo de legumbres o seitán y tomar más quinoa y amaranto en lugar de otros cereales como el arroz.

Es raro que una persona presente intolerancia a todas las legumbres, incluyendo soja y derivados. Si este fuera el caso sería conveniente que tomara entre 2 y 3 raciones de frutos secos y semillas al día y potenciar el consumo de quinoa y amaranto en lugar de otros cereales. Para las personas que toleren el gluten, el seitán es muy buena opción como sustituto del tofu o el tempeh.

Cualquier persona que no esté acostumbrada a comer legumbres, y esto incluye a los bebés, debe empezar poco a poco y con raciones pequeñas, para ir acostumbrando a su organismo a la cantidad de fibra que tienen estos alimentos. Cuando comemos legumbres regularmente, las bacterias de nuestro intestino cambian y se adaptan a este nuevo alimento; también aumentan las enzimas digestivas necesarias para digerirlos. Este proceso lleva solo unas semanas en la mayoría de los casos. Las legumbres se digieren mejor cuando forman parte de la dieta habitual y se toman a diario que cuando se toman ocasionalmente.

La levadura nutricional es una fuente concentrada de proteínas y espolvorear una cucharada al día en alguno de nuestros platos de pasta o verduras es una buena forma de aumentar el consumo de proteínas, sobre todo para aquellas personas que tienen dificultades para comer legumbres y frutos secos y semillas (ver pág. 183).

Las proteínas de los alimentos ya no se clasifican en completas o incompletas o de alto o bajo valor biológico. Todas las proteínas de todos los alimentos vegetales tienen todos los aminoácidos.

Cada grupo de alimentos nos proporciona concentraciones mayores o menores de uno o varios aminoácidos. Cuando comemos, estos aminoácidos se combinan y forman una reserva, a partir de la cual cada persona crea sus propias proteínas de acuerdo a sus necesidades.

Al tomar una amplia variedad de alimentos vegetales nos aseguramos de recibir las cantidades precisas de todos los aminoácidos que necesitamos.

No es necesario combinar diferentes grupos de alimentos vegetales en la misma comida para mejorar la calidad de las proteínas que tomamos. Es suficiente con tomar una variedad de alimentos vegetales de forma regular.

La importancia de los hidratos de carbono

Cuando pensamos en los hidratos de carbono los asociamos a «energía». Sabemos que los hidratos de carbono proporcionan energía y que los necesitamos como combustible. Esto ha hecho que se los considere de «segunda importancia» cuando se comparan con las proteínas y, en menor medida, con las grasas. Mucha gente piensa que los hidratos de carbono son prescindibles en la alimentación y la primera idea que viene a la mente de cualquier persona que se plantea perder peso es «quitarse los hidratos de carbono».

Sin embargo, si no tomamos hidratos de carbono nuestro organismo buscará otra forma de proveerse de la energía que necesita y usará para ello las grasas y las proteínas, lo cual supone no solo un despilfarro de estas sustancias, sino que además el proceso de obtener energía de estas otras fuentes es más largo, laborioso y puede tener consecuencias negativas en nuestro metabolismo. Por lo tanto, al tomar hidratos de carbono nos aseguramos de tener toda la energía que necesitamos para mantener las funciones de nuestro cuerpo y de reservar las proteínas para otras tareas. Necesitamos energía para todo, por muy sedentarios que seamos; el mero hecho de mantenernos vivos y calientes requiere una enorme cantidad de energía.

La idea de que los hidratos de carbono son innecesarios o perjudiciales está profundamente equivocada y ha causado muchos problemas en la salud de la población. Los hidratos de carbono son imprescindibles en la alimentación humana y, cuando se consumen de forma adecuada, tienen muchos beneficios. Los problemas asociados a los hidratos de carbono ocurren cuando se toman en forma de azúcar o provenientes de cereales refinados, como vamos a ver a continuación.

Hidratos de carbono simples y complejos

El hidrato de carbono principal es la glucosa. La glucosa está circulando constantemente por nuestra sangre y es utilizada por nuestros órganos para obtener energía. La glucosa, como el resto de los hidratos de carbono, es producida por las plantas terrestres y marinas a partir del CO_2, en un proceso facilitado por la energía de la luz solar (fotosíntesis).

Los hidratos de carbono se clasifican por el número de moléculas de glucosa (u otras sustancias similares a la glucosa) que contengan. Los hidratos de carbono simples tienen una sola molécula (monosacáridos) o dos moléculas unidas entre sí (disacáridos). Los hidratos de carbono complejos tienen cientos o miles de moléculas de glucosa unidas entre sí.

Hidratos de carbono simples. Los monosacáridos (una sola molécula) son la glucosa, la fructosa y la galactosa. Las dos primeras se encuentran en la fruta, en la miel y en los siropes y melazas. La galactosa está en la leche humana y en la leche de las hembras de animales mamíferos, formando parte de la lactosa. Los monosacáridos no necesitan digerirse y se absorben rápidamente una vez que los hemos ingerido y han llegado a nuestro intestino. En el hígado, la fructosa y la galactosa pueden transformarse en glucosa.

Los disacáridos (dos moléculas) son: la lactosa de la leche animal, la sacarosa, o lo que llamamos comúnmente azúcar (el azúcar blanco e integral que se usa como endulzante) y la maltosa. Los disacáridos se digieren con relativa rapidez, pues solo se necesita romper la unión entre los dos monosacáridos. Sin embargo, para romper la unión entre los dos monosacáridos que forman la lactosa –el azúcar presente en la leche– se necesita una enzima especial llamada lactasa. Todos tenemos una gran cantidad de esta enzima cuando nacemos y durante todo el tiempo que dura la lactancia, pero a medida que vamos sustituyendo la leche por otros alimentos la lactasa va perdiendo actividad y algunas veces termina desapareciendo. En las culturas donde los productos lácteos forman parte de la alimentación habitual, la mayoría de la población conserva esta enzima durante el resto de su vida, pero en los países donde no se consumen lácteos (por ejemplo muchos asiáticos) la mayor parte de la población pierde la lactasa y ya no podrán digerir leche una vez que han sido destetados.

Tanto los monosacáridos como los disacáridos tienen un sabor dulce y se digieren y absorben muy rápido, por lo que producen una elevación rápida de los niveles de glucosa en la sangre.

Hidratos de carbono complejos. Son cadenas formadas por miles o cientos de miles de moléculas de glucosa unidas entre sí. El más importante es el almidón, que se encuentra en las semillas de las plantas, donde actúa como reserva de energía: cuando la semilla empieza a germinar, el almidón se va rompiendo y libera moléculas de glucosa que pueden utilizarse para generar energía. Cuando nosotros comemos almidón también realizamos este mismo proceso de romper las uniones entre las moléculas de glucosa que forman el almidón. Para ello tenemos una enzima especial, la amilasa, que digiere el almidón permitiendo que se liberen todas las moléculas de glucosa. La amilasa se produce en las glándulas salivales y en el páncreas: esto significa que la digestión empieza ya en nuestra boca y continúa en el intestino. Es un proceso largo, ya que los almidones están formados por cadenas complejas y ramificadas de glucosa.

Además del almidón, hay otros hidratos de carbono complejos que los humanos no podemos digerir, pero que son muy importantes en nuestra alimentación. Se llaman en conjunto hidratos de carbono no digeribles y es lo que conocemos más comúnmente como fibra. Los veremos un poco más adelante.

El almidón por tanto nos aporta también glucosa, pero de forma mucho más lenta y sostenida. Esto hace que la glucosa en la sangre se eleve más despacio y que nos sintamos saciados durante más tiempo que cuando comemos hidratos de carbono simples. También es más fácil que utilicemos la glucosa que vamos absorbiendo para desarrollar todas las actividades que nuestro organismo lleva a cabo a diario, y no que la transformemos en grasa y la almacenemos.

En el hígado y en los músculos hay una pequeña reserva de glucosa en forma de glucógeno. El glucógeno es bastante parecido al almidón y está formado por largas y ramificadas cadenas de glucosa. Cuando desarrollamos una actividad física intensa, el glucógeno de los músculos se romperá y liberará glucosa para producir energía. El glucógeno del hígado se guarda para casos de emergencia, especialmente cuando la cantidad de glucosa que circula por la sangre desciende por debajo de un determinado nivel. El hígado reacciona rápidamente rompiendo su glucógeno y liberando moléculas de glucosa a la sangre. El motivo de hacer esto es que el cerebro necesita un aporte de glucosa constante y una de las funciones del hígado es velar porque siempre haya glucosa disponible para que el cerebro la utilice.

¿Cuál es la diferencia real entre los hidratos de carbono simples y los complejos? Alguien podría pensar que no hay diferencias, puesto que al final todo se convierte en glucosa, el combustible último que nuestro cuerpo requiere para realizar sus funciones. Sin embargo, el modo en que obtengamos la glucosa de los alimentos tiene una gran importancia y a largo plazo puede determinar muchos aspectos de nuestra salud. Obtener energía de forma lenta y sostenida es mucho más fisiológico y saludable que hacerlo de forma brusca; entenderemos esto mejor después de conocer qué es el índice glucémico.

¿Qué es el índice glucémico?

El índice glucémico es una medida de la rapidez con que un alimento produce una elevación de la glucosa en sangre después de comerlo. Cuanto más alto es este índice más deprisa ese alimento eleva la glucosa en sangre. Cuando la glucosa en sangre aumenta, nuestro organismo produce en respuesta insulina. La insulina tiene como misión hacer que las células capten más glucosa de la sangre y la usen como fuente de energía o, si no necesitamos energía en ese momento, que la almacenen en forma de grasa como reserva. Es decir, la insulina se produce en respuesta a una cifra alta de glucosa en sangre y sirve para que desciendan sus niveles. Las

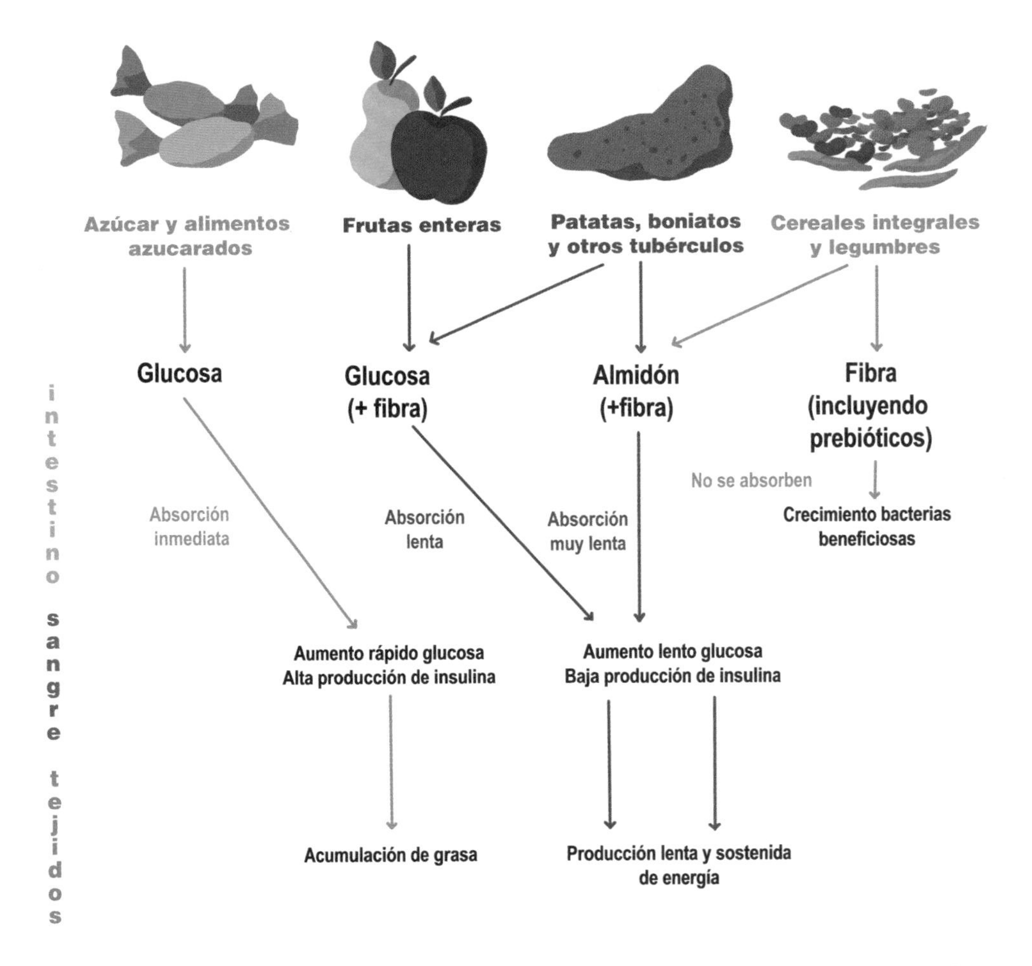

personas con diabetes no pueden producir insulina aunque tengan cifras de glucosa en sangre elevadas (ver pág. 273).

Una vez que hemos producido insulina en respuesta a un aumento de glucosa en sangre, los niveles de glucosa bajarán rápidamente. Cuanto más alta haya sido la subida de glucosa en sangre, más insulina produciremos y más bruscamente se producirá la caída. Por eso muchas veces tras comer algo muy dulce o azucarado sentimos una breve sensación de aumento de energía, incluso de euforia, seguida de una sensación de debilidad y de pérdida de energía, acompañada a menudo por hambre.

Si esta situación se repite en el tiempo y constantemente estamos dando lugar a subidas y bajadas bruscas de glucosa y de insulina, puede llegar un momento en el que dejemos de producir insulina en la cantidad que necesitaríamos para reducir los niveles de glucosa en la sangre; o puede pasar que aunque produzcamos insulina, nuestros órganos dejen de responder a ella, se hagan «resistentes a la insulina». Esto es lo que les pasa a las personas que desarrollan diabetes cuando son adultas (ver pág. 273).

Además, la insulina favorece la transformación de glucosa en grasa. Por eso, una de las consecuencias de producir grandes cantidades de insulina en respuesta a elevaciones bruscas de azúcar en la sangre es que nuestros depósitos de grasa aumentan y es más probable que desarrollemos sobrepeso u obesidad.

¿Qué alimentos tienen un índice glucémico más alto y qué factores influyen en este índice?

Los factores que determinan el índice glucémico de un alimento, lo rápido que se va a elevar la glucosa en nuestra sangre después de tomarlo, son principalmente tres:

1) La proporción de hidratos de carbono simples y complejos en ese alimento. Cuantos más hidratos de carbono simples (glucosa, sacarosa, fructosa), más alto será el índice glucémico. Cuantos más hidratos de carbono complejos haya (almidón), más bajo será. Los hidratos de carbono complejos necesitan un tiempo más largo para digerirse.

2) La presencia de otros componentes en ese mismo alimento. Los alimentos integrales se digieren más lentamente que los alimentos refinados gracias a la presencia de fibra, que hace que la digestión del almidón sea más lenta. La presencia de proteínas y de grasas también enlentece la digestión y favorece una absorción más lenta de los hidratos de carbono.

3) La presencia de otros alimentos en la misma comida. Generalmente no comemos un solo alimento en una comida, sino una combinación de ellos. Así, cuando un alimento con índice glucémico alto se combina con alimentos ricos en fibra, grasa o proteínas, el índice glucémico total de la comida disminuirá.

Los alimentos con hidratos de carbono complejos y con un índice glucémico bajo son los cereales, las legumbres y en menor medida los tubérculos ricos en almidón, como las patatas y los boniatos. Esta es la forma más saludable de tomar nuestros hidratos de carbono, ya que vamos a obtener energía de forma lenta, sostenida y sin dar lugar a oscilaciones bruscas de glucosa y de insulina en la sangre.

En el caso de los cereales, es muy importante que los tomemos en su forma integral. No solo porque estamos aprovechando los nutrientes que se encuentran en el germen y en el **salvado** y que se eliminan con el refinado, sino porque además la fibra enlentece la digestión del almidón y hace que la absorción de la glucosa sea todavía más lenta. Los efectos del pan blanco o del arroz blanco en nuestro organismo son muy diferentes a los efectos de las versiones integrales. Todos los estudios epidemiológicos señalan consistentemente que los cereales, solo cuando son integrales, se asocian con menor tasa de sobrepeso y obesidad y con menores tasas de enfermedades crónicas.

Es necesario hacer aquí una mención a las papillas para bebés. Las papillas especialmente diseñadas para bebés están compuestas por harinas de uno o de varios cereales. Aparte del hecho de que muchas son refinadas, es decir, se les ha retirado el salvado y el germen y con ellos un número importante de nutrientes, los cereales de estas papillas todavía son sometidos a un proceso más que empeora su calidad nutritiva, y es el dextrinado. El dextrinado o hidrolizado es un proceso por el cual los almidones de los cereales se rompen artificialmente y de esta forma se liberan sus moléculas de glucosa. Generalmente esto no se lleva a cabo con la totalidad del almidón, pero sí con una proporción significativa. Mientras que en los cereales normales no procesados la cantidad de glucosa libre es menor del 2 por ciento, en los cereales hidrolizados para bebés este porcentaje puede alcanzar el 30 por ciento del total de hidratos de carbono. Esto significa que le estamos dando al bebé directamente azúcar, lo que tiene dos consecuencias indeseables:

1) El bebé se acostumbra a los sabores dulces. El bebé recibe una cantidad enorme de azúcar a una edad en la que sus hábitos y gustos se están desarrollando. Esto hará que le resulte más difícil aprender a apreciar el sabor natural de los alimentos, que comparados con el

azúcar le parecerán faltos de sabor, y le hará más proclive a rechazar otros alimentos como las verduras. Si esto no se corrige pronto, el bebé seguirá buscando alimentos artificialmente dulces durante el resto de su vida.

2) Los problemas fisiológicos derivados de tomar hidratos de carbono de absorción rápida y producir altas dosis de insulina que se han comentado antes (predisposición a la obesidad y a otras enfermedades asociadas) comenzarán a establecerse desde una edad muy temprana, con lo que hay más tiempo y más posibilidades de que se produzcan consecuencias a medio y largo plazo.

Los fabricantes de estas papillas argumentan que al hidrolizar o dextrinar los cereales estos se digieren mejor y se pueden dar incluso a bebés menores de 6 meses. Por supuesto se digieren más rápido, ya que están parcialmente predigeridos. Pero esto no tiene ninguna ventaja para los bebés, la única ventaja es para los fabricantes, pues les permite vender muchas más papillas; además así consiguen que los niños se hagan dependientes del azúcar y por tanto de cualquier otro tipo de alimento procesado que quieran a continuación vendernos.

Los bebés menores de 6 meses no necesitan nada más que leche. La leche es el alimento con más calorías en relación a su volumen, por tanto incluso en casos de bebés que no están ganando peso bien, la solución no está en las papillas de cereales, sino en más leche. A partir de los 6 meses los bebés pueden tomar cereales en todas sus variedades: el mejor cereal es el pan integral de levadura madre, pero si al bebé le gustan las papillas se le pueden preparar gachas de avena con copos de avena integrales o con gofio (ver págs. 138 y 139). Las papillas de cereales dextrinados o hidrolizados no deberían ocupar ningún papel en la alimentación infantil.

Los hidratos de carbono de las frutas son simples y en teoría no serían tan beneficiosos. Sin embargo, las frutas en su estado natural tienen algo que ayuda a absorber la glucosa de una forma mucho más lenta y fisiológica: la fibra. Esta ventaja se pierde en los zumos, especialmente cuando se preparan de forma que se elimina de ellos la pulpa. Por eso podemos (y debemos) comer cuanta más fruta mejor, siempre que la tomemos entera, pero debemos limitar los zumos preparados en casa y evitar lo más posible los que se venden ya envasados.

La forma óptima de obtener energía es a partir de los hidratos de carbono complejos que forman parte de los cereales integrales, las legumbres y las verduras ricas en almidón, como patatas y boniatos; y en segundo lugar a partir de los hidratos de carbono simples que se encuentran en las frutas enteras (frescas y desecadas).

Los hidratos de carbono simples del azúcar de mesa (incluyendo el azúcar integral y la panela), de los siropes y de los alimentos azucarados (galletas, bollería, helados, refrescos) deben tomarse de manera muy excepcional. Consumidos con regularidad tienen efectos muy negativos en nuestra salud, algunos de los cuales solo se ven cuando han pasado varios años.

Hidratos de carbono no digeribles

Los hidratos de carbono no digeribles son lo que conocemos generalmente como «fibra». Los principales son la celulosa, los fructo- y galacto-oligosacáridos y las pectinas. Son hidratos de carbono complejos, pero que se diferencian del almidón en que no los podemos digerir, por lo que pasan por nuestro estómago e intestino delgado sin alterarse.

Pero en el colon hay alguien que sí puede digerir estos hidratos de carbono, al menos parcialmente: las bacterias intestinales que colonizan nuestro intestino.

Cada uno de nosotros tiene en su intestino una inmensa población de bacterias y otros microorganismos (entre 75 y 200 trillones) que en conjunto se llaman **microbiota** intestinal. La microbiota juega un papel esencial en nuestra salud; no solo vive en nuestro organismo sino que se comporta como un órgano más, como el hígado o el páncreas, ya que tiene funciones propias que son indispensables para nuestra vida. Literalmente nadie podría vivir sin sus 2-3 kg (en una persona adulta) de microbiota.

También tenemos millones de bacterias colonizando nuestra piel, nuestra boca y nuestra vagina, y todas ellas tienen una función específica y necesaria.

Hay muchas especies bacterianas que se pueden instalar en nuestro intestino, y el que se establezcan unas u otras tiene una importancia fundamental en nuestra salud. Ya desde antes de nacer los bebés empiezan a ser colonizados por las bacterias que se encuentran de forma natural en la placenta y en el líquido amniótico, y durante el nacimiento adquirirán muchas de las bacterias que están en la vagina materna. La leche materna tiene nutrientes específicos que han sido diseñados y puestos ahí no para alimentar al bebé, sino a sus bacterias intestinales y de esta forma ayudan a que se establezca una colonia de bacterias saludable durante los primeros meses de vida. Hay muchos factores que determinan la composición de nuestra microbiota, entre ellos, si el bebé nace prematuramente o a término, si nace mediante parto vaginal o por cesárea, si es alimentado con leche materna o con leche artificial; más adelante, si recibimos o no antibióticos, en qué cantidad y con qué frecuencia, y sobre todo, el tipo de dieta que sigamos. Se ha visto que un cambio de alimentación puede producir cambios muy significativos en nuestra población bacteriana en cuestión de días.

Estas son las funciones más importantes de las bacterias intestinales beneficiosas:

- Ayudan a digerir y a absorber nutrientes de los alimentos que tomamos (en especial calcio y hierro).

- Producen algunas de las vitaminas que necesitamos, y que luego nosotros absorbemos, como la vitamina K.

- Impiden que crezcan microorganismos peligrosos en nuestro intestino –los que pueden dar lugar a infecciones.

- Estimulan nuestro sistema inmunológico, aumentando nuestra resistencia general a las infecciones.

- Producen sustancias como el ácido butírico y el ácido propiónico, que intervienen de forma positiva en el metabolismo del colesterol y en la sensibilidad a la insulina, además de tener propiedades antiinflamatorias y anticancerígenas.

La presencia de bacterias perjudiciales, por el contrario, tiene efectos negativos: producen sustancias carcinógenas (que promueven el desarrollo de cáncer), producen toxinas, favorecen las infecciones intestinales y la aparición de estreñimiento, de diarrea o de ambos. El consumo de grasas saturadas, proteínas animales y azúcar promueve la proliferación de bacterias perjudiciales.

Las personas cuya dieta tiene un predominio de alimentos de origen vegetal incluyendo cereales integrales tienen mayor número y variedad de especies bacterianas. Cuanto mayor es la variedad de especies bacterianas que colonizan nuestro intestino, menor es la presencia de sustancias inflamatorias en nuestro organismo; las sustancias inflamatorias juegan un papel en el desarrollo de enfermedades crónicas como la obesidad, la diabetes tipo 2, las enfermedades cardiovasculares y algunos tipos de cáncer. Este parece ser uno de los mecanismos por los que los cereales integrales protegen frente al desarrollo de estas enfermedades (ver pág. 212).

Como cualquier otro órgano, nuestra microbiota intestinal puede estar más o menos sana. Una microbiota intestinal saludable significará que podemos aprovechar mejor los nutrientes de los alimentos y que nos encontramos más protegidos frente a infecciones y frente a enfermedades crónicas.

Cómo mantener una microbiota intestinal sana

Nuestras bacterias intestinales son extremadamente sensibles a nuestro estilo de vida, y se ha observado que incluso la falta de sueño puede afectar negativamente a la población de bacterias que habitan nuestro cuerpo. Sin embargo, el principal factor que afecta a la microbiota intestinal es la alimentación. Una parte de lo que comemos va directamente a alimentar nuestra microbiota. Si tomamos los alimentos adecuados favoreceremos el crecimiento de especies bacterianas beneficiosas.

Hay dos tipos específicos de nutrientes que contribuyen a mantener una microbiota sana: los **prebióticos** y los **probióticos**.

Los prebióticos son un tipo de hidratos de carbono no digeribles (fibra) que son especialmente eficientes para promover el crecimiento de especies bacterianas beneficiosas, ya que son su alimento específico. Los más importantes son la **inulina** y los fructó y los galacto-oligosacáridos, que se encuentran principalmente en las legumbres (incluyendo soja y derivados), en los cereales integrales, en los pistachos y anacardos, en frutas

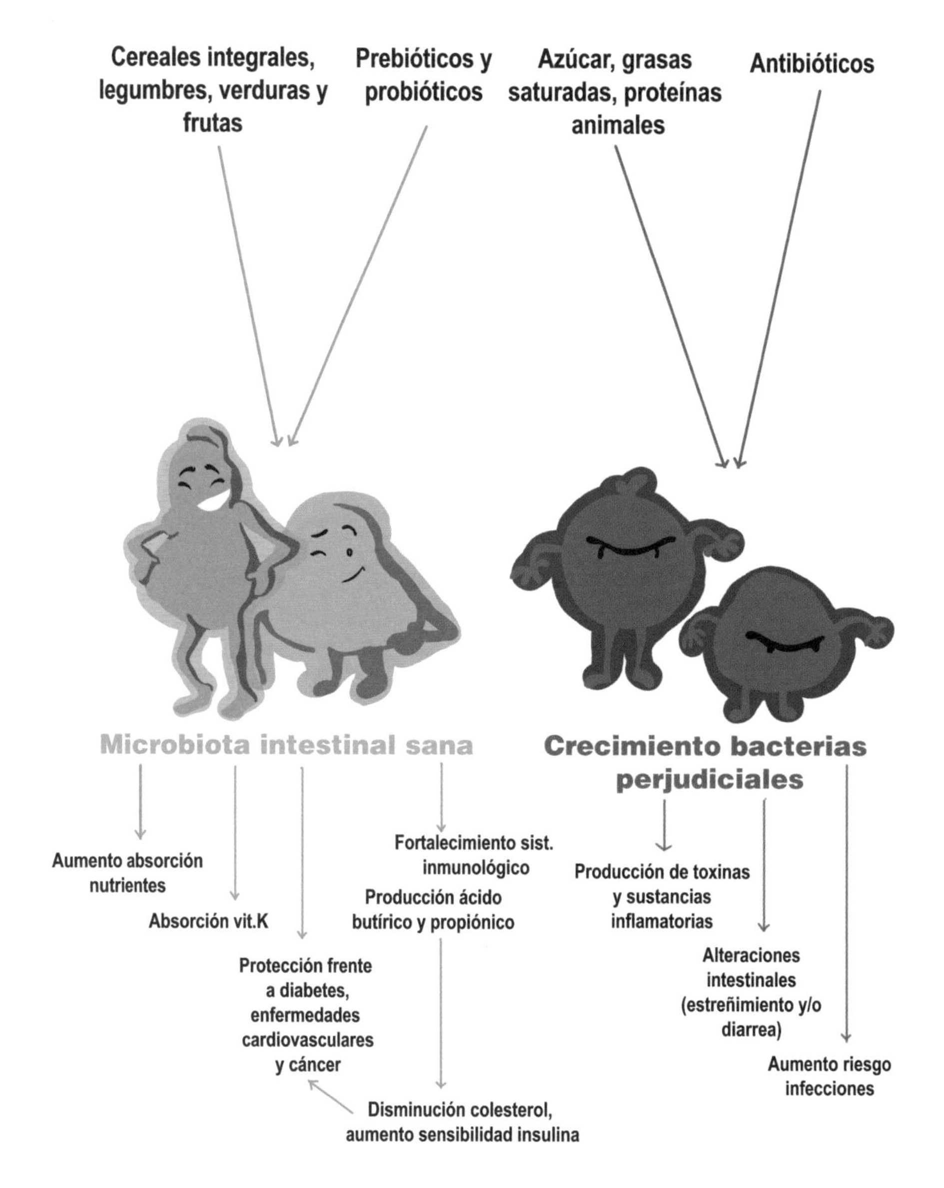

como el pomelo, las manzanas, los plátanos, los dátiles y los higos, y en verduras como los espárragos, las alcachofas, la cebolla, el puerro y el ajo, entre otras. La leche humana es muy rica en sustancias prebióticas.

Los probióticos son microorganismos vivos (generalmente bacterias) que forman parte de alimentos o de suplementos, y que cuando los tomamos y llegan a nuestro intestino se asientan allí y se reproducen, dando lugar a efectos favorables en nuestra salud gracias a las sustancias que producen.

ALIMENTOS PREBIÓTICOS

- Puerros, cebollas y ajos
- Espárragos y alcachofas
- Trigo y avena integrales
- Plátanos
- Soja y derivados

ALIMENTOS CON PROPIEDADES PROBIÓTICAS

- Yogur y kéfir (elaborados con cualquier leche)
- Col fermentada (chucrut) y otras verduras fermentadas
- Miso no pasteurizado
- Tempeh y tofu fermentado
- Té kombucha

ALIMENTOS CON FIBRA

Todas las frutas, verduras, cereales integrales, legumbres, frutos secos, semillas, setas y algas.

Aunque para ser considerados estrictamente como tales, los probióticos deben ser ingeridos en una alta cantidad, que se consigue solo a través de suplementos. Se considera que hay alimentos con efectos probióticos porque consumidos regularmente ayudan a fortalecer nuestra microbiota intestinal. Los alimentos con actividad probiótica más frecuentes en nuestra alimentación son el yogur y el kéfir (también los elaborados con leche de soja y leche de coco), el miso no pasteurizado, el chucrut (col fermentada), el tofu fermentado y el tempeh.

Los antibióticos tienen efectos muy perjudiciales sobre las bacterias intestinales y solo deben tomarse cuando sean realmente necesarios, bajo indicación y supervisión médica y por el tiempo mínimo imprescindible. En los casos en que sea necesario un tratamiento antibiótico, un suplemento con probióticos puede ayudar a reducir las molestias intestinales y la diarrea que se asocia frecuentemente con este tratamiento y a repoblar la microbiota intestinal.

Los **suplementos de probióticos** han mostrado ser beneficiosos en las siguientes enfermedades:

- Diarrea de causa infecciosa
- Diarrea asociada a los tratamientos con antibióticos
- Dermatitis atópica en algunos pacientes
- Síndrome del intestino irritable
- Cólicos del lactante
- Enterocolitis necrotizante, una enfermedad inflamatoria grave del intestino que ocurre en los bebés prematuros
- Mastitis durante la lactancia

Cada una de estas condiciones se trata con un probiótico distinto y durante un tiempo y con unas dosis específicas, por lo que debe hacerse bajo supervisión médica.

El papel de la fibra en la alimentación

Los efectos beneficiosos de la fibra en nuestra salud están bien estudiados. La fibra actúa en nuestro intestino protegiéndonos frente al estreñimiento, la apendicitis, la diverticulitis y reduciendo el riesgo de cáncer de colon. Pero la ingesta de fibra tiene efectos que van más allá del intestino. Una alta ingesta de fibra protege frente a la obesidad y el exceso de peso, la aparición y progresión de la diabetes en adultos y las enfermedades cardiovasculares.

Como hemos visto anteriormente, la fibra es el conjunto de hidratos de carbono no digeribles. Hay varios tipos de fibra y cada uno tiene unos efectos concretos. Algunos son muy eficaces en aumentar el volumen de materia fecal, promover el tránsito intestinal y evitar el estreñimiento; otros favorecen la producción bacteriana de ácido butírico y propiónico, que como hemos visto ayudan a reducir los niveles de colesterol en sangre y a aumentar la sensibilidad a la insulina, confiriendo de este modo protección frente a la diabetes, las enfermedades cardiovasculares y algunos tipos de cáncer. Y un tercer tipo de fibra es la que tiene efectos directamente prebióticos al alimentar a las bacterias beneficiosas de nuestro intestino. Por este motivo es importante comer una amplia variedad de alimentos vegetales, para poder obtener así los diferentes tipos de fibra.

No está clara la cantidad de fibra que deberían tomar los niños y las recomendaciones varían según el país. La Agencia Europea de Seguridad Alimentaria recomienda 10 gramos por día en niños de 1 a 3 años; 14 g / día desde los 4 a los 6 años; 16 g / día entre los 7 y los 10 años; 19 g / día entre los 11 y los 14 años; 21 g / día entre los 15 y los 17 años; y 25 g / día a partir de esa edad. Hay datos que sugieren que cantidades superiores podrían ser beneficiosas, pero siempre que vengan de alimentos naturales y no en forma de suplementos. No se debe dar suplementos de fibra a los niños sin supervisión médica, ya que pueden tener efectos adversos en la absorción de nutrientes y en la motilidad intestinal. Tampoco se deben comprar alimentos con salvado añadido o añadir salvado a los platos que tomen los niños. Los alimentos muy ricos en fibra, como las semillas de lino, deben darse siempre en muy poca cantidad, y solo a partir del año de edad.

En la mayor parte de los países occidentales, incluyendo España, los niños y adolescentes no consumen la cantidad mínima de fibra recomendada, lo que puede tener efectos en su salud no solo a medio y largo plazo sino durante la propia infancia. El estreñimiento en la infancia es un problema muy común. Aunque la mayoría de los estudios sobre los efectos de la fibra en la salud se han hecho en personas adultas, hay algunos datos procedentes de estudios con niños y adolescentes. Las dietas ricas en fibra en niños y adolescentes parecen proteger frente a la obesidad, el estreñimiento, el síndrome metabólico y la hipertensión arterial.

La mejor forma de que los niños y adolescentes ingieran la fibra que necesitan es siguiendo una dieta rica en frutas y verduras, legumbres y con los cereales en su forma integral. De esta manera no es necesario contar cuántos gramos de fibra está tomando cada niño.

Elegir buenas grasas

Las grasas son esenciales en la dieta de los niños. Cuanto más pequeños somos, mayor porcentaje de nuestras calorías debe proceder de la grasa. La leche materna aporta el 50 por ciento de las calorías en forma de grasa. Desde los 6 a los 12 meses el porcentaje de calorías que deben proceder de las grasas se sitúa en un 40 por ciento, y durante el segundo y tercer año de vida, entre el 35 y el 40 por ciento. En niños mayores de tres años y en adultos las grasas deben proporcionar entre un 20 y un 35 por ciento de las calorías totales.

En casos de niños con problemas de obesidad o hipercolesterolemia, una dieta especial baja en grasas solo debe hacerse bajo la supervisión del pediatra o de un nutricionista experto en alimentación infantil.

Las grasas no solo son una fuente concentrada de energía, también ayudan a absorber las vitaminas liposolubles (que son las vitaminas A, E, D y K) y proporcionan ácidos grasos esenciales, que son sustancias con funciones similares a las de las vitaminas.

Hay dos fuentes de grasas en nuestra alimentación: alimentos completos y aceites. Como regla general es mejor tomar alimentos ricos en grasas que grasas aisladas o aceites. Esto es así porque los alimentos completos no aportan solo grasas, sino también otros nutrientes. Por ejemplo, es mejor tomar aceitunas y aguacates que aceite de oliva, y es mejor tomar semillas de girasol que aceite de girasol. Los alimentos vegetales más ricos en grasas son los frutos secos y las semillas, los cacahuetes, el coco, los aguacates, las aceitunas y las semillas de soja.

¿POR QUÉ ES TAN PERJUDICIAL EL ACEITE DE PALMA?

- El aceite de palma tiene una composición de ácidos grasos muy poco saludable: la mitad de sus grasas son grasas saturadas (¡solo un poco mejor que la mantequilla!). Por ser una grasa sólida, se utiliza mucho en la elaboración de margarinas, productos de panadería y pastelería, helados y postres y otros productos procesados. También se usa en multitud de productos cosméticos.
- El aceite de palma no es perjudicial solo para nuestra salud: obtenerlo está produciendo daños medioambientales muy significativos en las regiones tropicales donde se cultiva este árbol. En países como Indonesia, Malasia o Colombia se está produciendo una deforestación acelerada para implantar monocultivos de palma. Los principales afectados son los orangutanes que vivían en los bosques destruidos y que se encuentran en peligro real de extinción; pero otras muchas especies animales también están teniendo problemas. La industria que procesa el aceite de palma es además enormemente contaminante.

La calidad de las grasas que tomamos tiene la misma o probablemente más importancia que la cantidad. En los alimentos encontramos grasas de tres tipos, saturadas, monoinsaturadas y poliinsaturadas.

Grasas saturadas: se encuentran mayoritariamente en la carne, los lácteos, los huevos y en los aceites de coco y palma. Las grasas saturadas son sintetizadas en nuestro organismo y no es necesario obtenerlas de la dieta. Hay una relación demostrada entre el consumo de grasa saturada y la elevación del colesterol en sangre, específicamente el tipo de colesterol que conlleva más riesgo cardiovascular (colesterol LDL). La cantidad de grasa saturada en nuestra alimentación debe ser lo más baja posible.

¿ES EL ACEITE DE COCO BENEFICIOSO PARA LA SALUD?

- No. El aceite de coco tiene un 85 por ciento de grasa saturada y como el resto de grasas saturadas, debe consumirse lo menos posible.
- En los últimos años el aceite de coco ha recibido mucha atención debido a sus supuestas propiedades beneficiosas en la salud humana. Estudios realizados a principios de siglo mostraron que los ácidos grasos de cadena media, un tipo de ácidos grasos saturados, se comportan de manera diferente al resto de grasas saturadas: en vez de almacenarse se usan rápidamente como fuente de energía y pueden estimular el metabolismo de forma positiva. Como el aceite de coco tiene ácidos grasos de cadena media mucha gente concluyó que ambas sustancias tendrían los mismos efectos.
- Sin embargo los ácidos grasos de cadena media no son muy abundantes en el aceite de coco: constituyen no más del 15 por ciento del total de las grasas de coco. El resto son ácidos grasos saturados de cadena larga, que tienen los mismos efectos negativos que los procedentes de la carne o la mantequilla.
- Se ha comprobado en voluntarios humanos que la ingesta de aceite de coco eleva los niveles en sangre de colesterol total y colesterol LDL.

Grasas monoinsaturadas: son las grasas mayoritarias del aceite de oliva y se encuentra también en el aguacate, las aceitunas, los cacahuetes y las nueces, y en menor proporción en el resto de frutos secos y semillas. Los ácidos grasos monoinsaturados se conocen también con el nombre de ácidos grasos omega-9.

Siempre es preferible utilizar alimentos ricos en aceites o grasas que el aceite o la grasa aislada. Pero aun cuando necesitemos una grasa, siempre hay opciones más saludables que otras.

Aunque es posible comprar margarina y mayonesa vegana, cuando necesitemos mayonesa para una receta específica es preferible hacerla en casa, con una mezcla de leche de soja y aceite de oliva o girasol alto oleico.

Siempre que podamos sustituiremos margarina y mayonesa por otras opciones (por ejemplo cuando se trata de untar en pan o preparar bocadillos):

	Cómo se pueden sustituir:
Margarina para untar en el pan:	Mantequillas de frutos secos / tahini
	Aceite de oliva
Mayonesa para preparar bocadillos:	Puré de aguacate
	Pesto
	Paté de aceitunas

El aceite de oliva es el alimento con mayor contenido en ácidos grasos monoinsaturados, en especial en ácido oleico, que constituye entre el 75 y el 85 por ciento del total. El consumo de ácido oleico se ha asociado con una disminución del colesterol en sangre y del colesterol LDL, y también, con una disminución de la tensión arterial.

El aceite de oliva virgen tiene una mayor concentración de polifenoles y otras sustancias antioxidantes que protegen frente al daño inflamatorio y el desarrollo del cáncer, y siempre es preferible al aceite de oliva refinado.

Otros aceites ricos en ácidos grasos monoinsaturados son:

El aceite de girasol variedad alto oleico. El aceite de girasol habitual tiene un 30 por ciento de ácido oleico. Sin embargo se ha conseguido desarrollar un tipo especial de semillas de girasol que son muy ricas en ácido oleico y el aceite que se obtiene de ellas puede contener hasta un 80 por ciento de ácido oleico. Esta variedad de aceite de girasol puede emplearse para cocinar, ya que resiste bien las altas temperaturas y tiene un precio más asequible que el aceite de oliva. Aun así no tiene las propiedades antioxidantes beneficiosas del aceite de oliva virgen, por lo que si lo usamos, debemos procurar complementarlo con aceite de oliva virgen cuando aliñemos verduras y ensaladas.

El aceite de colza o canola. Este aceite se obtiene de las semillas de una planta de la familia de las crucíferas (la familia del brécol y la coliflor) que produce flores amarillas, y es propia de los países del norte de Europa, Estados Unidos y Canadá. El aceite tiene un 60 por ciento de ácidos grasos monoinsaturados y un 30 por ciento de ácidos grasos poliinsaturados, de los que una tercera parte son omega-3. El porcentaje de ácidos grasos saturados es muy bajo, incluso menor que en el aceite de oliva. Este patrón de ácidos grasos hace que el aceite de colza o canola sea una alternativa interesante al aceite de oliva en aquellas zonas donde se cultiva la flor.

El aceite de aguacate es también muy rico en ácidos grasos monoinsaturados (70 por ciento de sus grasas), pero es mucho más beneficioso comer el aguacate entero.

¿CUÁLES SON LOS MEJORES ACEITES?

- El mejor aceite para utilizar a diario es el aceite de oliva virgen. Si vives en una zona donde se comercializa aceite virgen de colza o canola, esta también es una buena opción. Para cocinar puedes utilizar aceite de girasol de la variedad alto oleico.
- Limita el uso de otros aceites vegetales, como el aceite de girasol (excepto la variedad alto oleico), pepita de uva, algodón, soja, sésamo, y maíz; así como los productos que incluyan «mezclas de aceites vegetales».
- Evita todo lo posible el aceite de coco, el aceite de palma y las margarinas.
- El aceite virgen de lino es una buena fuente de ácido linolénico, precursor de los ácidos grasos omega-3. Es beneficioso tomar una pequeña cantidad de este aceite (una cucharadita) 2-3 veces por semana, pero si tomas con regularidad otras fuentes de omega-3 como nueces o semillas de chía, no es necesario tomar aceite de lino.

Grasas poliinsaturadas: se encuentran en la mayoría de los aceites vegetales, en los frutos secos y semillas; y en los pescados grasos. Entre las grasas poliinsaturadas encontramos los ácidos grasos esenciales, que se llaman así porque nuestro cuerpo no los puede producir, pero que juegan un papel importante en muchas funciones de nuestro organismo y por ello necesitamos ingerirlos regularmente con la dieta. Los ácidos grasos esenciales son dos: ácido linoleico (precursor de la familia omega-6) y ácido linolénico (precursor de la familia omega-3).

El ácido linoleico (omega-6) es esencial en el mantenimiento de la integridad de nuestra piel. Además, una proporción se transforma en otras sustancias que son importantes en la coagulación y en los mecanismos de inflamación que tienen lugar en nuestro organismo. Los ácidos grasos omega-6 tienen una demostrada acción beneficiosa sobre el colesterol de la sangre: sustituir la grasa saturada por ácido linoleico da lugar a una disminución del colesterol perjudicial (colesterol LDL) y un aumento del colesterol beneficioso (colesterol HDL). Numerosos estudios han mostrado que sustituir la grasa saturada de la dieta por ácido linoleico, sin cambiar la cantidad de grasa total, reduce el número de accidentes cardiovasculares. El ácido linoleico es fácil de encontrar en una dieta vegetal, pues está presente en la mayoría de los aceites vegetales, frutos secos y semillas.

El ácido linolénico (omega-3) se encuentra principalmente en las semillas y el aceite de lino, en las semillas de chía, en las nueces, en las semillas y el aceite de cáñamo, y en menor concentración en otros alimentos vegetales como la soja y sus derivados y las verduras de hoja verde.

Vamos a ver las principales fuentes de ácido linolénico (ALA) con más detalle:

Semillas de lino y aceite virgen de lino. Las semillas de lino son uno de los alimentos con más abundancia en ALA. Una cucharada sopera de semillas de lino molidas (7-8 gramos) aporta 1,6 gramos de ALA, que es el 100 por cien de las necesidades de este ácido graso para un adolescente varón y un poco más de lo que necesita una mujer embarazada o que esté dando de mamar. En el aceite de lino la concentración de ALA es todavía mayor: una cucharada de postre (5 ml) aporta 2,8 gramos de ALA, el doble de lo que necesita cada día una mujer embarazada. Aunque en general es mejor utilizar el alimento completo, en algunos casos el aceite de lino puede tener ciertas ventajas sobre las semillas:

- En bebés pequeños que estén iniciando su **alimentación complementaria**. Las semillas son muy ricas en fibra y esta cantidad de fibra puede ser demasiado alta a esta edad. Si queremos añadir una fuente de omega-3 a la alimentación del bebé, puede ser más cómodo añadir una cucharadita de café de aceite virgen de lino a alguno de sus purés de verduras o a otras comidas 2 veces por semana (puede sustituir al de oliva estos días).

- En personas de cualquier edad a las que no les gusten las semillas de lino, o no las toleren bien y no tengan acceso a otra buena fuente de omega-3 (por ejemplo porque no puedan comer nueces). Una cucharadita de café 3 veces por semana o una cucharada sopera una vez a la semana aportan todo el ácido linolénico que requiere un niño desde la edad de 3 años y hasta los 13. A partir de esa edad una cucharada sopera dos veces por semana será suficiente para cubrir las necesidades de adolescentes y adultos, incluyendo embarazadas. El aceite se puede añadir a una ensalada, un pesto u otro plato similar que no precise cocción.

El aceite de lino es extremadamente delicado. Cómpralo siempre en botellas pequeñas y opacas y guárdalo en el frigorífico. No lo uses nunca para cocinar porque se alteran sus ácidos grasos enseguida y pierde sus propiedades. Si en algún momento huele rancio, hay que desecharlo.

Semillas de chía. Estas semillas tienen una alta concentración de ALA, algo más incluso que las de lino. De nuevo son un alimento muy completo que aporta muchos otros nutrientes además de ALA. Por su riqueza en fibra es mejor no usar semillas de chía en bebés menores de un año, y en niños de entre 1-3 años hacerlo en cantidades muy pequeñas (una cucharadita de postre –ver pág. 160).

Nueces. Son uno de los alimentos más ricos en ALA y como ventaja frente a los dos anteriores son un alimento propio de la dieta mediterránea que podemos comer tal cual, como aperitivo o tentempié, y usar en muchas recetas. Son ricas en proteínas y otros muchos nutrientes. Los niños menores de 5 años deben tomarlas siempre molidas.

Otros alimentos tienen cantidades menores de ALA, pero suponen un buen aporte cuando los consumimos con regularidad. Los más importantes son los derivados de la soja, el resto de legumbres, sobre todo las alubias rojas, y muchas verduras de hoja verde.

En la familia de los omega-3 hay dos ácidos grasos más que son importantes: el ácido docoxahexaenoico (DHA) y el ácido eicosapentanoico (EPA). Ambos derivan del ácido linolénico, ALA, pero no se encuentran ya formados en los vegetales terrestres. Los producen las algas marinas y la mejor fuente son los peces (que los obtienen al comer estas algas) o el aceite obtenido de algas marinas. Del EPA se derivan unas sustancias llamadas prostaglandinas que tienen efectos antiinflamatorios. El DHA es muy abundante en el cerebro: se calcula que este ácido graso constituye hasta el 10 por ciento del peso de nuestro cerebro. El déficit de DHA se ha relacionado con un mayor riesgo de enfermedades neurodegenerativas en adultos y con un peor desarrollo intelectual y visual en los niños. Nuestro organismo puede producir solo una pequeña cantidad de estos ácidos omega-3 a partir del ácido linolénico. La cantidad de DHA y EPA que podemos producir depende de varios factores:

- De la cantidad de ALA de que dispongamos. El ALA es el precursor de EPA y DHA y es imprescindible tomarlo regularmente. Si no tenemos ALA suficiente no podremos producir EPA y DHA.

- De la relación que haya en nuestra alimentación entre ácidos grasos omega-6 y omega-3. Aunque los ácidos grasos omega-6 son necesarios, cuando son demasiado abundantes en nuestra dieta, la producción de EPA y DHA se ve dificultada.

- De factores personales. Se sabe que las mujeres pueden producir más EPA y DHA a partir del ALA que los hombres y que durante el embarazo y la lactancia esta producción se incrementa. Aun así todavía no sabemos bien por qué unas personas parecen ser más eficientes que otras en la conversión de ALA en DHA y EPA.

Aunque el DHA y el EPA no son esenciales en la dieta humana, durante mucho tiempo se ha pensado que su consumo podía ser muy beneficioso en la prevención de enfermedades cardiovasculares, neurodegenerativas y psiquiátricas, así como en el desarrollo intelectual de los niños. Numerosos estudios han usado suplementos de EPA y DHA (en general obtenidos de aceite de pescado) en poblaciones no vegetarianas, y aunque al principio encontraron resultados muy prometedores, los datos actuales no parecen ser tan positivos.

A día de hoy no hay evidencia suficiente para afirmar que los suplementos de EPA y DHA reduzcan la incidencia de enfermedades cardiovasculares, tanto en la población general, como en personas con riesgo aumentado para sufrir estos problemas. Tampoco se ha podido demostrar que estos suplementos mejoren los síntomas de depresión, de demencia o que prevengan el deterioro cognitivo en personas mayores.

No se ha demostrado que la suplementación con EPA y DHA a las mujeres durante el periodo de lactancia mejore el desarrollo psicomotor de sus hijos. Tampoco se ha podido demostrar este efecto cuando se han dado suplementos a los bebés prematuros durante su ingreso hospitalario. Sin embargo, los datos sí sugieren que el EPA y el DHA podrían ayudar a prevenir el parto prematuro y el bajo peso al nacer cuando se administran a las madres durante el embarazo.

¿QUIÉN SE PUEDE BENEFICIAR DE TOMAR UN SUPLEMENTO DE OMEGA-3?

- Las mujeres embarazadas y madres que estén dando el pecho: 500 mg / día de DHA + EPA
- Los bebés menores de 6 meses que reciban fórmula artificial: 100 mg / día de DHA + EPA
- Los bebés 6-12 meses que tomen menos del 50% de sus calorías en forma de leche materna: 100 mg / día de DHA + EPA.

Las personas vegetarianas y veganas tienen menos concentración en sangre de DHA y de EPA que las no vegetarianas. El significado y las repercusiones de este hallazgo son desconocidos. Los vegetarianos tienen menor riesgo cardiovascular que los no vegetarianos, de acuerdo con la mayoría de los estudios epidemiológicos recientes; por lo tanto estos niveles más bajos en sangre no parecen tener repercusiones negativas sobre la salud. Sin embargo, el EPA y el DHA siguen siendo importantes y debemos seguir las recomendaciones siguientes para asegurar que obtenemos los que necesitamos:

- Aumenta el consumo de ácido linolénico, ALA. La tabla muestra los alimentos vegetales más ricos en ALA y las cantidades diarias mínimas recomendadas según la edad. No es necesario preocuparse con las dosis ni las cantidades, ni pesar nada. Basta con adquirir la costumbre de incluir regularmente en la dieta alguno o varios de los alimentos ricos en omega-3.

- Reduce el consumo de ácidos grasos omega-6. La relación omega-6 / omega-3 en la dieta es importante por el motivo expuesto anteriormente. En las dietas actuales (vegetarianas y no vegetarianas) hay demasiados omega-6 y esto parece dificultar la producción de EPA y DHA. Reducir la ingesta de omega-6 se consigue limitando el uso de aceites vegetales para cocinar, en especial el de girasol, que tiene una concentración muy alta de omega-6. El aceite ideal para cocinar y en otros usos es el de oliva, ya que sus ácidos grasos son mayoritariamente monoinsaturados. Si utilizamos girasol, este debería ser de la variedad alto oleico, que es más parecido en su composición al aceite de oliva. Los aceites de pepita de uva, de maíz, sésamo, etcétera, tienen también una alta dosis de omega-6 y muy pocos omega-3 y conviene limitarlos. Muchos alimentos procesados contienen aceite de girasol o «vegetales» ricos en omega-6 y pobres en omega-3; es mejor tomar estos alimentos solo en ocasiones especiales.

- Las mujeres embarazadas y en periodo de lactancia probablemente se beneficien de tomar un suplemento regular de 500 mg de EPA y DHA de origen marino (aceite de microalgas, es un aceite cien por cien vegetal).

- A pesar de la falta de evidencia sobre el efecto real de los suplementos de DHA y EPA en los bebés, es recomendable que los bebés alimentados con fórmula reciban 100 mg diarios de este suplemento, a menos que la fórmula indique específicamente que ha sido fortificada. La razón es que los estudios con suplementos se han hecho siempre con bebés hijos de mujeres no vegetarianas y todavía no sabemos si los bebés vegetarianos y veganos se podrían beneficiar o no. Los ácidos grasos DHA y EPA procedentes de algas marinas son seguros (no están contaminados con metales pesados, a diferencia del pescado) y tienen potenciales efectos positivos. Los bebés amamantados recibirán suficiente DHA a partir de la leche materna y no necesitan suplemento.

Alimento	mg de ALA
Una cucharadita de aceite virgen de lino (5 ml)	2800
Un puñado de nueces peladas (30 g)	2700
Una cucharada sopera de semillas de chía molidas (8 g)	2450
Una cucharada sopera de semillas de lino molidas (8 g)	1800
Una ración de tofu (80 g)	1100
Una cucharadita de aceite de cáñamo (5 ml)	950
Un puñado de habas de soja tostadas (30 g)	510
Medio tazón de alubias rojas cocidas	480
Un plato de espinacas salteadas	350

Fuentes principales de ácido linolénico (ALA).
Los bebés necesitan 500 mg / día de ALA durante el primer año de vida. Entre 1 y 3 años, los niños y niñas necesitan 700 mg / día y entre los 4 y los 13 años, 900-1200 mg / día. Las niñas adolescentes requieren 1100-1200 mg / día y los adolescentes varones, 1600 mg / día. Las mujeres embarazadas y durante la lactancia necesitan 1400 mg /día.

Hay dos tipos de grasas más que pueden estar presentes en nuestra alimentación y que debemos conocer:

El colesterol juega un papel importante en muchas funciones del organismo. Nuestro cuerpo puede producir la cantidad que precisa a partir de otras sustancias y no es necesario ingerirlo con la dieta. En altas cantidades, y sobre todo cuando se ingiere junto a grasa saturada, se ha relacionado con un aumento de las cifras de colesterol en sangre. El colesterol solo se encuentra en los productos de origen animal: carne, pescado, huevos y lácteos; así que las dietas veganas están naturalmente libres de colesterol.

El colesterol se transporta en la sangre unido a una proteína. Estas proteínas pueden ser de varios tipos, pero las más importantes son dos: las de baja densidad forman el colesterol LDL y las de alta densidad forman el colesterol HDL. Se considera que el colesterol LDL es el que más perjuicios causa, puesto que tiene la capacidad de depositarse en las arterias y estrecharlas (ateroesclerosis). El colesterol HDL se considera beneficioso ya que su función es limpiar la sangre de colesterol, arrastrando el colesterol hasta el hígado para que pueda ser eliminado.

Además de colesterol, en nuestros análisis de sangre podemos ver nuestro nivel de **triglicéridos**. Los triglicéridos son una forma de almacenar el exceso de grasa y si están elevados en sangre pueden dar lugar a ateroesclerosis; y son un factor de riesgo para el desarrollo de enfermedades cardiovasculares y diabetes. Además del consumo alto de grasa, también un alto consumo de azúcar o de cereales refinados así como la falta de ejercicio pueden dar lugar a la elevación de los triglicéridos.

Ácidos grasos *trans*. No cumplen ninguna función beneficiosa en nuestro organismo y no necesitamos ingerirlos con la dieta. Por el contrario, su ingesta se ha relacionado con un aumento del colesterol total y del colesterol LDL, con una disminución del colesterol HDL y con un incremento del riesgo de enfermedades cardiovasculares. Se encuentran de forma natural en pequeña proporción en la carne y en la leche de los animales, y están ausentes en los alimentos vegetales. Sin embar-

CONTROVERSIAS SOBRE LA GRASA SATURADA Y EL COLESTEROL

- En los últimos años una corriente de profesionales de la nutrición y muchos medios de comunicación han transmitido la idea de que el consumo de grasas saturadas y de colesterol no tiene relación con los niveles de colesterol ni de triglicéridos en sangre, ni se asocia con mayor riesgo de problemas cardiovasculares u otras enfermedades.
- Esta idea se basa en la publicación de un número de estudios que efectivamente no habían demostrado que limitar la ingesta de grasas saturadas mostrara beneficios.
- El problema es que en estos estudios las grasas saturadas se habían sustituido por hidratos de carbono procedentes de azúcar o cereales refinados. Ahora sabemos que estos alimentos no solo no son beneficiosos sino que tienen efectos perjudiciales y que deben ser evitados en nuestra alimentación diaria.
- Sin embargo cuando las grasas saturadas se sustituyen por grasas insaturadas (aceite de oliva, aguacates, frutos secos y semillas), los estudios sí que ven un efecto claro en la reducción de enfermedades cardiovasculares.
- Actualmente tanto la Asociación Americana de Cardiología, como la Universidad de Harvard y el Gobierno de los Estados Unidos, en sus guías más recientes, recomiendan explícitamente limitar todo lo posible la ingesta de grasa saturada y de colesterol.

go en los aceites vegetales procesados industrialmente (hidrogenados, refinados o calentados a altas temperaturas) una proporción de ácidos grasos mono y poliinsaturados se transforman en ácidos grasos *trans*. Gracias a las nuevas legislaciones alimentarias, la presencia de ácidos grasos *trans* en alimentos industriales ha disminuido en los últimos años. Es importante evitarlos todo lo posible y la mejor manera es no comprar ningún alimento que en su composición incluya ácidos grasos o grasas o aceites vegetales hidrogenados o parcialmente hidrogenados. Los ácidos grasos *trans* pueden pasar a la leche materna, por lo que es especialmente importante evitarlos durante el embarazo y la lactancia.

Vitaminas y minerales para una buena salud

En este capítulo vamos a repasar el papel y las fuentes más importantes de las vitaminas y de los principales minerales en la alimentación, desde una perspectiva vegana.

Vitaminas

Las vitaminas se dividen en dos grandes grupos: el primero lo forman las vitaminas A, D, E y K, que se llaman liposolubles porque se absorben, distribuyen y almacenan cuando van unidas o disueltas en grasas (lipo = grasa). Esto hace que dispongamos de un almacén con una cierta cantidad de cada una de ellas que podemos utilizar cuando por el motivo que sea no recibimos suficiente con la alimentación o cuando nuestras necesidades están aumentadas.

El otro grupo es el de las vitaminas hidrosolubles, que incluye a todas las del grupo B y a la vitamina C. En principio estas vitaminas no se almacenan y es necesario tomarlas a diario. Sin embargo, una pequeña cantidad extra siempre está disponible y de esta forma los días que tomamos mayor cantidad se compensan con los que tomamos menos. Una excepción a esto es la vitamina B12, que se puede almacenar en el hígado durante meses o incluso años.

Todas las vitaminas están presentes en los alimentos vegetales en cantidad suficiente para garantizar la salud, con dos excepciones importantes: la vitamina B12 y la vitamina D. Mientras que la vitamina D puede obtenerse mediante la exposición a la luz del sol y puede no ser imprescindible recibirla a través de la dieta, la vitamina B12 solo puede venir de la alimentación y solo a través de tres fuentes: alimentos de origen animal, alimentos vegetales enriquecidos con esta vitamina y suplementos.

Una alimentación completamente vegetal proporciona cantidades suficientes de todas las vitaminas excepto dos: la vitamina D y la vitamina B12.

La vitamina D puede obtenerse en la mayoría de los casos mediante una adecuada exposición a la luz solar.

La vitamina B12 debe obtenerse de alimentos vegetales fortificados con esta vitamina y / o con el uso regular de suplementos.

Vitamina A

La vitamina A es una de las cuatro vitaminas liposolubles; y se encuentra en los alimentos de dos formas diferentes: como retinol (vitamina A ya formada en los alimentos de origen animal, especialmente el hígado y los productos lácteos enriquecidos), y como carotenos, que son los precursores de esta vitamina y se encuentran presentes en los vegetales. Cuando comemos alimentos con carotenos, una parte de estos se transforman en vitamina A en nuestro intestino y otra parte se absorben sin transformar.

La vitamina A es fundamental para el crecimiento y función normal de todos los órganos, y tiene un papel destacado en el desarrollo de la visión y en el sistema inmunitario. La deficiencia de vitamina A en los niños produce retraso en el crecimiento. La ceguera por falta grave de vitamina A es desgraciadamente todavía común en muchos países pobres, donde los bebés y los niños no reciben suficiente cantidad de esta vitamina. Esta carencia también afecta al sistema inmunológico, a las defensas y los hace más vulnerables a enfermedades como el sarampión.

Los humanos no necesitamos tomar retinol y podemos obtener toda la vitamina A de fuentes vegetales. Tiene varias ventajas hacerlo así: en primer lugar, un exceso de retinol es tóxico, mientras que un exceso de carotenos no. Podemos tomar tantos carotenos como queramos (siempre que provengan de los alimentos y no de suplementos), y a lo sumo la piel se nos pondrá de un tono un poco zanahoria (anaranjado); pero solo transformaremos en retinol la cantidad justa que necesitemos. En segundo lugar, los carotenos tienen propiedades antioxidantes y antiinflamatorias que los hacen beneficiosos por sí mismos y que el retinol no tiene.

Los carotenos se encuentran en todas las verduras y hortalizas de colores fuertes y brillantes como el boniato, la zanahoria y la calabaza, los pimientos y los tomates, y todas las verduras de hoja verde. Los carotenos forman una amplia familia y no todos se encuentran en el mismo alimento ni tienen las mismas propiedades, por lo que variar las verduras que comemos es la mejor forma de aprovechar todos sus beneficios. Por ejemplo, el alfa-caroteno y el beta-caroteno son los carotenos que mejor se transforman en retinol, pero la luteína y la zeaxantina, que se encuentran preferentemente en las verduras de hoja verde, tienen un papel beneficioso y único protegiendo la retina de los efectos oxidantes de la luz del sol.

Las necesidades de vitamina A varían con la edad: en los primeros 3 años de vida los niños y niñas necesitan 250 mcg / día; entre los 4 y los 6 años, 300 mcg; entre los 7 y los 10 años, 600 mcg y a partir de los 15 años, 650 mcg en el caso de las mujeres y 750 mcg en el caso de los hombres. Durante el embarazo las necesidades aumentan muy poco (700 mcg), pero durante la lactancia se duplican (1300 mcg) porque la leche materna es muy rica en vitamina A.

Para que nos hagamos una idea de cómo se cubren estas necesidades, una zanahoria mediana de 60 g tiene 500 mcg de vitamina A, una ración de 85 g de brécol al vapor tiene 200 mcg y un boniato mediano de 150 g contiene 1100 mcg. Los carotenos y la vitamina A resultante se absorben mejor cuando van acompañados de una pequeña cantidad de grasa, por lo que es bueno añadir una cucharadita de aceite de oliva o de lino en los purés de verduras de los bebés, aliñar las verduras y ensaladas con aceite o con aliño de tahini, y acompañar las zanahorias con hummus, por ejemplo. Cocinar las verduras y hortalizas no reduce su contenido en carotenos, y en algunos casos aumenta su absorción, por ello es bueno tomar tanto verduras crudas como cocinadas (cocidas o al vapor, salteadas o asadas).

Es importante incluir a diario alimentos ricos en carotenos, a ser posible en mayor cantidad que la estrictamente recomendada para cubrir las necesidades mínimas de vitamina A. No hay peligro por tomar muchos alimentos ricos en carotenos y sus beneficios son muy numerosos. Sin embargo, este efecto beneficioso no se ha demostrado cuando los carotenos proceden de suplementos, y en algunos casos los suplementos de carotenos se han mostrado perjudiciales. Aunque una dieta vegana no tiene retinol y por lo tanto no tiene el peligro de producir un exceso de vitamina A, en el caso de que tomemos multivitamínicos hay que prestar atención a la cantidad de vitamina A que contienen, puesto que en algunos grupos como niños pequeños o mujeres embarazadas, o tomada de forma crónica, puede ser muy tóxica. La vitamina A en forma de retinol debe evitarse en el embarazo ya que en exceso produce malformaciones en el feto.

Vitamina	Mejor fuente	Otras buenas fuentes
		Zanahorias, espinacas, col verde rizada, acelga, calabaza, col china, pimientos, perejil, brécol, espárragos, tomates, coles de Bruselas, papaya, pomelo, albaricoque
B1-B2-B3-B5-B6	Levadura cerveza y nutricional	Cereales integrales, legumbres, frutos secos y semillas, verduras
Ác. fólico	Lentejas	Cacahuetes, soja, garbanzos, alubias, espinaca, espárragos, brécol, papaya, guisantes, aguacate, coles de Bruselas, lechuga
B12	-	Leches vegetales fortificadas, levadura nutricional enriquecida
C	Pimientos	Papaya, brécol, coles de Bruselas, fresas, piña, naranja, kiwi, coliflor, col verde rizada, col china, pomelo, perejil, acelgas, frambuesas, tomates, espinacas, limones y limas
D	-	Leches vegetales fortificadas
E	Semillas de girasol	Almendras, avellanas, cacahuetes, piñones, nueces, germen de trigo, aguacate, aceitunas, espinacas, acelgas, brécol, col verde rizada, pimientos, tomates, frambuesas
K	Col verde rizada	Espinacas, acelgas, perejil, brécol, coles de Bruselas, espárragos, col china, judías verdes, puerros, kiwi, frutos del bosque, soja, calabaza, zanahorias, aguacate

Vitaminas del grupo B

Las vitaminas de este grupo participan en los procesos de obtención de energía a partir de los alimentos y en el metabolismo de los hidratos de carbono, proteínas y grasas. Niveles adecuados de estas vitaminas son también esenciales para el desarrollo y la salud de nuestro cerebro. El ácido fólico y la vitamina B12, aunque técnicamente pertenecen a este grupo, tienen funciones y características un poco diferentes al resto y las veremos con algo más de detalle.

Una fuente excelente de estas vitaminas es tanto la levadura de cerveza como la levadura nutricional (ver pág. 182). En ambos casos, una cucharada proporciona entre el 50 y el 100 por cien de las necesidades diarias de B1, B2, B3 y B6, y en menor cantidad de B5 y B9 (ácido fólico).

Tiamina, vitamina B1: Las mejores fuentes son cereales integrales, legumbres y semillas. Un plato de legumbres cocidas, medio plato de avena o cebada, o dos cucharadas soperas de semillas de sésamo proporcionan cada uno entre el 20 y el 30 por ciento de la cantidad diaria recomendada para un adulto. Una ración de la mayoría de las verduras como guisantes, espárragos, coles de Bruselas o boniato proporciona entre una quinta y una cuarta parte de nuestras necesidades. Es difícil tener problemas con esta vitamina si seguimos una dieta rica en verduras, cereales integrales y legumbres.

Riboflavina, vitamina B2: Una de las mejores fuentes son las habas de soja y sus derivados, especialmente el tempeh: 100 g de tempeh aportan una cuarta parte de las necesidades diarias de un adulto de riboflavina. Una ración de la mayoría de las verduras aporta entre un 10 y un 30 por ciento de las necesidades diarias. Las almendras son también una buena fuente, así como las setas y champiñones; y los guisantes.

Niacina, vitamina B3: Se encuentra distribuida en pequeñas cantidades en muchos alimentos. Una de las mejores fuentes vegetales, además de la levadura, son los cacahuetes. El arroz integral, así como las setas y champiñones, el boniato y las semillas de girasol aportan una quinta parte de nuestras necesidades diarias por ración, mientras que la mayoría de las verduras aportan un 10 por ciento.

Ácido pantoténico, vitamina B5: Es una de las vitaminas del grupo B más fáciles de obtener, ya que se encuentra en la inmensa mayoría de los alimentos. De hecho su nombre deriva del griego *pantothen*, que significa «en todas partes». Las setas shiitake son una de las mejores fuentes, junto con los aguacates, los boniatos, las lentejas, los guisantes y el brécol.

Piridoxina, vitamina B6: Como la B3 y la B5, esta vitamina se encuentra en muchos alimentos diferentes y conseguirla no es difícil siempre que tomemos una dieta rica en verduras y legumbres y que los cereales sean integrales. Las patatas y los boniatos nos aportan un tercio de nuestras necesidades diarias, mientras que cualquier plato de legumbre nos aporta una quinta parte. Los plátanos y los aguacates son muy buena fuente, así como la mayoría de las verduras, que nos aportan un 10 por ciento de nuestras necesidades (excepto las espinacas, que son especialmente ricas y proporcionan hasta un 25 por ciento por ración).

Ácido fólico: El nombre de esta vitamina viene del latin *folium*, que significa hoja, y esto es porque el lugar donde se identificó por segunda vez fue en las hojas de espinaca (la primera fue en la levadura de cerveza). Las verduras de hoja verde, como la espinaca, el brécol, los espárragos, las coles de Bruselas y la lechuga (ver tabla anterior) son una de las mejores fuentes de folato. Sin embargo, todavía hay una fuente mejor y son las legumbres. Un plato de lentejas cocidas proporciona 360 mcg de folato, lo que supone el 110 por ciento de la cantidad diaria de esta vitamina que necesita una persona adulta o adolescente (330 mcg). Media taza de brécol, 3 cucharadas soperas de hummus y medio aguacate proporcionan los 140 mcg que requiere un niño de 5 años; mientras que una naranja, un puñado de cacahuetes tostados (30 g) y media taza de espinacas serán suficientes para cubrir las necesidades de una niña de 10 años (200 mcg).

El ácido fólico se encuentra en los alimentos en forma de folato y es una vitamina indispensable en la formación de los glóbulos rojos de la sangre y en general de nuevas células, así como en el mantenimiento del ADN en las células. La deficiencia de esta vitamina produce anemia megaloblástica, que es un tipo de anemia en la que los glóbulos rojos son muy grandes pero no funcionan con normalidad. Este tipo de anemia era relativamente frecuente en el embarazo antes de que se empezaran a usar suplementos, debido a las altas demandas del feto y de la madre en este periodo. Es posible además que el folato juegue un papel en el mantenimiento de la salud cardiovascular.

Probablemente la función más importante de esta vitamina tiene lugar en el momento de la concepción y en los tres primeros meses de embarazo, cuando el embrión se está formando a gran velocidad. Niveles bajos de folato en la sangre de la madre se han asociado con un mayor riesgo de defectos del tubo neural, que son una de las malformaciones congénitas más frecuentes y graves. El tubo neural se encuentra abierto en el embrión durante los primeros 28 días de embarazo, y si no se cierra bien después de esta fecha aparecerán malformaciones como la espina bífida, el encefalocele o la anencefalia. La anencefalia es la ausencia o desarrollo deficiente de una parte del cráneo y del cerebro, y es el defecto más grave. La mayoría de los bebés con esta malformación mueren antes de nacer o pronto después del nacimiento. En el encefalocele, una parte del cerebro se hernia o protuye a través del cráneo que no se ha cerrado completamente. La espina bífida, también llamada mielomeningocele, consiste en la salida de parte de la médula espinal a través de la columna vertebral y de la piel debido al cierre incompleto de estas estructuras. Esta malformación da lugar a una parálisis parcial o completa de las partes del cuerpo situadas por debajo de donde ocurre este defecto.

Se ha comprobado que la suplementación diaria con 400 mcg de ácido fólico desde al menos un mes antes de la concepción y durante el primer trimestre del embarazo ayuda a prevenir la aparición de estas malformaciones congénitas. Todas las mujeres que estén planeando quedarse embarazadas deben tomar este suplemento a diario, y asegurarse de que su dieta es además rica en folatos (verduras y legumbres principalmente).

Vitamina B12

La vitamina B12, imprescindible para el desarrollo y buen funcionamiento del sistema nervioso, no se encuentra de forma natural en las plantas. A diferencia del resto de vitaminas, las plantas no necesitan vitamina B12 y no la producen, por lo que no podemos obtenerla de los alimentos vegetales. Es posible que hayas oído que algunas algas y productos fermentados como el tempeh tienen cantidades significativas de vitamina B12 y que es posible también obtenerla de los vegetales, especialmente si se han cultivado de forma ecológica, ya que en la tierra hay bacterias que producen esta vitamina y las plantas pueden contaminarse con tierra e incorporar pequeñas cantidades de B12. También has podido leer o escuchar que nuestras bacterias intestinales producen vitamina B12 y que podemos absorber parte de la que ellas producen.

Debido a toda la confusión asociada a la vitamina B12 es importante que miremos este tema con un poco más de detalle:

- La vitamina B12 la producen solamente las bacterias, no las plantas ni los animales. Estas bacterias se encuentran en el suelo y en el intestino de los animales, entre otros lugares. Las plantas no la necesitan. Los animales solían obtenerla de tres formas: directamente del suelo (al comer plantas contaminadas con tierra o heces de otros animales); de la que producen sus bacterias intestinales; y al comer a otros animales. En la actualidad, los animales de granja destinados al consumo humano obtienen casi toda la vitamina B12 de los piensos con que se los alimenta, que están enriquecidos con esta y otras vitaminas.

- Solo los animales rumiantes, como las vacas, pueden obtener vitamina B12 de su propio intestino. Esto se debe a la forma especial en que está diseñado su intestino y a cómo estos animales digieren la comida. Nosotros no podemos absorber vitamina B12 de nuestro intestino, aunque nuestras bacterias intestinales la estén produciendo continuamente. A pesar de tenerla tan «cerquita», la vitamina B12 que producen nuestras bacterias es eliminada con las heces.

- Es posible que en el pasado pudiéramos obtener algo de B12 de la tierra que contaminaba los vegetales que formaban nuestra dieta. Con los niveles de higiene actuales, que han dado lugar a una mejoría espectacular en la salud y esperanza de vida de la población, esta vía ya no es posible.

- No hay evidencia de que la vitamina B12 que se ha encontrado en algunas especies de algas (producida asimismo por bacterias que viven en su superficie) sea vitamina B12 «real». Existen sustancias que se parecen mucho a la verdadera B12 pero que no tienen la actividad de una vitamina en nuestro organismo y por tanto no son válidas. Parece que este es el caso de la vitamina B12 que ocasionalmente se ha encontrado en las algas. Cuando se ha intentado curar la deficiencia de vitamina B12 en voluntarios adultos administrándoles alimentos vegetales con supuesta B12 (incluso concentrados y en altas dosis) los resultados han sido claros: estos alimentos no logran aumentar las concentraciones de B12 en sangre ni curar los signos de deficiencia.

- Es posible obtener vitamina B12 en el laboratorio, a partir de cultivos de bacterias. De hecho, así se obtiene la que se añade a los piensos de los animales y también con la que se fortifican algunos de nuestros alimentos o con la que fabrican los suplementos. La vitamina B12 que vemos en alimentos enriquecidos y suplementos nunca es de origen animal, sino bacteriano.

Por todos estos motivos, una dieta vegana o casi vegana no contiene (o no suficiente) vitamina B12 y es necesario tomarla en forma de suplementos. También podríamos obtener suficiente si tomáramos alimentos enriquecidos con ella de forma regular, pero a día de hoy en España no hay una variedad suficiente de alimentos vegetales enriquecidos con B12 que nos permita confiar exclusivamente en esta fuente.

La vitamina B12 se almacena en el hígado y los depósitos pueden durar hasta 3 o 5 años una vez que una persona ha dejado de tomar alimentos que la contienen. Sin embargo, este periodo de tiempo no es siempre el mismo: es mucho más corto en aquellas personas que antes de hacerse veganas ya consumían pocos alimentos animales y en ovolactovegetarianos de larga duración. Y desde luego este periodo de tiempo no existe en los bebés y en los niños, puesto que ellos todavía no han construido sus depósitos ya que sus necesidades son más altas y necesitan usar toda la que ingieren.

Es por esto por lo que necesitamos empezar a tomar vitamina B12 en suplementos desde el momento cero en que nos hacemos veganos. No necesitamos ni nos conviene esperar a que se acaben los depósitos porque incluso una deficiencia leve puede tener efectos negativos, y porque niveles adecuados (y no solo suficientes) de vitamina B12 son necesarios para que el corazón y el cerebro funcionen a pleno rendimiento. En los bebés y niños hay que extremar el cuidado porque las consecuencias de una deficiencia son fatales, ya que el cerebro solo se puede desarrollar bien en presencia de esta vitamina. Además de las personas veganas, también las vegetarianas y las personas que consumen pocos alimentos animales se benefician de tomar suplementos regularmente. Con la edad, la absorción de esta vitamina a partir de los alimentos disminuye, por esta razón el Gobierno de Estados Unidos recomienda a sus ciudadanos mayores de 50 años que tomen la mayor parte de la vitamina B12 en forma de alimentos enriquecidos o como suplementos. Esta vitamina se absorbe mejor cuando se toma como suplementos o formando parte de alimentos enriquecidos.

Las necesidades mínimas diarias para evitar la deficiencia son pequeñas, pero es posible que necesitemos una cantidad un poco mayor para obtener todos los beneficios que esta vitamina nos aporta. En la tabla de la página 82, puedes ver la dosis que recomiendo por semana de acuerdo a la edad. Los suplementos se pueden tomar también a diario, pero es mucho más cómodo, más barato y más eficiente (porque no se olvida tan fácilmente) tomarlos una o dos veces por semana. Aunque hay varias formas de presentación de la vitamina B12 (cianocobalamina, metilcobalamina e hidroxicobalamina), elegiremos con preferencia la cianocobalamina porque acerca de ella se tiene más experiencia. Los comprimidos de vitamina B12 se pueden tragar, triturar y mezclar con un alimento o dejar deshacer en la boca. De todas estas formas se absorbe bien. Con las dosis actuales no hay necesidad de utilizar inyecciones intramusculares de esta vitamina: estas son dolorosas y en algunos casos dan lugar a reacciones alérgicas. La vitamina B12, cuando se toma oral, no tiene efectos secundarios y es muy raro que resulte excesiva, porque las dosis altas dan lugar a una absorción muy baja (una ingesta excesiva solo ocurriría en el caso de tomar dosis altas con mucha frecuencia y durante mucho tiempo). Cuanto mayor es la presencia de esta vitamina en el intestino menos porcentaje de la misma se absorbe.

Cuando una persona vegana de cualquier edad toma sus suplementos de vitamina B12 regularmente, los niveles de esta vitamina en su sangre se encontrarán en rango normal y no hay necesidad de que se haga análisis periódicos para comprobarlo.

La vitamina B12 es vital para mantener sanos los glóbulos rojos, el ADN de las células y la integridad del sistema nervioso. Las dos primeras funciones son similares a las del ácido fólico y ambas vitaminas trabajan juntas en estas áreas, pero el papel de la vitamina B12 en el sistema nervioso es exclusivo y esto hace que su deficiencia sea tan peligrosa.

Si no tenemos suficiente vitamina B12 desarrollaremos una anemia megaloblástica muy similar a la que se produce con el déficit de ácido fólico. En algunas personas que tienen niveles muy altos de ácido fólico la anemia puede ser leve y pasar desapercibida porque el ácido fólico compensa la deficiencia de vitamina B12.

Pero no hay nada que pueda compensar el déficit de vitamina B12 en el cerebro. En personas adultas la falta de vitamina B12, incluso leve, da lugar a cansancio, problemas de memoria, depresión y otros problemas psiquiátricos. Es muy típica la sensación de hormigueo o entumecimiento en las manos y / o en los pies. Si no se trata pronto se llega a producir demencia (pérdida de las capacidades intelectuales).

En los bebés los problemas son todavía más graves, ya que ellos necesitan mucha vitamina B12 para formar la mielina que rodea a los nervios y si no la tienen el desarrollo del cerebro se verá seriamente comprometido. Los bebés con deficiencia de vitamina B12 suelen estar irritables y apáticos, con falta de energía y poco apetito. El crecimiento general se resiente y no ganarán peso ni altura a la velocidad normal. La afectación del cerebro resultará en un enlentecimiento o detención del desarrollo psicomotor normal.

Todos estos problemas son perfectamente evitables tomando un suplemento semanal de vitamina B12.

Vitamina C

La vitamina C es probablemente la vitamina más fácil de obtener siguiendo una alimentación vegetal, ya que se encuentra en altas concentraciones en muchas frutas y verduras. Todos los cítricos (naranja, limón, lima, mandarina y pomelo) son fuentes excelentes, así como también el kiwi, la papaya, la piña y las fresas; entre las verduras y hortalizas las mayores cantidades de vitamina C las aportan los pimientos, los tomates, el brécol y la coliflor, y todos los tipos de coles, las espinacas y en general todas las verduras de hoja verde.

La vitamina C es necesaria para producir colágeno, que es la proteína que sostiene nuestros huesos, dientes, articulaciones y vasos sanguíneos. Tam-

Guía para usar suplementos de vitamina B12			
Edad	Suplemento semanal	Frecuencia	
		Tomas alimentos fortificados*	No tomas alimentos fortificados
0-6 meses	No necesario, siempre que la madre esté tomando suplementos		
7-12 meses	250 mcg	1 /semana	
1-3 años	250 mcg	1 /semana	2 /semana
4-8 años	500 mcg	1 /semana	2 /semana
9-13 años	750 mcg	1 /semana	2 /semana
>14 años	1000 mcg	1 /semana	2 /semana
Embarazo	1000 mcg	2 /semana	3 /semana
Lactancia	1000 mcg	2 /semana	3 /semana

* Alimentos fortificados: leche vegetal enriquecida con B12, yogures de soja enriquecidos con B12, levadura nutricional enriquecida con B12 (debe especificarlo en el envase). Al menos una ración al día de alguno de estos alimentos. (Las personas con bajo consumo de alimentos de origen animal, como los ovo-lactovegetarianos, contarían como personas que «toman alimentos fortificados») Entre los 7 y 12 meses la leche materna o la de fórmula sigue siendo el principal alimento del bebé, por lo que solo haría falta una dosis por semana. Se puede empezar la suplementación en cualquier momento entre los 7 y los 12 meses, dependiendo de la velocidad con la que estemos incorporando nuevos alimentos diferentes a la leche (cuanto más rápido, antes empezaremos).

bién interviene en la producción de algunos neurotransmisores en el cerebro, como la serotonina. Además es un magnífico antioxidante, esto significa que juega un papel en la prevención del envejecimiento prematuro y en la protección frente al cáncer y a las enfermedades degenerativas.

Una de las funciones más importantes de la vitamina C es favorecer la absorción del hierro en el intestino. El hierro de los alimentos vegetales se encuentra en forma férrica. En presencia de vitamina C principalmente (y de otras sustancias en menor medida), el hierro férrico se transforma en ferroso, que es mucho más fácil de absorber. Cuando tomamos vitamina C y hierro en la misma comida estamos potenciando mucho la absorción de este mineral.

Vitamina D

Necesitamos vitamina D para absorber calcio en el intestino, para mantener unos niveles normales de calcio y fósforo en la sangre y para permitir que los huesos crezcan, se calcifiquen y se mantengan fuertes a lo largo de la vida. En los niños, la deficiencia de vitamina D produce raquitismo, que consiste en el reblandecimiento de los huesos por la falta en ellos de suficiente calcio. Los huesos blandos no pueden soportar el peso del cuerpo y se deforman. La dentición se retrasa y los dientes al salir pueden hacerlo de forma anormal. En los bebés, la fontanela puede tardar en cerrarse más de lo normal. Los niños pequeños pueden volverse inactivos por la debilidad de los huesos, el dolor de las articulaciones y la falta de tono muscular. En las personas mayores la misma enfermedad se llama osteomalacia, porque los huesos ya habían sido formados con anterioridad, pero se empiezan a reblandecer por la descalcificación.

Además de su función principal y más conocida, que es la de promover el crecimiento y mantener la salud de los huesos, la vitamina D tiene un papel importante regulando el crecimiento de las células y en el mantenimiento del sistema inmune.

Aunque el raquitismo grave es raro hoy día, todavía es posible ver formas leves en las que el crecimiento y la dentición se retrasan. En la mayoría de los casos la causa es la falta de exposición suficiente a la luz solar, sobre todo en personas de piel oscura que viven en climas fríos, ya que ellas necesitan más tiempo de luz para que su cuerpo produzca la cantidad de vitamina D que necesitan.

Y esto es porque la principal fuente de vitamina D es la exposición al sol. Las células de nuestra piel producen vitamina D cuando la luz ultravioleta (UVB) incide sobre ellas durante un tiempo suficiente. La capacidad de la piel para producir vitamina D depende de muchos factores: la estación del año (mayor en primavera y en verano), la latitud (la región del mundo donde nos encontremos, cuanto más alejados del ecuador mayor tiempo de exposición al sol necesitaremos), la presencia de nubes o de contaminación ambiental (en las ciudades y zonas industriales los rayos UVB no pueden penetrar con tanta eficacia), la hora del día (a mediodía la capacidad de producir vitamina D es mayor que al amanecer o al atardecer), el tono de nuestra piel (cuanto más oscura, más tiempo de exposición al sol necesitamos para producir la misma cantidad de vitamina D). Si vivimos en las regiones templadas del planeta parece que exponer al sol el rostro, el escote y los brazos durante media hora al menos 3 veces por semana entre las 11 de la mañana y las 3 de la tarde, sin protector solar, es suficiente para producir la cantidad de vitamina D que necesitamos.

Sin embargo el sol en exceso es peligroso y debemos evitar la exposición prolongada y sin protección, sobre todo en los niños pequeños. Las quemaduras solares, especialmente cuando suceden de forma repetida y en las primeras etapas de la vida son un factor de riesgo para desarrollar cáncer de piel. Como los bebés tienen la piel tan delicada es mejor no exponerlos al sol directamente hasta que no tienen alrededor de un año de edad. Por supuesto pueden salir al aire libre, pero no deben estar directamente al sol y siempre debemos usar cremas protectoras en ellos. Las cremas con protectores solares no permiten que nuestra piel produzca vitamina D, pero nos protegen de las quemaduras. Por este motivo lo ideal es intentar exponernos al sol un rato sin protección solar y después de los primeros 20-30 minutos, especialmente cuando estamos en un clima muy caluroso, a mediodía y en verano, ponernos crema. Cada persona debe valorar cuánto tiempo su piel tolera estar al sol sin ponerse roja (cuando la piel empieza a ponerse roja significa que está a punto de producirse una quemadura).

El estar al aire libre no solo nos proporciona los beneficios derivados de producir suficiente cantidad de vitamina D. La luz del sol mejora el estado de ánimo, regula los ciclos de sueño y mejora nuestra respuesta inmunológica, haciéndonos más resistentes a las infecciones. Además, estar al aire libre estimula que hagamos ejercicio. El ejercicio físico es un elemento fundamental en la construcción y mantenimiento de unos huesos sanos y una buena musculatura que los sostenga.

La única fuente vegetal real de vitamina D son las setas. Sin embargo, una ración normal de setas solo nos proporcionaría el 5 por ciento de nuestras necesidades diarias, por lo que no podemos considerarla una buena fuente. Muchos productores están empezando a exponer a la luz sus setas tras recolectarlas y antes de venderlas, pues de este modo se incrementa mucho su contenido en vitamina D, llegando incluso a alcanzar las dosis diarias recomendadas para un adulto. Si esto se generaliza será una buena forma de añadir vitamina D a nuestra dieta, de una forma por lo demás muy saludable. Algunas leches vegetales se fortifican con vitamina D en cantidades variables. La toma regular de estos productos junto con una adecuada exposición a la luz solar puede ser suficiente en personas de piel clara que viven en zonas templadas del planeta.

La vitamina D se puede medir en unidades internacionales (UI) o en microgramos. Un microgramo equivale a 40 UI. Los bebés hasta el año de edad necesitan 400 UI (10 mcg) de vitamina D al día. A partir del año y durante el resto de nuestra vida nuestras necesidades son de 600 UI / día (o 15 mcg).

Todos los bebés menores de un año deben tomar un suplemento diario de 400 UI de vitamina D, a menos que se alimenten con una fórmula artificial que aporte esta cantidad (esto es necesario comprobarlo en cada caso y dependerá de la cantidad de vitamina D que lleve la fórmula y de la cantidad de esta leche que tome el bebé cada día). Los bebés amamantados no reciben suficiente vitamina D en la leche materna para cubrir sus necesidades y su piel es demasiado delicada para exponerlos directamente al sol. Para aquellos niños mayores de 1 año y adolescentes que vivan en regiones donde los inviernos son largos y las horas de luz escasas o que por cualquier motivo no puedan salir regularmente al aire libre también es recomendable un suplemento semanal de vitamina D, a ser posible vitamina D3 de origen vegetal. La vitamina D3 es más potente que la D2 y es por tanto preferible. Aunque hasta hace poco la mayor parte de la vitamina D3 era de origen animal, desde hace unos años disponemos de vitamina D3 de origen completamente vegetal. Como la vitamina D es liposoluble (se disuelve en grasas) se absorbe mejor cuando se toma junto con las comidas.

LA VITAMINA D Y EL SOL

- La piel humana produce vitamina D cuando se expone a los rayos ultravioletas UVB.
El exceso de rayos UVB a lo largo de la vida incrementa el riesgo de cáncer de piel.
El riesgo de cáncer aumenta cuando nos quemamos la piel, especialmente si esto ocurre cuando somos más pequeños.
- Los niños y niñas a partir de 1 año pueden y deben jugar y pasear al aire libre a diario o al menos varios días por semana. En verano, en exposiciones prolongadas y / o en niños de piel clara siempre se deben utilizar protectores solares.
- En los bebés menores de 1 año de piel clara el riesgo de quemaduras solares es demasiado alto y siempre hay que usar en ellos protectores solares y evitar exponerlos directamente al sol. La forma más segura de proporcionar vitamina D a los bebés menores de un año es usar suplementos de esta vitamina.

Vitamina E

La vitamina E es un potente antioxidante. Protege las grasas de nuestro cuerpo frente a la oxidación y por tanto el envejecimiento prematuro; además juega un papel en la prevención de las enfermedades cardiovasculares y otras enfermedades crónicas propias de los países desarrollados. La vitamina E es soluble en grasas y la encontraremos en todos los alimentos ricos en grasas como las semillas y los frutos secos. Un puñado de semillas de girasol o de almendras aportan más de la mitad de la vitamina E que necesita una adolescente, y entre las tres cuartas partes y el 100 por cien de lo que necesita un niño de 8 años. Además de los frutos secos y semillas, la mayoría de las verduras de hoja son muy buena fuente de vitamina E y aportan entre una cuarta parte y un tercio de las necesidades de un adulto por ración. Para absorber mejor la vitamina E procedente de las verduras es conveniente aliñarlas con un poco de aceite o tahini o tomarlas junto con otros alimentos ricos en grasas.

Vitamina K

Todos sabemos que la vitamina K es necesaria para la normal coagulación de la sangre. Cuando hay una herida o un sangrado dentro del cuerpo necesitamos formar un coágulo que lo detenga. La vitamina K interviene en esta fase de formación del coágulo y su deficiencia puede dar lugar a hemorragias. La deficiencia de vitamina K suficiente para producir una hemorragia es rara en niños y adultos, a menos que tengan una enfermedad crónica importante que impida la absorción o el metabolismo de esta vitamina; sin embargo es un riesgo real en bebés recién nacidos, ya que muy poquita vitamina K se transporta a través de la placenta desde la sangre materna y los bebés nacen con unas reservas muy bajas. Por esta razón se les administra al nacer una dosis de vitamina K por vía intramuscular, que los protegerá de hemorragias en los primeros días.

Lo que es menos conocido es que la vitamina K juega un papel importante en el mantenimiento de unos huesos sanos. Una de las proteínas que actúa en la mineralización de los huesos, la osteocalcina, necesita la presencia de vitamina K para activarse. Además, la vitamina K impide que los osteoclastos, que son las células destructoras de masa ósea, se activen o trabajen en exceso. Varios estudios recientes han correlacionado niveles bajos de vitamina K con mayor riesgo de osteoporosis.

En los últimos años se está estudiando con atención el posible papel de la vitamina K en la salud cardiovascular. Parece que esta vitamina podría proteger frente a la calcificación anormal de las arterias.

Hay dos formas principales de vitamina K: K1 y K2. La vitamina K1 se encuentra en los vegetales, principalmente en las verduras de hoja (la vitamina K1 interviene en la fotosíntesis de las plantas). La col verde rizada es una de las mejores fuentes, pero la mayoría de las verduras y hortalizas proporcionan el 100 por cien o más de las necesidades diarias por ración. La soja y muchas frutas son también muy buenas fuentes. La vitamina K2 se produce a partir de la forma K1. Las bacterias de nuestro intestino producen K2 que podemos en parte absorber con el resto de nutrientes de los alimentos. Otra pequeña cantidad de K2 también se produce en nuestro organismo a partir de la forma K1. Una buena fuente de K2 son los productos fermentados, especialmente los que derivan de la soja, como el tempeh, el miso y el natto. Estos alimentos son ricos en una variedad de vitamina K2 llamada MK-7, que parece ser especialmente eficaz en proteger la masa ósea después de la menopausia y que podría en parte explicar la menor incidencia de esta enfermedad en mujeres asiáticas.

Minerales

Hierro

El déficit de hierro es una de las primeras preocupaciones que tienen las personas no vegetarianas cuando oyen hablar de alimentación vegetariana o vegana. Sin embargo, es una preocupación infundada. Los estudios muestran que las personas vegetarianas que viven en países desarrollados tienen anemia ferropénica con la misma frecuencia que las personas no vegetarianas. Estos estudios también muestran que los depósitos de hierro en los vegetarianos y veganos son menores que en los no vegetarianos. Lejos de ser un problema, esto es una ventaja más de las dietas vegetales.

El hierro es un mineral indispensable para la vida, pero es muy tóxico en altas concentraciones por su capacidad oxidante e inflamatoria. Necesitamos hierro para estar sanos, pero en la cantidad justa.

El organismo regula la absorción del hierro vegetal (llamado hierro no hemo), de modo que cuando tenemos poco absorbemos más, y cuando nuestros depósitos están cubiertos absorbemos menos. Esto funciona como un mecanismo de protección frente al exceso de hierro. Sin embargo, no tenemos posibilidad de limitar la absorción del hierro presente en la carne (hierro hemo), y este hierro se sigue absorbiendo aun en presencia de depósitos normales o altos. El hierro que no se usa para la producción de glóbulos rojos se almacena en una proteína que se llama ferritina. La ferritina es una medida de los depósitos de hierro de nuestro organismo. Los niveles altos de ferritina en sangre se han relacionado con el desarrollo de enfermedades crónicas y degenerativas como la diabetes tipo 2, las enfermedades cardiovasculares, el alzhéimer y algunos tipos de cáncer. Una de las ventajas de las dietas vegetarianas y veganas es que protegen frente al exceso de hierro y mantienen los niveles de ferritina mucho más bajos y seguros.

En los niños, la deficiencia de hierro es relativamente frecuente debido a que sus necesidades son muy elevadas y a veces no pueden ser compensadas con la alimentación. La deficiencia de hierro afecta a un 10-15 por ciento de los niños en algún momento de la infancia. Es más frecuente durante los primeros 2 años de vida.

Cuando hay una deficiencia de hierro se produce anemia ferropénica. En este tipo de anemia los glóbulos rojos son más pequeños de lo normal y los niveles de hemoglobina son bajos. Esto hace que a la sangre le cueste más trabajo transportar el oxígeno y los nutrientes al cerebro, al corazón y a los demás órganos, por lo que notaremos cansancio frecuente, incapacidad para hacer ejercicio, dificultad para respirar cuando caminamos o hacemos cualquier clase de esfuerzo y aumento de la frecuencia cardiaca

Edad	**CDR (mg /día)**	
7-12 meses	11	
1-6 años	7	
7-11 años	11	
	Niñas	Niños
12-17 años	13	11

Cantidades Diarias Recomendadas (CDR) de Hierro en la Infancia y Adolescencia. Agencia Europea de Seguridad Alimentaria, 2015 (taquicardia). También puede aparecer irritabilidad, dolor de cabeza, pérdida de apetito y poca tolerancia al frío. Las uñas y el pelo se pueden volver frágiles y aparece palidez en la piel y en las mucosas. Algunos de estos signos se presentan cuando los niveles de hierro están muy bajos, aunque todavía no haya aparecido la anemia. En los niños pequeños, el déficit de hierro puede comprometer el crecimiento y el desarrollo psicomotor. Un síntoma característico aunque poco frecuente de la deficiencia de hierro es la aparición de antojos por alimentos no nutritivos, como la tierra o el hielo. Este trastorno se llama pica.

En la tabla puedes ver cuáles son las necesidades de hierro dependiendo de la edad. Durante el primer año, el hierro lo proporciona fundamentalmente la leche materna en bebés amamantados. Aunque la cantidad de hierro presente en la leche humana es muy baja, alrededor de 0,3 mg por litro, este hierro se absorbe muy bien y el bebé amamantado no necesita otra fuente de hierro durante los primeros 6 meses de vida. Las fórmulas artificiales infantiles se fortifican con hierro. A partir de los 6 meses es importante ir incorporando otros alimentos ricos en hierro. Los principales son las verduras y las legumbres. Lo ideal es siempre combinar estos dos tipos de alimentos para que la vitamina C de las verduras favorezca la absorción del hierro de las legumbres. Algunas verduras, como las acelgas, los guisantes frescos, el perejil o los tomates (también secos y en salsa), son a la vez ricas en hierro y en vitamina C. La presencia de 50 mg de vitamina C en una comida puede multiplicar por 3-4 veces la cantidad de hierro que somos capaces de absorber de un determinado alimento. A continuación te muestro algunas combinaciones frecuentes de alimentos y su aporte conjunto de hierro y vitamina C. La tabla también indica, como ejemplo, qué porcentaje de las necesidades diarias de hierro de una niña de 10 años (11 mg) cubre cada plato. Las tablas siguientes muestran una lista de alimentos cuya suma, sin considerar que en la alimentación haya nada más, serviría para cubrir las demandas de hierro a diferentes edades. Esto es simplemente para ver que no es difícil obtener hierro de los alimentos vegetales, siempre que sigamos una alimentación sensata con abundancia de verduras, legumbres, frutos secos y semillas y con cereales en su forma integral.

Los cereales son una buena fuente de hierro, siempre que sean integrales. El refinado de los cereales puede eliminar hasta tres cuartas partes de su hierro; este es uno de los motivos por los que es tan importante que comamos cereales integrales, sin refinar. En algunos casos, los cereales refinados, por ejemplo los que se venden para el desayuno, y

Plato	Cantidad de hierro (mg) + vitamina C (mg)	Porcentaje de las CDR de hierro para una niña de 10 años (11mg)
Sopa de lentejas (50 g) con acelgas (50 g), patata (50 g), puerros (50 g) y tomate (100 g)	5 + 25	45%
Ensalada de pasta (50 g), aceitunas (50 g), rúcula (20 g), tomate (100 g), pimiento asado (50 g) y tofu ahumado (50 g)	4,5 + 75	40%
Salteado de tempeh (60 g), col china, brécol (30 g), zanahoria (40 g), pimiento verde (30 g) y anacardos (20 g)	3,5 + 65	32%
Medio plato de brécol al vapor aliñado con una cucharada de tahini y el zumo de medio limón	1,8 + 62	16%
Batido de leche de almendras (200 ml) con 5 fresas y una cucharada de mantequilla de almendras	1,4 + 58	13%

Un bebé de 18 meses necesitará cada día 7 mg de hierro.
Los alimentos siguientes le aportan el 100% de las CDR de este mineral:

Alimento	mg de hierro
Un boniato pequeño cocido y en puré (110 g)	1,4
Una rebanada de pan integral (30 g)	0,8
Una cucharada sopera de tahini (15 g)	1,1
Medio tazón de guisantes cocidos	1,1
Medio plato de macarrones integrales cocidos	0,8
Un vaso de leche de soja (200 ml)	1,3
Dos cucharadas (15 g) de copos de avena	0,5
Total	**7**

Un niño de 9 años necesitará cada día 11 mg de hierro.
Los alimentos siguientes le aportan el 100% de las CDR de este mineral:

Alimento	mg de hierro
Medio tazón de arroz cocido (integral)	0,7
Una rebanada de pan integral (30 g)	0,8
Dos cucharadas soperas de mantequilla de cacahuetes (30 g)	0,6
Un puñado de semillas de girasol tostadas (30 g)	1,1
Medio tazón de espinacas al vapor (90 g)	3,2
Medio plato de lentejas cocidas (100 g)	3,3
Un vaso de leche de soja (200 ml)	1,3
Total	**11**

Una adolescente de 14 años necesitará cada día 13 mg de hierro.
Los alimentos siguientes le aportan el 100% de las CDR de este mineral:

Alimento	mg de hierro
Medio tazón de quinoa cocida	1,4
Una hamburguesa de soja (80 g)	1,7
100 g de hummus	2,4
50 g de aceitunas (10 aceitunas)	1,6
Un puñado (30 g) de semillas de calabaza tostadas	2,2
Un plato pequeño (80 g) de coles de Bruselas	1
Dos rebanadas de pan integral (60 g)	1,6
Un puñado de pistachos (30 g)	1,1
Total	**13**

algunas harinas refinadas, se fortifican con hierro para compensar el que se pierde con el refinado, pero siempre es mejor comer el alimento entero, puesto que no es solo hierro lo que se pierde al refinar los cereales. El pan integral, si está fermentado con levadura madre, es todavía más beneficioso ya que tras el proceso de fermentado el hierro se encuentra en una forma más fácilmente absorbible.

Es importante no cocer mucho tiempo las verduras y hacerlo en poca cantidad de agua, porque parte del hierro se pierde con el agua de cocción. Cocer al vapor o saltear brevemente las verduras sin agua es un método mucho mejor.

Las legumbres precisan un tiempo de remojo prolongado para resultar más digeribles y sus nutrientes, sobre todo el hierro y el zinc, más aprovechables. Siempre que puedas dejar las legumbres más grandes (garbanzos y alubias o frijoles) en remojo durante al menos 12-18 horas, hazlo así, acordándote de cambiar el agua de remojo al menos una vez. Esto facilita que gran parte de los **fitatos**, que tienden a dificultar la absorción de hierro, zinc, calcio y magnesio de los alimentos, se inactiven. Las legumbres no se deben cocer en el agua donde han estado en remojo, sino en agua nueva.

Los fitatos son compuestos vegetales que se unen al hierro y al zinc, y en menor medida al calcio, y forman un complejo difícil de absorber. Los fitatos se encuentran sobre todo en las legumbres y los cereales integrales. En sí mismos no son perjudiciales, de hecho tienen propiedades beneficiosas para la salud. Solo son un problema cuando se encuentran en gran cantidad y cuando la alimentación es además pobre en vitamina C. La vitamina C contrarresta en parte los efectos de los fitatos sobre la absorción del hierro.

Otras sustancias vegetales que pueden dificultar la absorción del hierro son los polifenoles y taninos, sustancias que se encuentran principalmente en el café, el té y en algunas plantas medicinales. De nuevo, estas sustancias en sí mismas tienen efectos positivos para la salud y no hay que eliminarlas. La mejor manera de aprovechar sus propiedades y a la vez evitar su efecto negativo en la absorción del hierro es tomar el café y el té, y a ser posible también las infusiones, al menos una hora antes o dos horas después de comer, pero no junto con las comidas.

Se ha observado que el calcio en grandes cantidades, cuando se toma en forma de suplementos, puede dificultar la absorción del hierro de los alimentos. Sin embargo este mismo efecto no se ha visto cuando el calcio proviene de los alimentos. La única precaución en este sentido la deberían tener los niños y adultos que por cualquier motivo médico

- Los **fitatos** son sustancias formadas por ácido fítico y un mineral: hierro, zinc, fósforo, magnesio o calcio. Su función es almacenar energía y minerales en las semillas para cuando estas germinen.
- Los **fitatos** se encuentran en los granos de cereales, en las legumbres, en los frutos secos y en las semillas (todo lo que puede germinar y dar lugar a una nueva planta). En los cereales se encuentran sobre todo en la capa exterior (salvado) y también en el germen (las partes que se eliminan con el refinado).
- Durante la germinación, los **fitatos** se hidrolizan (se rompen) liberando los minerales que contienen.
- Los **fitatos** son sustancias con propiedades beneficiosas para nuestra salud, ya que tienen actividad antioxidante y anticancerígena; además ayudan a disminuir los niveles de colesterol y a prevenir la calcificación anormal en las arterias y en los riñones.
- Los **fitatos** en altas cantidades pueden limitar la absorción del hierro y del zinc de la dieta, y en menor medida del calcio y del magnesio. Parte de los fitatos se hidrolizan durante la digestión. También podemos disminuir el efecto de los fitatos en la absorción de los minerales si preparamos y elegimos los alimentos de las siguientes formas:
    - Dejando en remojo las legumbres 12-18 horas antes de cocerlas (y desechando el agua de remojo)
    - Eligiendo panes fermentados con levadura madre
    - Tomando otros productos fermentados: yogur, kéfir, miso, tempeh
    - Remojando o tostando suavemente los frutos secos y semillas
    - Consumiendo alimentos ricos en vitamina C en cada comida

CONSEJOS PARA CONSEGUIR UNA BUENA ABSORCIÓN DE HIERRO

- Seguir los principios básicos de una alimentación saludable: abundancia de verduras y frutas, cereales integrales, legumbres, frutos secos y semillas; con un mínimo de productos refinados, fritos y azucarados.
- Acompañar las comidas principales con frutas, verduras y hortalizas ricas en vitamina C.
- Tomar preferentemente pan integral elaborado con levadura madre.
- Preparar los alimentos de manera que disminuya su contenido en fitatos: remojo de legumbres y semillas, fermentación de alimentos, tostado o remojo de frutos secos.
- No tomar café, té o infusiones de plantas medicinales con las comidas principales, mejor dejarlos para 1 hora antes o 2 horas después.
- Si necesitamos suplementos de calcio, no tomarlos junto con las comidas.

deban tomar suplementos de calcio; en estos casos es mejor no tomar los suplementos a la misma hora que las comidas principales.

Calcio

El calcio es un mineral imprescindible para la vida. Además de la función que todos conocemos, la de dar «soporte y forma» a los huesos, el calcio interviene en muchas reacciones químicas que tienen lugar a cada instante en nuestro organismo. A diferencia de otros minerales, o de las vitaminas, el déficit de calcio puede pasar desapercibido durante décadas. Cada vez que necesitamos calcio, si en la sangre no hay el suficiente tomaremos «prestado» calcio de los huesos y si esto se repite una y otra vez, al final nos encontraremos que nuestros huesos no conservan el suficiente para cumplir su función. Por eso es importante asegurarnos un suministro constante de calcio. Durante la infancia y la adolescencia la cantidad de calcio que necesitamos es mayor (en relación al volumen corporal) debido a que durante esta etapa los huesos están creciendo y acumulando calcio activamente.

El aporte continuado de calcio a lo largo de la vida, y especialmente en la infancia y adolescencia, es vital para mantener unos huesos fuertes y sanos. Es importante seleccionar varios alimentos ricos en calcio que nos gusten e incluirlos en nuestra alimentación diaria. Las personas veganas necesitan tanto calcio como las no vegetarianas. No hay evidencia de que las necesidades de calcio de los veganos sean más bajas por el hecho de no tomar proteínas de origen animal. Puedes ver la cantidad de calcio que necesitan los niños y niñas según su edad en el siguiente gráfico.

Edad	CDR (mg /día)
7-12 meses	280
1-3 años	450
4-10 años	800
11-17 años	1150

Cantidades Diarias Recomendadas (CDR) de Calcio en la Infancia y Adolescencia. Agencia Europea de Seguridad Alimentaria, 2015

Hay muchos alimentos vegetales ricos en calcio, pero la absorción varía ampliamente de unos a otros. El factor que más limita la absorción de calcio en los alimentos vegetales es la presencia de unas sustancias que se llaman **oxalatos**. De acuerdo a su contenido en calcio y oxalato, y por tanto a su tasa de absorción, podemos dividir los alimentos vegetales en 3 grupos:

1. Alimentos ricos en calcio de muy buena absorción:

- Verduras de la familia de las coles, incluyendo repollo, berza, grelos, col verde rizada, *cavolo nero*, col china y brécol; así como berros y rúcula. Estas verduras son ricas en calcio y bajas en oxalatos.

- Leches vegetales (y yogures de soja) enriquecidas con calcio. El calcio de estas leches se absorbe en una proporción similar al calcio presente en la leche de vaca y otros animales.

- Tofu cuajado con sales de calcio.

2. Alimentos ricos en calcio de moderada absorción:

- Legumbres (alubias, lentejas, garbanzos, soja entera y tempeh).

- Frutos secos y semillas, especialmente almendras, sésamo sin pelar (tahini) y chía.

- Frutas frescas y frutas desecadas como naranjas, higos, orejones de albaricoque, pasas, ciruelas secas, dátiles.

- Hierbas aromáticas secas (perejil, tomillo, romero, salvia...)

3. Alimentos ricos en calcio pero de baja absorción por su alto contenido en oxalatos:

- Espinacas y acelgas. Sin embargo, estas verduras son ricas en potasio, magnesio y hierro, por lo que no debemos eliminarlas de la dieta, sino alternarlas con las verduras del grupo 1.

En los próximos ejemplos verás cómo se pueden cubrir las necesidades de calcio en tres niños de diferentes edades. En general la clave para que la dieta de toda la familia sea rica en calcio consiste en: 1) incluir 3-4 raciones a la semana de verduras del primer grupo; 2) ofrecer 1-2 vasos de leche vegetal fortificada con calcio al día, según la edad (2 yogures de soja contarían como un vaso de leche); 3) tomar al menos una ración de

Una niña de 3 años necesitará cada día 450 mg de calcio.
Los alimentos siguientes le aportan el 100% de las CDR de calcio:

Alimento	**mg de calcio**
Un vaso de leche de avena* (200 ml)	240
50g de tofu	100
Una rebanada de pan integral (30 g)	30
Una cucharada sopera de mantequilla de almendras (15 g)	55
Medio boniato mediano	25
Total	**450**

* Variedades fortificadas

Un niño de 7 años necesitará cada día 800 mg de calcio.
Los alimentos siguientes le aportan el 100% de las CDR de calcio:

Alimento	**mg de calcio**
Dos vasos de leche de almendras* (200 ml)	480
Un yogur de soja*	120
Media taza de alubias con tomate (4 cucharadas, 100 g)	40
Medio plato pequeño de brécol (50 g)	20
Dos rebanadas de pan integral (60 g)	60
Una patata pequeña (120 g)	20
3 higos secos	40
Un vaso pequeño (150ml) de zumo de naranja natural	20

* Variedades fortificadas

Una adolescente de 13 años necesitará cada día 1150 mg de calcio.
Los alimentos siguientes le aportan el 100% de las CDR de calcio:

Alimento	mg de calcio
Dos vasos de leche de avena* (250 ml)	600
Un yogur de soja*	120
Un puñado de almendras (30 g)	75
Una naranja grande	75
Dos rebanadas de pan integral (60 g)	60
Un plato pequeño de ensalada de rúcula (25 g)	40
Una cucharada de tahini	65
Medio plato de col china salteada (125 g)	115
Total	**1150**

* Variedades fortificadas

legumbres como lentejas, garbanzos, alubias, habas de soja, tempeh o guisantes a diario; 4) tomar 3-4 raciones de tofu cuajado con calcio a la semana; 5) incluir con frecuencia almendras, sésamo, chía (solo en mayores de un año –ver pág. 148), higos, naranjas, otras frutas desecadas; 6) usar hierbas aromáticas secas para aliñar nuestros platos (podemos incluso mezclarlas con la sal de mesa).

A los niños a los que les cueste por cualquier motivo tomar verduras del primer grupo es recomendable añadir a su dieta un vaso extra de leche vegetal enriquecida.

Debemos recordar que no solo necesitamos calcio para mantener la salud de nuestros huesos. Otros nutrientes y factores juegan un papel muy importante en la construcción y el mantenimiento de la masa ósea y deben estar presentes regularmente. Como hemos visto antes, la vitamina D es esencial para la salud ósea, principalmente porque favorece la absorción del calcio en el intestino y facilita su incorporación a los huesos. Las proteínas son parte fundamental del tejido que constituye el hueso y además conservan una buena masa muscular, que es imprescindible para mantener los huesos en su lugar. Las proteínas también favorecen

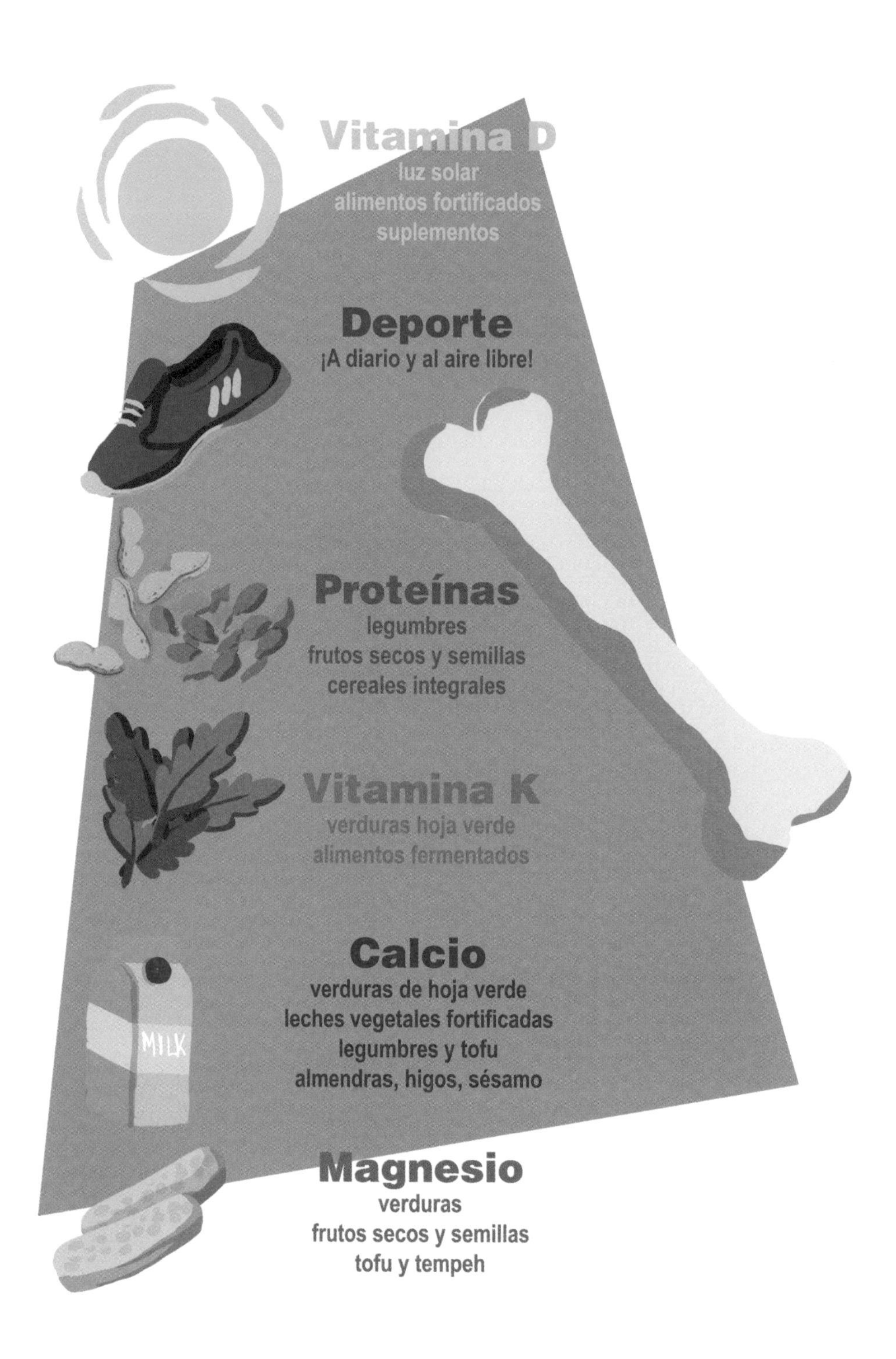
Vitamina D
luz solar
alimentos fortificados
suplementos
Deporte
¡A diario y al aire libre!
Proteínas
legumbres
frutos secos y semillas
cereales integrales
Vitamina K
verduras hoja verde
alimentos fermentados
Calcio
verduras de hoja verde
leches vegetales fortificadas
legumbres y tofu
almendras, higos, sésamo
MILK
Magnesio
verduras
frutos secos y semillas
tofu y tempeh

la absorción de calcio en el intestino. Hay estudios que indican que las personas vegetarianas y veganas que toman más legumbres y «carnes» vegetales elaboradas con tofu, tempeh y seitán tienden a sufrir menos de osteoporosis.

También hemos visto anteriormente el papel esencial de la vitamina K en la formación y mantenimiento de la masa ósea. Las verduras de hoja verde no solo son la principal fuente de esta vitamina, sino que también son ricas en potasio y magnesio, dos minerales clave en el mantenimiento de los huesos. La mayoría de los estudios han encontrado que el alto consumo de frutas y verduras protege frente a la osteoporosis.

El ejercicio físico es tan importante como la dieta a la hora de construir y mantener una buena masa ósea. El esfuerzo que soportan los huesos al moverse y al cargar peso los mantiene fuertes y sanos. Todos los tipos de ejercicio son beneficiosos y especialmente aquellos que se practican al aire libre. Debemos potenciar que todos los niños y niñas jueguen, se muevan y hagan cualquier clase de ejercicio que les guste de forma regular. Se ha observado que las niñas hacen menos ejercicio que los niños (sucede en todas las etapas de la vida) y debemos estimularlas para que no sea así.

Hay algunos factores que afectan negativamente al contenido de calcio de los huesos y que debemos evitar. Estos son: el exceso de sodio (sal) en la dieta, que favorece la pérdida de calcio por la orina, los refrescos de cola (el ácido fosfórico que contienen interfiere con la absorción y el metabolismo del calcio), el alcohol y el tabaco. Principalmente, los adolescentes deben ser conscientes de los riesgos que el consumo de estas sustancias tiene para sus huesos y para su salud general.

Zinc

El zinc es muy importante en la infancia. Se necesita para mantener un sistema inmune activo y que luche contra las infecciones. Es también fundamental para mantener la piel en buen estado y para todas las funciones sensoriales: trabaja junto con la vitamina A para mantener una visión normal y es imprescindible para que podamos oler y degustar los alimentos. En los varones adolescentes y adultos el zinc es necesario para producir un esperma de buena calidad.

La deficiencia de zinc produce retraso del crecimiento y desarrollo, mayor número de infecciones por mal funcionamiento del sistema inmunitario, problemas en la piel incluyendo retraso en la cicatrización de las heridas y en casos graves, se produce falta de apetito, desaparición de la capacidad olfativa y deterioro intelectual.

El zinc está muy repartido en los alimentos, y aunque hay algunos más ricos en zinc que otros, ningún alimento vegetal por sí solo podría proporcionarnos la dosis de zinc que necesitamos en un día, por lo que cuanto más variada sea nuestra dieta, más seguros estaremos de estar obteniendo el zinc que necesitamos. En general, las mejores fuentes son los frutos secos y semillas, la mayoría de las legumbres y entre los cereales, la avena y la quinoa.

Los fitatos de cereales integrales, legumbres y semillas pueden interferir en la absorción intestinal de zinc. Las dietas vegetales son ricas en fitatos y esto en sí mismo es positivo, puesto que los fitatos tienen propiedades beneficiosas sobre la salud (ver pág. 93).

Alimentos ricos en zinc	**mg de zinc**
Un puñado (30 g) de semillas de calabaza tostadas	2,2
Un puñado de anacardos (30 g)	1,7
Una cucharada sopera de tahini (15 g)	1,5
Un puñado de semillas de girasol (30 g)	1,5
80 g de garbanzos cocidos (medio tazón)	1,2
100 g de lentejas cocidas (medio tazón)	1,2
80 g de quinoa cocida (medio tazón)	1
30 g de copos de avena (4 cucharadas soperas)	1
Medio plato de guisantes cocidos o salteados (80 g)	0,85
Una porción de tofu firme (80 g)	0,65
Una rebanada de pan integral	0,6
Medio plato de setas shiitake salteadas	0,5

Las necesidades diarias de zinc para los bebés de 7-12 meses son de 3 mg; hasta los 3 años son de 4,5 mg; entre los 4 y los 6 años, de 5,5 mg; entre los 7 y los 10 años 7,5 mg y entre los 11 -14 años de 11 mg. A partir de esta edad las mujeres necesitan 12 mg/ día, y los varones 14mg / día. En el embarazo las necesidades se incrementan en 1,5 mg / día más; y en la lactancia en 3 mg / día más.

Para asegurarnos de tener unos buenos niveles de zinc sin que los fitatos interfieran significativamente en su absorción es recomendable tomar alimentos ricos en zinc a diario y seguir las recomendaciones generales sobre los fitatos.

Yodo

El yodo forma parte de las hormonas tiroideas. Estas hormonas son fundamentales a lo largo de la vida, pues intervienen y controlan muchas funciones básicas como el aprovechamiento de la energía de los alimentos y el control de la temperatura. Además, juegan un papel esencial durante las fases de desarrollo y crecimiento de todos los órganos y muy especialmente del cerebro.

Las hormonas tiroideas se producen en la glándula tiroides. Cuando tomamos poco yodo, el tiroides aumenta de tamaño para intentar compensar la falta de yodo: esto se llama bocio. Si el bocio es considerable se puede incluso ver debajo de la piel del cuello un bulto, que es el tiroides agrandado de tamaño. Si la deficiencia de yodo continúa y el tiroides no puede compensarla aumentando de tamaño, aparecen los primeros síntomas de **hipotiroidismo**: cansancio, intolerancia al frío, piel seca, dificultad para pensar con claridad, depresión, ganancia excesiva de peso (porque el metabolismo se hace más lento). Si esto ocurre durante los primeros años de vida el crecimiento general se resentirá y es posible que el desarrollo intelectual se vea afectado. Los casos más graves de hipotiroidismo infantil, en los que se produce retraso físico y mental, son muy raros hoy en día en países desarrollados, ya que la deficiencia de yodo se suele detectar en fases iniciales y se puede corregir. Estos casos se conocen con el nombre de cretinismo. El déficit de yodo sigue siendo una de las principales causas de retraso intelectual en países en vías de desarrollo.

Cuando la deficiencia de yodo ocurre durante el embarazo, el desarrollo del feto se puede comprometer. En los casos graves se suele producir un aborto. El riesgo de anomalías congénitas y de retraso intelectual es mayor en los niños que sufrieron carencia de yodo durante el embarazo.

El exceso continuado de yodo también puede alterar el funcionamiento de la glándula tiroides y dar lugar tanto a hipotiroidismo como a hipertiroidismo (un aumento excesivo de las hormonas tiroideas). Si esta situación continúa durante largo tiempo, puede aumentar el riesgo de cáncer de tiroides.

Las cantidades diarias recomendadas (CDR) de yodo dependen de la edad: en los bebés y en niños hasta los 5 años la CDR es de 90 mcg, entre los 6 y los 12 años 120 mcg y a partir de los 13 años, 150 mcg. Un microgramo (mcg) es la milésima parte de 1 miligramo y la millonésima parte de 1 gramo. Las mujeres embarazadas y durante la lactancia necesitan 200 mcg al día. La cantidad máxima recomendada de yodo en Europa es de 600 mcg al día, aunque es posible que cantidades entre 600 y 1000 mcg en adultos no tengan efectos adversos. La dieta tradicional japonesa contiene entre 1000 y 3000 mcg de yodo por día, pero los japoneses llevan mucho tiempo tomando estas altas cantidades de yodo y sus organismos están adaptados a ello.

¿Dónde podemos encontrar yodo?

La cantidad de yodo en los alimentos vegetales terrestres es muy variable y depende de la riqueza en yodo del suelo donde se cultivaron y de las técnicas de cultivo y tipo de fertilizantes utilizados. Los alimentos cultivados cerca del mar o que han sido fertilizados con algas marinas suelen tener más yodo que los alimentos cultivados en zonas del interior. En España muchas regiones son pobres en yodo.

Los alimentos más ricos en yodo son los que proceden del mar: pescados, mariscos y especialmente, algas. Los productos lácteos se han convertido en una buena fuente de yodo porque los piensos animales se fortifican con algas o directamente con yodo y este yodo pasa a la leche.

Las algas pueden constituir un buen aporte de yodo si se consumen regularmente. Hay que tener en cuenta que la cantidad de yodo de las algas difiere según la especie, y que algunas variedades pueden contener demasiado. Un consumo continuado de yodo por encima de los 1000 microgramos al día en un adulto puede dar problemas; el límite de seguridad en los niños es probablemente más bajo.

Puedes ver el contenido aproximado de yodo en las algas en la tabla de la página siguiente (puede haber variaciones dependiendo de la zona donde se recolecten). La mayoría de las algas, excepto el alga nori, contienen más yodo en solo 2 gramos de peso en seco que lo que un niño o adolescente de cualquier edad necesitan. Esto no significa que no puedan tomarlas, pero sí que deben hacerlo con moderación. Dos raciones a la semana de wakame, espagueti de mar, dulse o lechuga de mar son apropiadas para niños mayores de un año. El musgo de Irlanda aporta más yodo, por lo que su consumo debería ser ocasional (no más de una vez por semana). Hay que tener en cuenta que 2 g de alga en seco, aunque suena a muy poco, es en realidad una buena ración, porque cuando se rehidratan aumentan mucho su volumen. Es difícil que un niño coma más de esa cantidad en una sola ración.

Con el alga nori podemos ser más liberales porque tiene mucho menos yodo que las demás y es difícil pasarse en la dosis. Además de utilizarse para hacer makis, el alga nori se puede tostar y comer como un aperitivo crujiente o moler y espolvorear sobre platos de pasta, arroz o verduras. También se puede mezclar con la sal (y otras hierbas aromáticas) para aderezar platos. Las algas tienen un sabor muy intenso y pueden ser útiles si necesitamos reducir el consumo de sal, además de que contribuirán a nuestro aporte de minerales, ya que las algas son ricas en muchos otros minerales y no solo en yodo. Un aderezo muy interesante es el gomasio con algas: el gomasio es sésamo tostado molido y aderezado con una pequeña cantidad de sal, que podemos utilizar

Alga	mcg de yodo / 2 g peso seco	% de las CDR (90 mcg)	% de las CDR (120 mcg)	% de las CDR (150 mcg)
Nori	42	47%	35%	28%
Dulse	150	167%	125%	100%
Lechuga de mar	180	200%	150%	120%
Espaguetti de mar	234	260%	195%	156%
Wakame	378	420%	315%	252%
Musgo de Irlanda	475	530%	395%	317%
Hijiki	872	970%	726%	581%
Arame	1100	1220%	916%	733%
Kombu	5300	5900%	4400%	3500%

Contenido en yodo de las algas por 2 g de peso en seco; y % de las CDR según la edad. Un microgramo (mcg) es la milésima parte de 1 miligramo y la millonésima parte de 1 gramo.

en la mesa en lugar del salero tradicional. Si además añadimos una pequeña proporción de algas secas molidas (basta con una proporción de un 5 por ciento sobre el peso total) el gomasio ganará en sabor y en contenido nutricional.

Por el contrario debemos ser extremadamente cuidadosos con las algas hijiki y kombu. Su contenido en yodo es excesivo a cualquier edad. El alga hijiki tiene el problema añadido de que tiende a acumular metales pesados, como **arsénico** o mercurio, por lo que no vale la pena tomarla. El alga kombu es muy útil para ablandar las legumbres durante el tiempo de remojo, y se puede usar una porción pequeña (2–3 g) con este fin. Debemos retirar el alga al finalizar el remojo y desechar esta agua.

En muchos países se fortifica la sal con yodo para contrarrestar la pobreza en yodo de los suelos y asegurar que la mayoría de la población tenga acceso a una fuente fiable de este oligoelemento. En España, la ley establece que la sal yodada debe contener 60 mg de yodo por kilo de sal. Esto significa que 1 g de sal contiene 60 mcg de yodo, por lo tanto 1,5 g aportarían la cantidad que necesita un niño hasta los 5 años, 2 g contendrían los 120 mcg necesarios entre los 6 y los 12 años y 2,5 g aportarían la cantidad requerida para adolescentes y adultos. La sal yodada es una forma segura de aportar yodo de una manera constante a la dieta, ya que en España los suelos son pobres en yodo. No es necesario contar los gramos de sal que consumimos cada día ni es conveniente aumentar el consumo de sal. Solo necesitamos sustituir la sal habitual por sal yodada y usarla como de costumbre.

Algunas sustancias presentes en la soja y en vegetales como la coliflor y el brécol pueden interferir con la captación de yodo por parte de la glándula tiroidea, pero solo cuando el aporte de yodo en la dieta es bajo. Si el aporte de yodo es adecuado, estos alimentos no tienen ningún efecto adverso en el funcionamiento del tiroides.

En España ha sido práctica habitual durante los últimos años suplementar a todas las mujeres embarazadas y madres lactantes. Sin embargo, en algunas mujeres que siguen una dieta rica en yodo, este suplemento puede ser excesivo y afectar a la glándula tiroides del feto. La suplementación de yodo no debería ser universal, sino adaptada a las circunstancias personales de cada mujer, para evitar tanto deficiencias como excesos. Es impor-

Alga	mcg de yodo / 2 g peso seco	% de las CDR (200 mcg)	mcg de yodo / 4 g peso seco	% de las CDR (200 mcg)
Nori	42	21%	84	42%
Dulse	150	75%	300	150%
Lechuga de mar	180	90%	360	180%
Espaguetti de mar	234	117%	468	234%
Wakame	378	189%	756	378%
Musgo de Irlanda	475	238%	950	475%
Hijiki	872	436%	1745	872%
Arame	1100	550%	2200	1100%
Kombu	5300	2650%	10600	5300%

Contenido en yodo de las algas según peso en seco; y % de las CDR en el embarazo y lactancia (200 mcg). Un microgramo (mcg) es la milésima parte de 1 miligramo y la millonésima parte de 1 gramo.

tante conocer el patrón de alimentación de cada mujer antes de recomendar un suplemento de yodo. Ante la duda puede estar indicado medir la excreción de yodo en la orina, esto nos mostrará la ingesta de yodo y si es necesario o no suplementar.

Es importante elegir la vía en la que vamos a proveernos del yodo que necesitamos y ser constantes. Si no nos gustan las algas y llevamos una dieta vegetariana total sin productos lácteos es imprescindible tomar sal yodada o un suplemento de yodo. Aunque nos gusten las algas y las tomemos con regularidad, no está de más que la sal de casa esté yodada, esto nos va a garantizar una ingesta mínima suficiente, sin riesgo de pasarnos. Al principio, hasta que adquiramos el hábito, es importante consultar las tablas para planificar el consumo semanal de algas de nuestra familia; y es también conveniente pesar las algas en seco para saber cuánto estamos comiendo. Una vez que hayamos incorporado las algas a la alimentación familiar ya no será necesario pesarlas cada vez. Si nuestra dieta hasta ahora no contenía algas, es importante empezar despacio y permitir que nuestro organismo se vaya adaptando a cantidades crecientes de yodo. El embarazo y la lactancia son periodos extremadamente sensibles a los desequilibrios con el yodo y no es el mejor momento para introducir cambios. Un aumento brusco en el consumo de yodo por parte de la madre embarazada o lactante puede producir un bloqueo de la glándula tiroides del feto o del bebé y dar lugar a una situación de hipotiroidismo, que aunque suele ser transitorio, puede ocasionar problemas en el desarrollo del bebé.

Algunas personas toman suplementos de alga kelp o espirulina para asegurarse la cantidad de yodo que necesitan. A menos que sepamos con seguridad la cantidad de yodo que contiene cada comprimido y que estos procedan de un laboratorio de confianza que realice análisis periódicos de sus suplementos, es mejor no tomar estos comprimidos de algas. La cantidad de yodo puede fácilmente ser insuficiente o excesiva. Es mucho más seguro en estos casos optar por la sal yodada o por comprimidos de yoduro potásico, en los que conocemos la cantidad exacta de yodo que estamos tomando.

Suplementos

¿Es necesario tomar suplementos si llevamos una dieta vegana?

Sí, es imprescindible tomar suplementos de vitamina B12 con regularidad. Esto se aplica a todas las personas veganas a partir de los 6-12 meses de edad, y también a la mayoría de las personas ovolactovegetarianas o que consumen pocos productos animales.

Dependiendo de las circunstancias personales, habrá quien requiera, temporal o permanentemente, otros suplementos, pero en general la vitamina B12 es el único suplemento que la mayoría de las personas veganas necesitarán a lo largo de su vida.

¿Esto significa que la dieta vegana no es natural?

La dieta vegana no es natural, independientemente de que debamos tomar suplementos o no. Ninguna dieta actual (al menos en los países desarrollados) es natural, se llame como se llame. Si por natural entendemos lo que nos dice la Real Academia Española de la Lengua: «que está tal como se halla en la naturaleza, o que no tiene mezcla o elaboración», tenemos que concluir que ni nuestra alimentación ni nuestro modo de vida en general tienen mucho de natural, ni se parecen al modo en que el ser humano vivía hace cientos o miles de años. La humanidad ha conseguido progresos que nos han alejado de nuestra vida «natural» pero que han incrementado nuestro confort y calidad de vida de manera que para nuestros antepasados eran inimaginables. Cosas que damos por supuestas como los sistemas de suministro de agua, que nos permiten abrir el grifo y disponer de agua limpia en todo momento, o los sistemas de recogida de residuos, de calefacción, o de transporte han cambiado radicalmente nuestra forma de vivir. Más concretamente, progresos en medicina como las vacunas, los antibióticos, los antivirales o la quimioterapia, salvan millones de vidas humanas todos los años y no son naturales. Para la Naturaleza lo normal es que muramos pronto aquejados de cualquier enfermedad infecciosa. De hecho, una vez que hemos alcanzado la pubertad y nos hemos reproducido, para la Naturaleza, como individuos, «sobramos».

En cuanto a la alimentación, ni la opción vegana ni la alimentación occidental actual son naturales en absoluto. La mayoría de los alimentos que consumimos hoy han sufrido uno o varios procesos de transformación. Esto no solo no es una desventaja, sino que en parte gracias a ello vivimos más tiempo que nunca. En la actualidad disponemos de más alimentos, que además son en general más seguros y están más libres de contaminación por microorganismos que en ninguna otra época de la humanidad. Antiguamente las intoxicaciones alimentarias eran muy frecuentes, así como las épocas de carestía y de hambrunas. Hoy, tanto la congelación de alimentos como otros métodos de conservación, así como los medios de transporte mucho más rápidos y eficaces nos garantizan que tendremos alimentos siempre que los necesitemos. También han sido muy comunes hasta hace poco los problemas derivados por la falta de uno o varios nutrientes en la dieta de muchas poblaciones. Por ejemplo, el déficit de yodo ha estado muy extendido en muchos países del mundo, incluida España, hasta casi finales del siglo XX, y como se ha comentado anteriormente, gracias a la yodación de la sal y a la adición de yodo a los piensos animales, los graves problemas derivados de la falta de yodo han sido prácticamente erradicados en países occidentales. Desde luego, ni la fortificación de la sal ni la suplementación de los piensos animales son «naturales», pero los beneficios que han acarreado a la población han sido inmensos.

Si esto no tuviera lugar, la mayor parte de la población debería estar tomando una pastilla de yodo a diario, puesto que la dieta no les proporcionaría todo el yodo que necesitan. Pero como la gente no ve físicamente esta pastilla, puesto que hay una industria que se ha ocupado de suplementar los alimentos antes de que lleguen al consumidor, la conclusión errónea es que «no hace falta tomar suplementos».

Este no es el único ejemplo de suplementación de la dieta que podemos encontrar. En general, los piensos con que se alimenta al ganado de donde se obtiene la carne están suplementados con todo tipo de vitaminas, incluida la B12. La ciencia que estudia la composición de los piensos animales se esfuerza en mejorar la composición de estos piensos y hacer que la carne que se obtiene sea cada vez más adecuada a las necesidades humanas. Esto tiene poco que ver con la forma antigua de comer carne, donde se mataba al animal, que estaba en estado salvaje, en el momento de comerlo. Si el animal tenía enfermedades o deficiencias, esto era lo que los humanos obteníamos también como resultado.

La mayoría de la gente no ha reflexionado sobre estos aspectos y concluyen apresurada y erróneamente, que la dieta vegana es deficiente porque necesita suplementación. Si las personas veganas, en vez de constituir un porcentaje muy minoritario de la población, fueran mayoría, hace ya tiempo que los alimentos más comunes habrían sido suplementados con vitamina B12 en origen y nadie tendría que tomar un comprimido. Como este es un problema que de momento atañe a poca gente, no se ha hecho nada a nivel poblacional, como sí ha ocurrido con el yodo, con el ácido fólico o con otros nutrientes. Por este motivo se ve como una anomalía y como un fallo de las dietas veganas.

Partiendo de la base de que ninguna forma de alimentación es natural, la única pregunta que merece la pena hacerse y contestar es: ¿puede una dieta vegana, adecuadamente suplementada con vitamina B12, mantener y promover la salud de las personas que la siguen? Como hemos visto en el primer capítulo, la respuesta a esta pregunta es afirmativa.

Vamos a ver a continuación quién debe tomar suplementos y cuáles y en qué situaciones son aconsejables:

Todas las personas veganas a partir de los 6-12 meses de edad

Vitamina B12. Se puede tomar a diario o semanalmente. La pauta semanal es mucho más cómoda e igual de eficaz. La vitamina B12, salvo casos muy excepcionales, debe tomarse por vía oral (o sublingual, que significa dejar que se deshaga en la boca, sin tragarla). La forma intramuscular, «pinchada», debe hacerse bajo supervisión médica y solo cuando se ha demostrado que la vía oral, incluso a dosis altas, no resulta eficaz por los motivos que sea (esto ocurre en casos excepcionales en personas con problemas graves de malabsorción intestinal). En la tabla de la pág. 111 puedes ver la dosis recomendada para cada edad y la frecuencia (1, 2 o 3 veces por semana) de acuerdo a si se toman o no regularmente alimentos enriquecidos con esta vitamina.

Es extremadamente importante asegurarnos de que tanto nosotros como nuestros hijos estamos tomando vitamina B12 de forma regular. El déficit, incluso leve, tiene consecuencias muy negativas en el sistema nervioso y en la salud cardiovascular. En los bebés, la deficiencia es fatal y puede llevar a la muerte o producir daños cerebrales irreversibles. Es un riesgo que no vale la pena correr cuando la prevención con la suplementación semanal es tan fácil, segura y barata.

La vitamina B12 es de origen bacteriano y no animal; es muy fácil encontrar suplementos que no lleven gelatinas u otros derivados animales y que sean por tanto aptos para una dieta vegana.

Puedes encontrar más información sobre la vitamina B12 en la sección de Vitaminas y minerales (ver pág. 77).

Todos los bebés de menos de un año que estén alimentados con leche materna

Vitamina D, preferiblemente D3 de origen vegetal (se obtiene de los líquenes), ya que es más potente y eficaz que la vitamina D2. Hay muchas presentaciones en gotas aptas para bebés. Todos los bebés menores de un año necesitan una fuente extra de vitamina D. La razón es que la leche materna tiene poca cantidad de esta vitamina y la exposición al sol durante el primer año debe limitarse porque la piel del bebé es muy frágil y se puede quemar con facilidad. Las fórmulas artificiales para bebés ya llevan esta vitamina añadida, por lo que solo los bebés que toman pecho deben tomarla en forma de suplemento.

Bebés de menos de un año con lactancia artificial

DHA (ácido docoxahexaenoico). Este es uno de los ácidos grasos omega-3 más importantes en los primeros meses de vida, por su papel en el desarrollo cerebral y visual (ver pág. 66). Aunque no está demostrado que los bebés necesiten tomar suplementos de DHA, debido a sus beneficios potenciales y a la ausencia de riesgos, al menos a dosis bajas, sí que es recomendable que la tomen. Las fórmulas artificiales a base de soja y arroz hidrolizado no suelen llevar DHA añadido, aunque llevan aceites vegetales que proporcionan ácido linolénico, el precursor del DHA. Sin embargo a esta edad el DHA ya preformado podría ser más efectivo porque no depende de la tasa de conversión de ácido linolénico a DHA.

Existe DHA de origen completamente vegetal, obtenido del aceite de algas marinas, cultivadas en aguas limpias. Es el mismo DHA que se encuentra en el pescado, los peces obtienen su DHA y su EPA (el otro ácido graso omega-3) al comer algas o al comer otros peces que han comido algas.

Los bebés amamantados reciben el DHA de la leche de su madre, y es conveniente que la madre tome un suplemento durante el embarazo y la lactancia (ver más adelante). Si por el motivo que sea la madre no puede tomarlo, el DHA se le puede dar directamente al bebé, como en los casos de niños con lactancia artificial.

Mayores de un año y adultos con insuficiente exposición al sol

Vitamina D. Las personas que por el motivo que sea no pueden exponerse al sol de forma regular deberían tomar un suplemento de vitamina D (ver tabla). Algunas personas necesitarán suplemento solo en invierno y otras durante todo el año. Es recomendable consultar esto con nuestro pediatra o médico de familia. El suplemento se puede tomar a diario o semanalmente.

Mujeres que estén planeando un embarazo

Ácido fólico. Como se ha explicado con detalle en el capítulo de Vitaminas y minerales (ver pág. 76), tener unos niveles adecuados de ácido fólico en sangre en el momento de la concepción y en las primeras semanas del embarazo es esencial para disminuir el riesgo de que el feto presente anomalías en el cierre del tubo neural. Aunque las mujeres veganas en general toman más ácido fólico que la población general, no hay estudios específicos que nos aseguren que las mujeres veganas tendrían suficiente con su dieta, por lo que lo prudente es que tomen el mismo suplemento y la misma dosis que el resto de mujeres. Si has tenido un bebé previamente con problemas de cierre del tubo neural es muy posible que necesites una dosis de ácido fólico bastante más alta que la habitual; esto debes discutirlo con tu médico de familia u obstetra.

Suplemento	Cuándo se debe tomar	Edad	Dosis	Frecuencia
Vitamina B12-Cianocobalamina	Siempre	7 meses-3 años	250 mcg	1-2 / semana
		4-8 años	500 mcg	1-2 / semana
		9-13 años	750 mcg	1-2 / semana
		>14 años	1000 mcg	1-2 / semana
		Embarazo y lactancia	1000 mcg	2-3 / semana
Vitamina D	Bebés menores 1 año amamantados		400 UI (10 mcg)	Diaria
	Insuficiente exposición solar	Mayores 1 año	600 UI (15 mcg) o 5000 UI (125 mcg)	Diaria o Semanal
DHA + EPA	Embarazo y lactancia		500 mg	Diaria
	Bebés menores 1 año con lactancia artificial		100 mg	Diaria
Yodo	No uso de sal yodada ni consumo de algas	1-5 años	90 mcg 200 mcg	Diaria o 3 / semana
		6-12 años	120 mcg 200 mcg	Diaria o 3 / semana
		Mayores 12 años	150 mcg	Diaria
		Embarazo y lactancia	200 mcg	Diaria
Ácido fólico	Desde 3 meses antes y durante el embarazo		400 mcg	Diaria

Mayores de un año y adultos que no usan sal yodada ni toman algas

Yodo. En España los suelos son pobres en yodo y si en la alimentación no hay alimentos marinos (algas, ver págs. 101 y 174) ni se usa regularmente sal yodada (con una concentración de yodo de 60 mg / kg de sal), el aporte de yodo será bajo, lo que puede ocasionar problemas, sobre todo en el embarazo, la lactancia y los primeros años de vida. En estos casos es aconsejable tomar suplementos de yodo.

Lo más sencillo y seguro es cocinar y aliñar los platos con sal yodada. Hay algunas marcas de sal marina no refinada a las que se ha añadido yodo, y algunas personas las prefieren. Deben especificar que la sal ha sido yodada. La sal marina no refinada, y cualquier otro tipo de sal (del Himalaya, de Guérande, o de cualquier otro lugar) no tiene ninguna cantidad apreciable de yodo (ni de ningún otro mineral, se pueden usar estas sales por su sabor, pero no por su aporte nutricional; en este sentido no se diferencian de la sal común ya que solo aportan sodio). Debemos usar sal en las cantidades más bajas que sea posible y acostumbrar a nuestros hijos a apreciar el sabor natural de los alimentos. El exceso de sodio puede dar lugar a muchos problemas de salud, especialmente hipertensión arterial.

Mujeres embarazadas y que estén dando el pecho

DHA. Los datos disponibles indican que los suplementos de DHA durante el embarazo disminuyen el riesgo de parto prematuro y de bajo peso al nacimiento. Por este motivo, y porque tanto las mujeres veganas como las vegetarianas tienen niveles de DHA en sangre más bajos que las mujeres no vegetarianas, este suplemento es recomendable en el embarazo. Durante la lactancia, aunque los datos no son concluyentes acerca de los efectos favorables sobre el cerebro y la vista del bebé, los potenciales beneficios aconsejan de nuevo la toma de este suplemento durante los primeros 12-24 meses.

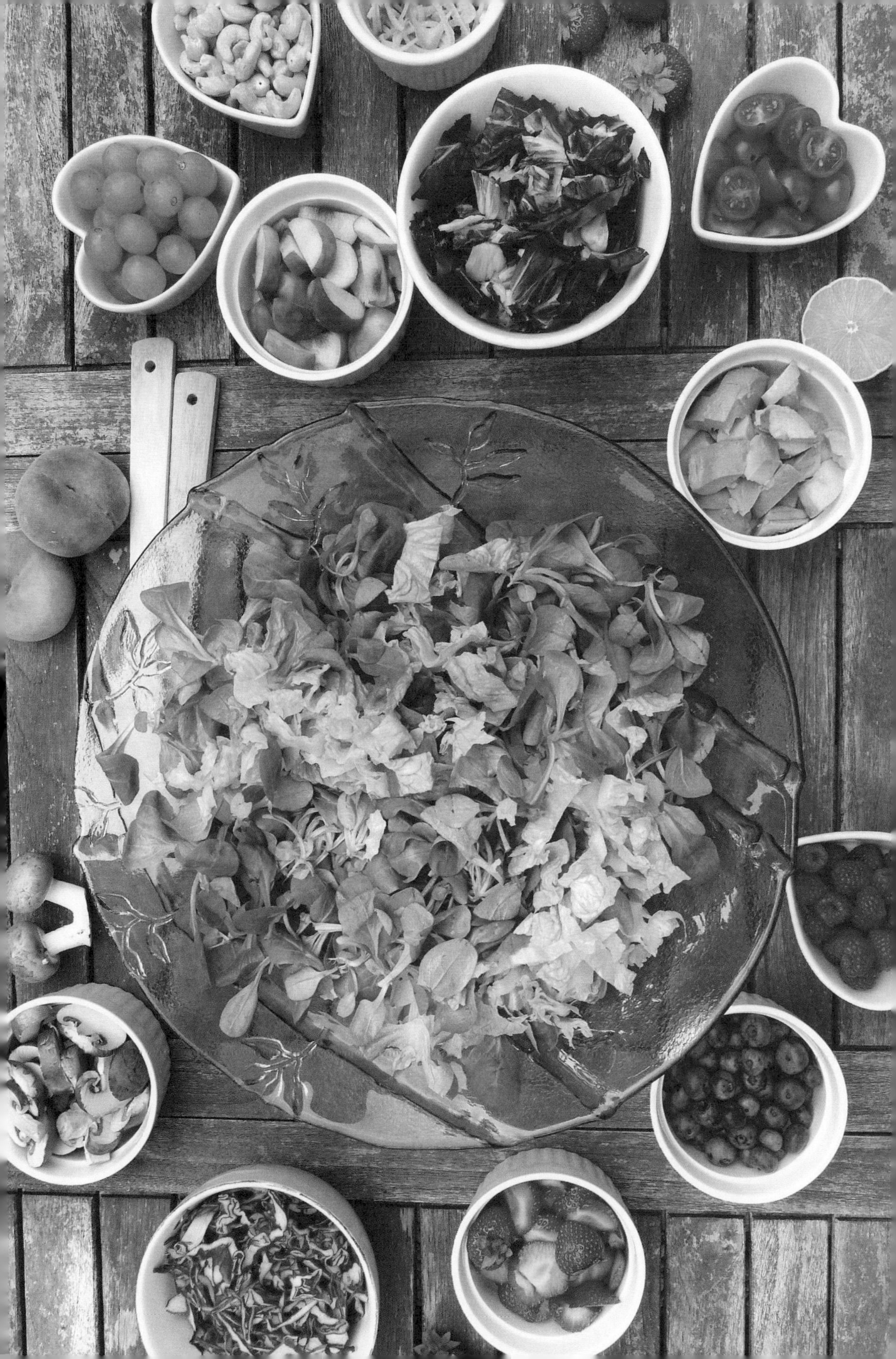

COMIENDO PLANTAS

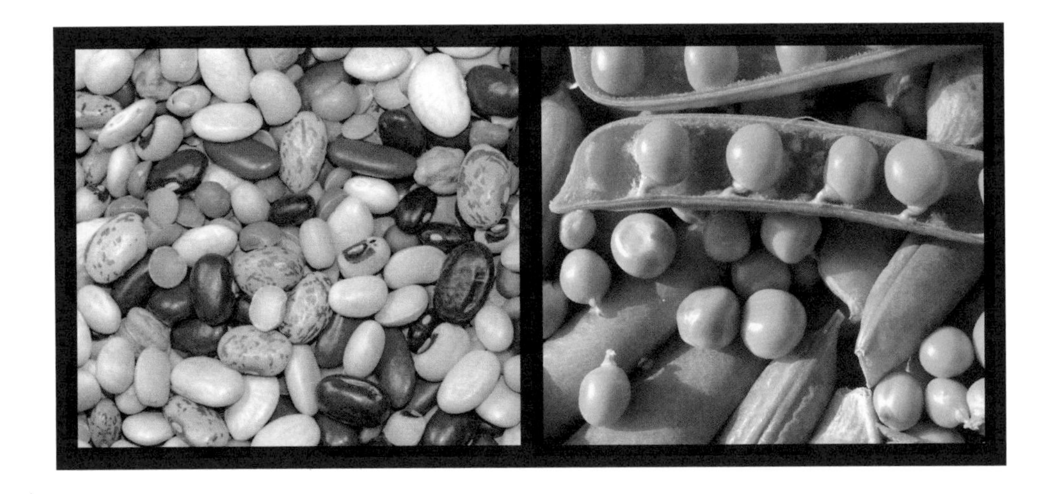

Las legumbres

Las legumbres son uno de los alimentos más nutritivos y saludables que existen. Son una fuente excepcional de fitoquímicos con propiedades antioxidantes, antiinflamatorias, hipolipemiantes (disminuyen los niveles de colesterol y triglicéridos en la sangre), hipotensoras (disminuyen las cifras altas de tensión arterial), protectoras hepáticas y anticancerígenas.

El consumo de legumbres ha mostrado tener un efecto protector frente al sobrepeso, la diabetes tipo 2, la osteoporosis, la hipertensión arterial, las enfermedades cardiovasculares y algunos tipos de cáncer. Cuando se estudian las dietas de las poblaciones donde la longevidad es mayor, un rasgo que aparece consistentemente es su alto consumo de legumbres.

Las legumbres son pequeñas semillas donde se concentran una gran cantidad de los nutrientes que necesitamos en nuestra alimentación. Las legumbres son muy ricas en proteínas. Si consideramos su peso en seco, los garbanzos, alubias y lentejas tienen entre 20 y 25 g de proteínas por cada 100 g de peso. Los cacahuetes y las semillas de soja, que también son legumbres, tienen todavía mayor cantidad. Cuando se remojan y cuecen, su contenido en proteínas por peso desciende al incorporar más agua, sin embargo, continúan siendo un alimento muy rico en proteínas.

Las legumbres contienen una alta cantidad de hidratos de carbono complejos. Estos hidratos de carbono se digieren y absorben lentamente, ayudándonos a mantener unos niveles de glucosa estables en sangre, lo que favorece la utilización continuada de energía y protege frente al sobrepeso y la obesidad. Un porcentaje de los hidratos de carbono de las legumbres no son digeribles (fibra) y pasan por nuestro estómago e intestino y llegan al colon, donde sirven de alimento a las bacterias que viven allí. Al digerir estos hidratos de carbono, la microbiota intestinal produce una variedad de sustancias que nosotros sí podemos absorber y que van a ejercer una función beneficiosa en nuestro organismo. Otra parte de los hidratos de carbono no digeribles de las legumbres darán lugar a un bolo fecal de volumen y consistencia adecuados que permita un tránsito intestinal normal.

Las legumbres, excepto la soja y los cacahuetes, son pobres en grasa y todas tienen muy poca cantidad de grasa saturada, que es el tipo de grasa que se asocia con una elevación del colesterol y los triglicéridos en la sangre y que conviene evitar. Por supuesto, como el resto de los alimentos vegetales, las legumbres no tienen colesterol.

Las legumbres son ricas en minerales, especialmente hierro, calcio, magnesio y zinc, y también en vitaminas del grupo B, especialmente ácido fólico. El remojo prolongado de las legumbres inicia el proceso de germinado de la semilla, y esto permite que los minerales se absorban mejor.

Las legumbres forman parte de una alimentación vegana saludable y se deberían tomar a diario. Es mejor tomar las legumbres en pequeñas raciones, acompañando a los platos de verduras y de cereales. Las legumbres se pueden empezar a ofrecer a los bebés a partir de los 6 meses de edad, comenzando por las más fáciles de digerir, como las lentejas peladas y el tofu. Al igual que en los niños mayores y en los adultos, los bebés no necesitan una gran cantidad de legumbres, es preferible que las tomen en pequeña cantidad acompañando a otros alimentos.

Hay muchas formas de tomar legumbres, no solo en sopas o potajes. Las legumbres cocidas (garbanzos, alubias, lentejas) se pueden añadir a ensaladas o usarse para preparar patés o hamburguesas. Incluso algunas recetas de postres se pueden hacer con legumbres, como los *brownies* de chocolate y alubias pintas. Los derivados de la soja también son legumbres, así como los cacahuetes y la mantequilla de cacahuetes.

Para un adulto, las siguientes cantidades de alimentos suponen una ración de legumbres:

- medio plato de lentejas, garbanzos, guisantes o alubias cocidas
- 4-5 cucharadas soperas de hummus
- 80-90 g de tofu o 50-60 g de tempeh
- un vaso (250 ml) de leche de soja o 2 yogures de soja
- 30 g de soja texturizada
- un puñado de cacahuetes (crudos o tostados) o 2 cucharadas de mantequilla de cacahuetes

- una hamburguesa vegetal a base de tofu, soja o legumbres; o 2 salchichas de tofu, o 3-4 albóndigas elaboradas con estos mismos ingredientes (ver pág. 182).

En los niños, el tamaño de las raciones será más pequeño, de acuerdo con su edad y sus características físicas. Por ejemplo, para un bebé de 7-8 meses, 1-2 cucharadas de hummus o 25-30 g de tofu ya constituyen una ración apropiada.

El número ideal de raciones de legumbres a partir de los 2 años de edad es de 2-3 al día. De esta forma garantizamos un buen aporte de proteínas y minerales, además del resto de nutrientes que nos ofrecen las legumbres. Es también conveniente variar el tipo de legumbre puesto que cada una tiene nutrientes y propiedades diferentes.

A pesar de su mala fama, las legumbres no tienen por qué dar problemas digestivos. Es cierto que tienen un alto contenido en hidratos de carbono no digeribles que van a servir de alimento a las bacterias intestinales y esto puede dar lugar a la producción de gas. Esta producción de gas es fisiológica y beneficiosa para nuestra salud y en la mayoría de los casos es bien tolerada. En general, los problemas ocurren en las personas que comen legumbres con poca frecuencia y que cuando las comen lo hacen en una gran cantidad y acompañadas por otros alimentos de difícil digestión (por ejemplo una fabada una vez o dos al mes). En esos casos la microbiota intestinal no está habituada a este tipo de alimentos y es más probable que los digiramos mal.

Para mejorar la digestión y la tolerabilidad de las legumbres es recomendable seguir estas indicaciones:

- Introducirlas en la alimentación gradualmente. Tanto en los bebés como en las personas que no las hayan comido nunca antes o solo ocasionalmente, la idea es tomar una pequeña cantidad cada vez, por ejemplo añadiendo una cucharada o dos de legumbre bien cocida a alguna sopa, ensalada o guiso una vez al día, cada 2-3 días al principio hasta que nos vayamos acostumbrando.

- Cocer bien las legumbres hasta que estén muy blandas y después de un tiempo prolongado de remojo. Al principio se pueden incluso tomar trituradas (lo mejor es preparar hummus o cualquier otro paté vegetal).

- Tomarlas siempre en pequeñas raciones, mejor varias veces al día que una sola ración grande.

- Si hay algún tipo concreto de legumbre que a alguien le resulte más difícil de digerir, esta se debe evitar. En general, las alubias, sobre todo las grandes, son las más difíciles de digerir, pero algunas personas pueden tener problemas con las lentejas. En cualquier caso, siempre se pueden sustituir unas por otras.

- Las personas que aun así tengan problemas con las legumbres cocidas, o en situaciones donde puede resultar difícil comerlas, por ejemplo al final del embarazo, se pueden sustituir por derivados de soja, especialmente los fermentados: tofu, tofu fermentado, tempeh, yogures de soja. Si los cacahuetes se toleran bien se puede aumentar su consumo sustituyendo parcialmente a los garbanzos, las lentejas y las alubias. También se puede probar a tomar estas legumbres germinadas, por ejemplo en ensalada (todas las legumbres se pueden germinar y no solo la soja o la alfalfa), ya que en las semillas germinadas el proceso de digestión ya está iniciado.

Además de su valor nutricional, el cultivo de legumbres es beneficioso para los suelos y para el medio ambiente en general. Las legumbres, gracias a las bacterias que conviven con ellas en sus raíces, son capaces de captar el nitrógeno de la atmósfera y fijarlo en el suelo. El nitrógeno forma parte de los aminoácidos, que son las unidades de las que están compuestas las proteínas. Como las legumbres son ricas en proteínas necesitan mucho nitrógeno, y parte del nitrógeno que captan de la atmósfera queda fijado en el suelo, sirviendo de fertilizante natural para otras plantas, como los cereales. En la agricultura tradicional era frecuente alternar cultivos de cereales y legumbres, ya que las legumbres enriquecen el suelo en nutrientes.

Lentejas

Son originarias del centro de Asia, pero como el resto de legumbres, su producción y consumo se han universalizado. Forman parte de muchos platos típicos de diferentes culturas, por ejemplo el *dhal* indio, que es un curry de lentejas, verduras y especias que se suele comer con arroz.

Como el resto de las legumbres, las lentejas son ricas en proteínas, hidratos de carbono complejos y fibra. Son una de las mejores fuentes dietéticas de ácido fólico, y también aportan otras vitaminas del grupo B, especialmente B1 y B6. Medio plato de lentejas ya cocidas (unos 90 g) aporta 175 mcg de ácido fólico, que es más de la cantidad diaria recomendada para una niña de 5 años (140 mcg) y se acerca a los 200 mcg que necesita un niño de 10 años. Las lentejas también son muy ricas en minerales como el cobre, hierro, zinc, fósforo y magnesio.

Una ventaja de las lentejas sobre otras legumbres es que al ser más pequeñas se cuecen en menos tiempo y son más fáciles de digerir por las personas que no tienen costumbre de tomar legumbres regularmente. Entre las lentejas, las rojas peladas (cuyo color es realmente naranja fuerte) son particularmente útiles en la cocina. No necesitan remojo y están listas en menos de veinte minutos. Al no tener piel tienen muy poca fibra pero el contenido de proteínas, minerales o vitaminas es el mismo (o mayor por peso) que en las lentejas convencionales. Al cocerse se suelen deshacer, lo que las hace muy apropiadas (junto con sus valores nutricionales) para añadir a los primeros purés de verduras del bebé de 6 meses. De hecho es la primera legumbre, junto con el tofu, que podemos empezar a ofrecer a partir de los 6 meses. Como tienen un sabor y una textura terrosa, combinan muy bien en purés con tubérculos dulces tipo zanahoria, calabaza o boniato. Más adelante se pueden usar para preparar con ellas *dhal* (en menores de un año, mejor sin especias) o albóndigas. Las lentejas normales, sin pelar, pueden usarse, como el resto de las legumbres, para preparar sopas, potajes, ensaladas o patés. Al ser tan pequeñas son muy apropiadas para boloñesas y para rellenos de lasañas, canelones y moussakas.

Garbanzos

Los garbanzos son propios de las culturas mediterráneas y de la India, aunque su cultivo y consumo actualmente son universales. Tienen todas las propiedades anteriormente descritas para las legumbres en general y son altamente nutritivos. Medio plato de garbanzos cocidos tiene un tercio de las proteínas y el hierro que necesita un niño de 6 años y más de la mitad del ácido fólico. Además tienen cantidades importantes de otros minerales y del resto de vitaminas del grupo B, excepto la B12.

Los garbanzos son una de las legumbres más versátiles (probablemente después de la soja). Pueden tomarse en sopas, guisos, ensaladas, como paté (hummus), como albóndigas (falafels), simplemente salteados con un poco de cebolla, o tostados como tentempié. La harina de garbanzo es también muy útil en la cocina, por su alto porcentaje de proteínas tiene propiedades equivalentes y se comporta como el huevo en rebozados y tortillas. El agua resultante de cocer los garbanzos es un líquido viscoso con propiedades muy similares a la clara de huevo y se utiliza con éxito para los mismos propósitos. Se pueden elaborar con este líquido mayonesas, merengues y otros productos de repostería. Se le ha llamado ***aquafaba***.

Los garbanzos cocidos pueden empezar a introducirse en la dieta de los bebés a partir de los 6-7 meses. Empieza por cantidades pequeñas (1-2 cucharadas), bien cocidos, añadidos en el puré de verduras; o directamente preparados como hummus.

Alubias

Hay muchas clases de alubias, dependiendo de su color y tamaño y de la cultura o zona del mundo de donde procedan. Todas comparten similares propiedades nutricionales y beneficios para la salud, entre ellas y con las lentejas y garbanzos.

Las mejores para empezar con los bebés son las más pequeñas, se digieren mejor (esto se aplica a todas las legumbres en general). Una alubia interesante para empezar a dar a los bebés es la adzuki, una judía pequeña de color granate y originaria del este asiático. En Japón se prepara una pasta con las alubias adzuki cocidas que es muy popular y que puede usarse tanto para platos salados como dulces, incluso se utiliza para elaborar helados. En el caso de los bebés pequeños, esta alubia es muy apropiada para añadir una cucharada a los primeros purés de zanahoria, boniato o calabaza.

Las alubias (o judías, frijoles o porotos) pueden usarse para preparar ensaladas, chiles y rellenos de burritos, frijoles negros cubanos con arroz y otros platos típicos de la gastronomía de cada país, además de patés y hamburguesas vegetales.

Guisantes

Los guisantes son una legumbre un poco peculiar, ya que a diferencia de las demás, se venden también sin secar, en su forma fresca. De hecho se preparan y consumen como si fueran una verdura y algunos de sus nutrientes, como la vitamina C y la vitamina K, son también los propios de las verduras. Sin embargo, en línea con el resto de legumbres, su contenido en proteínas es más alto que el de la media de las verduras.

Los guisantes por tanto nos ofrecen en un solo alimento las ventajas y propiedades de dos grupos: verduras y legumbres. Pueden empezar a darse a los bebés desde muy pronto, bien formando parte de un puré con otras verduras, o simplemente cocidos (no necesitan más que unos minutos de cocción) y un poco aplastados con un tenedor, para que ellos los cojan con las manos y los coman solos.

Soja

La soja forma parte de la alimentación humana desde hace más de cinco mil años. Es originaria de China, aunque se extendió rápidamente por la mayor parte del continente asiático. Actualmente, el mayor productor mundial es Estados Unidos, sin embargo la soja cultivada en este país se destina casi en su totalidad a la producción de piensos para el ganado o para extraer su aceite. Esta es también la soja que ha sido modificada genéticamente. Cuando hablamos de cultivos de soja debemos distinguir entre la soja que se cultiva como alimento para los humanos y la soja que se destina a la alimentación del ganado o con fines industriales. Ni los métodos de cultivo ni las semillas utilizadas son iguales para un fin u otro. Muchas de las acusaciones infundadas contra la soja se basan en una confusión entre estos dos sistemas.

La soja es una legumbre con una concentración particularmente alta de nutrientes. Medio plato de habas de soja cocidas (unos 85 g) aporta una cuarta parte de las proteínas y del hierro que necesita un adulto cada día; y alrededor de un 20 por ciento de las necesidades diarias de fibra, ácido linolénico (precursor de la familia de ácidos grasos omega-3), vitamina B2, vitamina K y magnesio. Esta misma ración de soja contiene más del 100 por cien de nuestras necesidades diarias de molibdeno, casi la mitad de las de cobre y un tercio de las de fósforo. Sus hidratos de carbono son de absorción lenta, lo que permite un aporte continuado de energía sin producir elevaciones bruscas en la insulina. Además de los nutrientes tradicionales la soja ofrece una amplia variedad de fitoquímicos con propiedades antioxidantes, entre los que se encuentran las isoflavonas daidzeina y genisteína (un tipo de fitoestrógeno del que hablaremos a continuación), ácidos fenólicos, fitoesteroles y saponinas.

Los **fitoestrógenos**

La soja es rica en un tipo de fitoestrógenos llamados isoflavonas. Estas sustancias tienen propiedades antioxidantes y antiinflamatorias, como muchos otros fitoquímicos que nos encontramos en el reino vegetal. Sin embargo, las isoflavonas de la soja tienen una característica añadida que las hace muy especiales: son capaces de modular la acción de los estrógenos, atenuando sus efectos negativos.

Los estrógenos son las hormonas femeninas producidas por los ovarios, que regulan el desarrollo sexual y la función reproductiva en las mujeres. Los estrógenos actúan además en prácticamente todos los órganos del cuerpo femenino, por ejemplo, los estrógenos disminuyen la acumulación de colesterol en las arterias, ayudan a mantener la masa ósea y estimulan la memoria y otras funciones cerebrales.

En los órganos reproductivos, los estrógenos tienen un papel proliferativo: esto significa que estimulan el crecimiento y desarrollo de estos órganos. Es un proceso natural puesto que el objetivo es que el endometrio del útero, así como los ovarios y las mamas, se preparen para la reproducción. Sin embargo, un exceso de estrógenos, especialmente si se mantiene en el tiempo, puede dar lugar a un crecimiento excesivo o anormal de algunas de las células de estos órganos, lo que en algunos casos podría derivar en tumores.

Aunque los fitoestrógenos tienen una estructura similar a los estrógenos animales, esta estructura no es idéntica y eso hace que sus efectos no solo no sean los mismos que los de los estrógenos humanos, sino que de hecho en la mayor parte de los casos los fitoestrógenos tienen actividad antiestrogénica. Esto es debido a que en las células existen dos receptores estrogénicos diferentes: el alfa y el beta. Un receptor es una estructura a la que se une una molécula para ejercer sus efectos; si no existe un receptor específico para una sustancia determinada por mucha cantidad de esa sustancia que administremos no se producirá ningún efecto. Es como una llave (sustancia) y su cerradura (receptor): sin cerradura, la llave no puede abrir la puerta. Es muy importante entender esto bien, porque en ello se basan las diferencias entre los estrógenos y los fitoestrógenos.

Los receptores alfa son los que tienen efectos proliferativos, es decir, inducen el crecimiento y desarrollo de los órganos. Los estrógenos se unen a estos receptores alfa. Los receptores beta, por el contrario, tienen efectos antiproliferativos y contrarrestan de este modo la excesiva acción de los estrógenos. Los fitoestrógenos se unen a los receptores beta y por ello tienen una acción antiestrogénica.

Se han estudiado extensamente los efectos de la soja en las poblaciones que la consumen de forma regular, como en las asiáticas, y se han observado los siguientes resultados:

- El consumo regular de soja, en forma de tofu, tempeh, miso y leche de soja, especialmente cuando se inicia en la infancia-adolescencia y continúa en la vida adulta, parece ofrecer protección frente a los tumores estrógeno-dependientes: ovario, endometrio y mama. La relación mejor estudiada es con el cáncer de mama. Las mujeres asiáticas tienen una menor incidencia de este cáncer que las mujeres occidentales, y se cree que uno de los factores es el consumo regular de soja. En las mujeres que ya tienen cáncer de mama, el consumo de soja se ha asociado con menor riesgo de recurrencias y mayor tiempo de supervivencia. Este efecto se ha visto incluso más marcado en las mujeres con mutaciones de los genes BRCA1 y BRCA2, que son más propensas a este tipo de cáncer. La Asociación Americana de Oncología sugirió en el año 2012 que el consumo de soja podría tener potenciales efectos positivos en esta enfermedad, y que podría reforzar la acción del tamoxifeno (que es uno de los mejores medicamentos de que disponemos para tratar el cáncer de mama).

- En los hombres, el consumo regular de soja podría ofrecer protección frente al cáncer de próstata, pero el número de estudios que han examinado esta cuestión es todavía limitado.

- El consumo regular de soja puede ayudar a mantener la masa ósea después de la menopausia.

- El consumo regular de soja favorece la disminución del colesterol LDL en sangre y parece que podría ayudar también a disminuir los triglicéridos.

- En poblaciones asiáticas el consumo de soja se ha asociado a una menor tasa de obesidad y de diabetes tipo 2.

	Proteínas (gramos)	Calcio (mg)	Hierro (mg)	Zinc (mg)	Además	Cuándo empezar
Tofu	8-15[1]	100-650[2]	2,7	1,6	Rico en cobre, selenio, fósforo y magnesio	6 meses
Tempeh	19	96	2,1	1,6	Rico en cobre, fósforo y magnesio. Fuente de K2	8-9 meses
Miso	12	57	2,5	2,5	Alto contenido en sodio	12 meses
Leche de soja	2,8-3,3	120-130[3]	0,45	0,25	Algunas marcas fortifican con vit D y B12	12 meses
Yogur de soja	4	130[3]	0,7	-	Algunas marcas fortifican con vit D y B12	6 meses
Edamame	11	60	2,1	1,3	Ricas en folato y vit K; también aportan vit C	7-8 meses
Soja texturizada[4]	53	353	10,6	-		9 meses
Natto	19,5	217	8,6	3,03	Fuente de vitamina K2	18 meses

1. La cantidad de proteínas depende de la firmeza; 2. El contenido en calcio varía según el tofu se haya cuajado o no con sales de calcio. 3. Esta cantidad de calcio se encuentra solo en las variedades fortificadas; 4. Contenido en nutrientes antes de hidratar, cuando hidratamos la concentración de nutrientes se divide entre 2.

Es importante recordar que estos beneficios de la soja se han encontrado cuando la soja forma parte de la dieta regular en forma de alimentos y no como suplementos. Los estudios tampoco han encontrado beneficios cuando la soja se toma en forma de aislado o concentrado de proteína de soja o en forma de soja texturizada, pero sí cuando se consume como tofu, tempeh, miso, habas secas o frescas (edamame) o leche de soja. Son estos los alimentos que debemos preferentemente incluir en nuestra alimentación.

Tofu

El tofu se prepara a partir de la leche de soja, a la que se añade un coagulante que puede ser una sal de magnesio (nigari) o una sal de calcio. El proceso es similar al que se realiza para obtener el queso a partir de la leche de los animales y la apariencia del tofu es similar a la del queso fresco, aunque puede variar en cuanto a firmeza.

El tofu es un alimento muy nutritivo y versátil. Tiene una cantidad muy baja de hidratos de carbono y de fibra (a diferencia del resto de las legumbres), pero es rico en proteínas y en grasas mono y poliinsaturadas, incluyendo ácido linolénico (precursor de la familia omega-3). Aporta una buena cantidad de hierro y de calcio (sobre todo si ha sido cuajado con sales de calcio). Es un alimento muy fácil de digerir y se puede empezar a dar a los bebés a partir de los 6 meses. Se puede añadir a un puré de verduras o se puede cortar en porciones pequeñas, pasar por la plancha y ofrecer al bebé para que lo mastique. En estos casos es mejor usar un tofu firme, que aun así, es suficientemente blando para que el bebé lo mastique sin problemas.

El tofu firme se puede utilizar de múltiples maneras, tanto en platos inspirados en la cocina asiática (salteado con verduras y tallarines, en currys de verduras con arroz, en brochetas, en una sopa de miso), como formando parte de hamburguesas, albóndigas, rellenos de lasañas, o en forma de «huevos» revueltos. El tofu sedoso es muy útil para preparar *mousses*, batidos y otros postres.

El tofu es una de las mejores maneras de tomar soja y se digiere generalmente muy bien. También se puede encontrar ya en algunas tiendas fermentado, lo que lo hace todavía más digestivo.

Tempeh

El tempeh se elabora a partir de las habas enteras de soja, que se fermentan durante varios días mediante la acción de un hongo específico llamado *Rhizopus oligosporus*. El alimento resultante se presenta en forma de bloques que se pueden partir en lonchas o en cubos y prepararse salteado u horneado, o picarse para usar en rellenos. El tempeh es originario de Indonesia y es más propio del sur de Asia que del este, a diferencia del tofu.

El proceso de fermentación predigiere muchos de los nutrientes de las habas de soja, lo que da lugar a que sus nutrientes sean más fácilmente absorbibles. Esto se aplica especialmente a las proteínas, a muchas de las sustancias fitoquímicas de la soja y al calcio. Estudios recientes han mostrado precisamente que el calcio presente en el tempeh se absorbe muy bien, en un porcentaje similar al porcentaje de calcio que se absorbe de los productos lácteos.

El tempeh tiene un sabor más fuerte que el tofu (recuerda a una mezcla de setas y frutos secos) y esa es la razón por la que es preferible empezar con el tofu en la alimentación complementaria antes de pasar al tempeh, pero el tempeh se les puede empezar a ofrecer a los bebés desde los 8 meses. Si no les gusta inicialmente el sabor es preferible esperar y volverlo a ofrecer más adelante, quizás combinado con otros alimentos. Muchos adultos que nunca han comido tempeh necesitan un tiempo de adaptación hasta que empiezan a apreciarlo. El tempeh puede sustituir al tofu en guisos y salteados, y también puede usarse para preparar brochetas y bocadillos, dado su sabor más potente que el del tofu.

Al igual que el tofu, el tempeh es rico en proteínas, pero tiene más hidratos de carbono y fibra que el tofu. Como el resto de los productos de soja, destaca por su contenido en fósforo, cobre, magnesio, hierro y zinc. Tiene menos calcio que el tofu, pero es un calcio muy fácilmente aprovechable, por lo que podemos considerarlo una buena fuente de este mineral. Gracias al proceso de fermentación, el tempeh tiene efectos probióticos (ver pág. 43) y además es una buena fuente de vitamina K2, vitamina que trabaja junto con la vitamina D en el mantenimiento de una buena masa ósea (ver pág. 69).

Miso

El miso es otro producto fermentado de la soja, en este caso se trata de una pasta espesa que se obtiene al fermentar las habas de soja con un hongo llamado *Aspergillus oryzae*; a la soja se le añade generalmente un cereal, arroz o cebada son los más empleados. El cereal y el tiempo de fermentación determinan el color y la textura final del miso. El miso preparado con arroz suele ser de color claro y sabor más suave y dulce, mientras que los misos preparados con cebada tienen una tonalidad más oscura y un sabor más potente. Los misos rojos son aquellos compuestos casi exclusivamente por soja. Cuanto más tiempo dura la fermentación (en algunos casos se prolonga 2-3 años) más oscuro es el color del miso. Los misos de arroz son muy apropiados para preparar aliños para las verduras (combinan muy bien con tahini y zumo de limón), mientras que los misos de cebada son más adecuados para preparar sopa de miso. En este último caso debemos añadir el miso cuando ya la sopa está preparada y no la vamos a seguir calentando, de este modo preservamos las propiedades probióticas del miso.

El miso es rico en los mismos nutrientes que ya hemos visto para la soja y sus otros derivados: cobre, zinc, proteínas, fósforo y vitamina B2. Al estar fermentado también supone un buen aporte de vitamina K2. Como el miso tiene un alto contenido en sodio, es mejor evitarlo en los bebés menores de un año, y a partir de esa edad usarlo solo en cantidades pequeñas.

Leche de soja

La leche de soja se obtiene de las habas de soja enteras, tras remojarlas, cocerlas y filtrarlas. Algunas marcas elaboran leche de soja mezclando proteína aislada de soja con agua y otros ingredientes. Esto es más común en Estados Unidos. Es importante evitar estas leches de soja a base de concentrado de proteína y elegir las elaboradas de manera tradicional. En los ingredientes debe especificar claramente que la leche contiene agua y habas de soja (debe ser el segundo ingrediente). Es importante también elegir leches de soja que lleven nada o una baja cantidad de azúcar o endulzante añadido. Idealmente el contenido total de azúcar de la leche de soja debería ser de 2,5 g / 100 ml de leche, o menor.

La leche de soja es una buena fuente de proteínas y si está enriquecida con calcio, también de este mineral. El calcio con el que se fortifica la leche de soja se absorbe muy bien, en una proporción similar que el calcio procedente de los productos lácteos.

La leche de soja enriquecida con calcio puede empezar a darse a los bebés a partir de los 12 meses. Puede también usarse antes ocasionalmente para preparar algún plato que el bebé vaya a comer, pero nunca antes de los 6 meses. Ni la leche de soja que se compra en las tiendas o se elabora en casa, ni ninguna otra leche vegetal puede usarse como leche para alimentar a bebés menores de 6 meses. Los bebés que no puedan tomar leche materna necesitarán una fórmula especialmente elaborada para lactantes que se asemeje a la composición nutricional de la leche humana. Las familias veganas pueden usar fórmulas de soja y fórmulas de arroz hidrolizado. Estas fórmulas están elaboradas de acuerdo a las normas de la Unión Europea para la preparación de sustitutos de la leche materna, y a pesar de su nombre, no tienen nada que ver con la leche de soja o la de arroz que se compran envasadas en las tiendas (ver pág. 206).

Yogures de soja

Como los yogures elaborados a partir de la leche de animales mamíferos, la leche de soja puede fermentarse y dar lugar a yogur. También puede usarse para obtener kéfir. En ambos casos tanto el yogur como el kéfir tienen propiedades similares a la leche de soja, pero con la ventaja de los alimentos fermentados, es decir, mayor digestibilidad y aprovechamiento de algunos nutrientes. Es importante buscar yogures que estén hechos a partir de leche de soja y no a partir de proteína aislada de soja, y también que hayan sido realmente fermentados. Esto significa que en la composición deben incluir la presencia de fermentos activos. Si no, se trataría de un postre de soja, pero no de un yogur.

El yogur de soja, a diferencia de la leche, se puede empezar a ofrecer a los bebés enseguida después de los 6 meses de edad, siempre sin azúcar. Se lo podemos ofrecer tal cual, o mezclarlo con compota casera de frutas. No debemos usar melazas ni siropes para endulzar el yogur de soja en los niños menores de un año: pueden, al igual que la miel, contener esporas de botulismo que el estómago inmaduro del bebé pequeño no puede destruir y le podrían producir la enfermedad.

Edamame

Son las habas de soja, ya maduras, que no han sido desecadas. Equivaldrían a los guisantes frescos, y de hecho tienen un color verde brillante como ellos. Las habas frescas de soja se empiezan a encontrar en algunos mercados, también las podemos comprar, como los guisantes, congeladas. En muchos restaurantes japoneses se sirven dentro todavía de su vaina (la vaina no se come). Tienen la mayoría de las propiedades de las habas de soja secas, como su contenido en isoflavonas y otros antioxidantes, pero al tener más contenido en agua tienen una concentración menor de proteínas y minerales. Pueden usarse en ensaladas y en salteados de verduras.

Las habas de soja secas se comportan como los garbanzos, lentejas y alubias en el sentido de que deben ponerse en remojo y cocerse hasta que estén blandas. Las habas de soja también se pueden tostar (generalmente se tuestan con un poco de tamari, que les aporta sal y sabor) y consumir como tentempié.

Natto

Es otro producto fermentado, en este caso a las habas de soja se les añade una bacteria, *Bacillus natto*, y se espera entre 18 y 24 horas. El proceso y el sabor resultante son similares a lo que ocurre con algunos quesos azules fuertes. El natto se come en Japón, generalmente acompañando al arroz, tiene todas las propiedades nutricionales de la soja fermentada y es además una muy buena fuente de vitamina K2. Sin embargo es todavía difícil de encontrar en occidente, quizá porque su fuerte sabor no lo ha hecho muy popular entre nosotros. Se le puede dar a los niños desde los 18 meses, triturado y mezclado con arroz u otro cereal.

Tamari o salsa de soja

La salsa de soja y el tamari no son realmente lo mismo, aunque sus nombres se usan muchas veces de forma intercambiable. Las dos son sustancias líquidas procedentes de las habas de soja y fermentadas, pero mientras que el tamari procede exclusiva o casi exclusivamente de la soja, la salsa de soja en general lleva cantidades variables de trigo añadido. El tamari es más viscoso y menos salado que la salsa de soja convencional y es algo más rico en nutrientes, aunque es cierto que como se consume poca cantidad esta diferencia no es importante. Se puede encontrar tanto salsa de soja como tamari de buena calidad, y en este caso, la preferencia entre uno y otro dependerá de nuestro gusto. Las personas celíacas por supuesto deben optar siempre por tamari y asegurarse de que está 100 por cien libre de gluten.

Soja texturizada

A diferencia de los anteriores, la soja texturizada no es un alimento propio de las dietas tradicionales asiáticas, sino que es relativamente nuevo (siglo XX) y requiere un proceso industrial para su obtención. La soja texturizada procede de harina de soja desengrasada y deshidratada que se vende en forma de copos o fragmentos de diferentes tamaños. Para prepararla hay que rehidratarla en agua o caldo vegetal durante 1-2 horas.

La mitad del peso de la soja texturizada, antes de rehidratarse, son proteínas. Esta proporción baja al 25 por ciento una vez se rehidrata. Por este motivo es un alimento rico en proteínas y también en minerales como hierro, calcio y zinc. Se puede usar para preparar boloñesas, rellenos de canelones y lasañas, así como hamburguesas o albóndigas. La soja texturizada carece de muchas de las propiedades de las habas de soja o de los alimentos tradicionales derivados de ella, por lo que es mejor tomarla con menos frecuencia que estos. Como se conserva seca muy bien durante mucho tiempo, es muy útil tenerla siempre en casa para emergencias. Podemos empezar a ofrecer a los bebés platos preparados con ella a partir de los 9-10 meses.

La mejor forma de obtener todos los beneficios de la soja es tomándola de la misma forma que lo han hecho tradicionalmente las poblaciones asiáticas:

- Edamame
- Leche de soja (elaborada a partir de las habas enteras de soja y no a partir de proteína concentrada).
- Yogur de soja
- Tofu y tofu fermentado
- Tempeh
- Miso y tamari
- Natto

Cacahuetes

Aunque se usan como si fueran frutos secos, los cacahuetes son realmente legumbres. A pesar de lo consumidos que son en Estados Unidos y de que tendemos a asociarlos con la cultura estadounidense, los cacahuetes son originarios de Sudamérica, aunque pronto empezaron a cultivarse también en África, donde se aclimataron muy bien. Como el resto de las legumbres, son muy ricos en proteínas, pero a diferencia de las legumbres, también tienen una apreciable cantidad de grasa. La grasa de los cacahuetes es en su mayor parte mono y poliinsaturada, por lo que no es necesario restringir la ingesta de cacahuetes por este motivo. Los cacahuetes aportan una buena cantidad de varias vitaminas del grupo B, especialmente B1, B3, ácido fólico y biotina, y además son una muy buena fuente de vitamina E. Entre los minerales, destaca su contenido en cobre, magnesio, manganeso, molibdeno, fósforo y zinc.

Los cacahuetes pueden tomarse crudos o tostados, pero es mejor evitar los fritos. Pueden tomarse como tentempié o aperitivo en cualquier momento (los niños solo deben tomarlos enteros cuando ya sean capaces de masticar y tragar sin ningún problema, generalmente a partir de los 4-5 años). Los cacahuetes pueden añadirse a muchos curries y salteados orientales, tanto enteros como en forma de mantequilla –en forma de mantequilla son muy apropiados, combinados con tamari, miso, leche de coco, chili y/u otros ingredientes, para elaborar salsas para curries.

La mantequilla de cacahuetes además de poder untarse en pan, *crackers* o tortitas de cereales, puede usarse como salsa para untar rodajas de manzana, plátano u otras frutas. También puede añadirse a batidos y usarse para elaborar postres.

Alergia a los cacahuetes

Los cacahuetes son uno de los alimentos que más alergias producen. La alergia a los cacahuetes es un problema importante y frecuente en la infancia, y puede llegar a ser grave. Por este motivo tradicionalmente se ha retrasado su introducción en la dieta de los bebés, a veces hasta después de los 2-3 años. Sin embargo, actualmente sabemos que retrasar la introducción de cacahuetes y otros alimentos potencialmente alergénicos en la alimentación del bebé, no solo no los protege del desarrollo de la alergia,

PREVENCIÓN DE LA ALERGIA A LOS CACAHUETES

1. Bebés SIN alergia a otros alimentos y SIN dermatitis atópica: introducir cacahuetes en la dieta pronto tras cumplir los 6 meses.
2. Bebés con dermatitis atópica leve: introducir cacahuetes en la dieta lo antes posible tras cumplir los 6 meses.
3. Bebés con ALERGIA AL HUEVO o con DERMATITIS ATÓPICA significativa: consultar con un médico especialista en alergia infantil entre los 4 y los 6 meses de edad.

sino que incluso puede favorecer su aparición. De acuerdo con esto, las nuevas guías del año 2017 del Instituto Nacional de Enfermedades Alérgicas e Infecciosas de los Estados Unidos recomiendan que los bebés que no tengan historia de alergia a otros alimentos o dermatitis atópica significativa empiecen a tomar comidas que contengan cacahuetes en cualquier momento después de los 6 meses, y mejor pronto, cuanto antes una vez cumplidos los 6 meses. Esto se puede hacer añadiendo una cucharadita de mantequilla de cacahuetes (sin sal, azúcar o grasa añadida) a cualquier papilla de frutas o cereales o untándola en un poquito de pan integral o tortita de arroz u otro cereal hinchado. También se pueden moler finitos unos cuantos cacahuetes y añadirlos a cualquier comida que le guste al bebé.

En los bebés con dermatitis atópica leve la introducción precoz de cacahuetes en su alimentación alrededor de los 6 meses de edad puede ayudar a prevenir el desarrollo posterior de una alergia; si este es el caso sería conveniente empezar a añadir una cucharadita de cacahuetes molidos o de mantequilla pura de cacahuete a las primeras papillas de frutas o de cereales del bebé.

Si la dermatitis es grave o ya hay alergia documentada al huevo, es necesario consultar con un alergólogo pediátrico porque el riesgo de desarrollar alergia a los cacahuetes es alto. Según las circunstancias del bebé puede ser apropiado hacer pruebas que determinen si ya se ha producido sensibilización a los cacahuetes (y en ese caso habría que evitarlos). Si no se ha producido, lo más recomendable es hacer que el bebé pruebe alimentos que contengan cacahuetes lo antes posible, entre los 4 y los 6 meses. La primera vez, sobre todo en casos de niños muy atópicos, puede hacerse en la consulta del pediatra o en el hospital por si se produce alguna reacción. Si se le da a probar en casa, lo mejor es hacerlo durante las horas del día (no en la cena). En cualquier caso, todo esto debe hacerse bajo supervisión médica.

Otras legumbres

¿Sabías que el cacao y el café también pertenecen a la familia de las leguminosas? Están tan presentes en nuestra vida diaria que no nos paramos a pensar qué son y de dónde vienen estos alimentos. Aunque ninguno de los dos es necesario en la dieta, es muy difícil evitar la presencia del cacao en la vida de los niños, pero si se elige bien y se toma ocasionalmente el cacao no tiene por qué ser perjudicial. A los niños pequeños cuyas papilas gustativas no han sido alteradas por el azúcar desde bebés y que prueban el cacao puro o el chocolate negro por primera vez alrededor del año, generalmente les encanta y lo pueden tomar de vez en cuando y en pequeñas cantidades. El cacao es rico en antioxidantes, y cuanto menos procesado está, más cantidad tiene. En este sentido los chocolates elaborados con cacao crudo serían los mejores, pero no pasa nada por consumir chocolate tradicional, siempre que lleve poco azúcar. Lo ideal es tomar chocolate con un 70 por ciento de cacao o más. Recuerda que el peligro del chocolate no es el cacao, sino el azúcar que lo acompaña.

Otras legumbres que han estado o están presentes en nuestra alimentación son los altramuces y la algarroba.

Los cereales

Los cereales son un grupo de alimentos que en estado natural proporcionan tremendos beneficios para la salud, pero que al ser transformados por la industria alimentaria se convierten frecuentemente en una causa de problemas. Debido a esto hay gente que está convencida de que los cereales no son saludables y argumenta que hay que excluirlos de la alimentación. El problema es que no distinguen entre cereales en su estado natural (integrales, sin refinar) y cereales refinados, procesados y muy a menudo acompañados de azúcar y grasas. Los efectos de ambos tipos de alimentos sobre nuestra salud no pueden ser más diferentes. Mientras que los cereales refinados han sido asociados con un mayor riesgo de enfermedades crónicas como la obesidad y la diabetes tipo 2, los cereales integrales han demostrado el efecto opuesto: protección frente a estas enfermedades. El mismo «alimento» y efectos opuestos sobre la salud.

Uno de los peores ejemplos de esta transformación lo encontramos en las papillas de cereales para bebés que comercializan la mayoría de los laboratorios y empresas dedicadas a la alimentación infantil. Para producir la harina con la que se elaboran estas papillas los cereales se refinan, es decir, se elimina el salvado y el germen. Por si esto no fuera poco los cereales se someten a un proceso de hidrolizado o dextrinado. Lo que significa que las largas cadenas de hidratos de carbono complejos que forman hasta el 75-80 por ciento de los cereales, se rompen y se liberan moléculas de glucosa. Este proceso es el que tiene lugar en nuestro estómago e intestino, pero la industria lo hace por nosotros. Algunas papillas tienen hasta la tercera parte de sus hidratos de carbono en forma de glucosa, azúcar rápidamente absorbible. De esta forma, la papilla de cereales se vuelve muy dulce y los bebés absorben el azúcar muy rápido, sin necesidad de digerirlo (ver pág. 43). Estos preparados comerciales de harinas dextrinadas no deberían formar parte de la alimentación de los bebés.

Los cereales son semillas, las semillas de un tipo de plantas llamadas gramíneas. Están formados por tres capas (ver figura) que se llaman salvado, endospermo y germen. Cuando los cereales se refinan se eliminan tanto el salvado como el germen. Antes se pensaba que en el salvado había principalmente fibra y poco más, y que la fibra no tenía un papel muy relevante, aparte de facilitar el tránsito intestinal. Pero hoy sabemos que en el salvado y en el germen hay una gran cantidad de nutrientes, no solo proteínas, ácidos grasos, vitaminas y minerales, sino además sustancias con actividad antioxidante y antiinflamatoria. Por eso aunque algunas de las vitaminas y los minerales perdidos en el refinado de los cereales se repongan, es decir, se añadan durante el procesado industrial de estos alimentos, los compuestos antioxidantes no se pueden reponer (algunos todavía ni siquiera los conocemos) y simplemente se pierden. Además, hoy sabemos que la fibra no sirve solamente para dar volumen a nuestras heces y evitar el estreñimiento, sino que tiene funciones esenciales al modular el tipo y la cantidad de bacterias intestinales, que a su vez ejercen un efecto muy importante en nuestro metabolismo (ver pág. 43).

salvado
Casi la mitad de su peso es fibra. Contiene una gran cantidad de minerales (calcio, magnesio, fósforo, potasio, hierro y zinc) y de vitaminas del grupo B, así como un 15% de proteínas. Esta parte se desecha al refinar la harina.
endospermo
De esta parte se obtiene la harina blanca, refinada. Tres cuartas partes son hidratos de carbono (almidón) y el resto, proteínas (10%) y agua. El contenido en fibra, minerales, grasas y vitaminas es muy bajo. 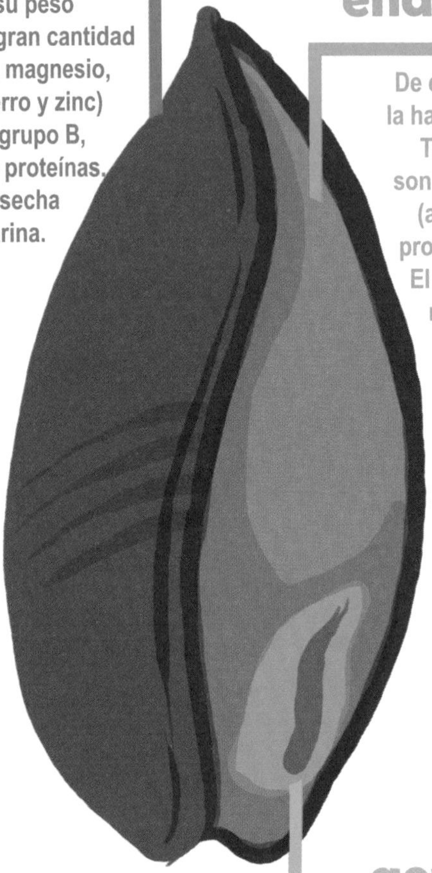
germen
Rico en vitamina E, en ácidos grasos poliinsaturados, en minerales como el zinc y el hierro y en vitaminas del grupo B. Casi un cuarto de su peso son proteínas. El germen se desecha al refinar la harina.

Desafortunadamente, para que un producto elaborado con cereales sea denominado «integral» no es necesario que todos los cereales que contiene sean integrales. Con que una parte, que puede oscilar entre un cuarto y un tercio del total del cereal, sea integral, el producto final puede llamarse integral aunque esté compuesto mayoritariamente por cereales refinados. Es importante por lo tanto mirar siempre bien las etiquetas de los productos de cereales que vamos a comprar. El primer ingrediente siempre es el que se encuentra en mayor proporción y debe ser un cereal en su forma integral.

En el momento actual la evidencia que relaciona el consumo de cereales integrales en vez de refinados con un menor riesgo de enfermedades crónicas es bastante sólida, ya que se basa en numerosos estudios llevados a cabo en países muy diferentes y que sin embargo muestran resultados muy similares. En concreto se ha visto que las personas que consumen más cereales integrales tienen:

- Menor frecuencia de enfermedades cardiovasculares.
- Menor cantidad de grasa corporal y menor riesgo de obesidad.
- Mayor sensibilidad a la insulina y menor riesgo de desarrollar diabetes tipo 2.
- Algunos estudios recientes apuntan a una menor incidencia de algunos tipos de cáncer, principalmente cáncer de colon.

Los cereales se deben introducir poco a poco en la alimentación del bebé, empezando alrededor de los 6 meses. Salvo excepciones, es mejor no ofrecerlos antes de los 5 meses, y nunca antes de los 4 meses.

Avena

La avena es uno de los cereales más interesantes en la infancia, y en concreto para los bebés, porque es muy nutritivo y al mismo tiempo fácil de digerir. Es uno de los primeros cereales que podemos dar a los bebés.

Como todos los cereales, la avena es rica en hidratos de carbono complejos que nos van proporcionando energía de forma lenta y sostenida.

Es más rica en proteínas y en grasa que otros cereales como el arroz y tiene una buena cantidad de fibra. La avena tiene un tipo especial de fibra llamada beta-glucanos, que ha mostrado capacidad para reducir los niveles de colesterol en las personas con hipercolesterolemia. La avena es rica en minerales (fósforo, cobre, magnesio, zinc, cromo, manganeso, molibdeno) y en vitamina B1. Además de todos estos nutrientes, la avena ofrece un rango amplio de fitoquímicos con propiedades antioxidantes protectoras de nuestra salud.

La avena no contiene gluten como tal, aunque en ocasiones se contamina con gluten si se cultiva, recolecta, almacena o procesa con otros cereales que sí lo lleven, como el trigo, el centeno y la cebada. Sin embargo, la avena contiene una proteína llamada avenina que es de la misma familia que las proteínas del gluten y que en un porcentaje variable de las personas con enfermedad celíaca puede producir una respuesta similar a la que produce el gluten. Si hay alguna persona celíaca en la familia debemos aclarar con nuestro médico si podemos o no tomar avena. En caso de que sí sea posible, es importante buscar una marca de avena que garantice que esa avena no está contaminada por gluten (en estos casos se exige que haya menos de 20 partes por millón de gluten). Para las personas con sensibilidad al gluten o con enfermedad celíaca que sí puedan tomar avena, se convierte en uno de los cereales de elección.

La avena se puede tomar de muchas formas, pero como con el resto de los cereales se debe consumir siempre en su forma integral. Para el bebé pequeño una de las mejores formas de empezar es preparando una papilla con copos integrales de avena. Los copos de avena se obtienen tras calentar los granos enteros al vapor y prensarlos mientras están todavía calientes. Los copos obtenidos pueden ser finos (más prensados, más rápidos de preparar) o gruesos (menos prensados, la cocción lleva más tiempo). Normalmente al cocerlos quedan prácticamente deshechos, pero todavía se nota su textura levemente rugosa. Esto no solamente no es un problema, sino que es muy positivo para el bebé ir probando texturas diferentes, pero siempre podemos moler los copos antes de preparar la papilla hasta que nos quede una especie de harina si a nuestro bebé le gusta más así.

Algunas familias preparan papilla de avena para los bebés usando el grano entero directamente. Esta opción también es adecuada aunque más larga y laboriosa de preparar. En este caso es importante que dejemos el grano de avena en remojo durante la noche, para ablandarlo e iniciar su germinación antes de cocerlo.

La papilla de avena se puede preparar con agua, con leche materna extraída, con leche de fórmula, con caldo de verduras y ocasionalmente con leche de almendras o de avena enriquecidas con calcio. Aunque es preferible no usar leches vegetales antes del año de edad, sí que se puede usar una pequeña cantidad de vez en cuando para preparar esta papilla.

Esta papilla en realidad no es un invento reciente, siempre la hemos tomado tanto los niños como los adultos. En los países de habla hispana se conoce como gachas de avena y los ingleses y escoceses la llaman *porridge*.

¿Qué podemos añadir a la papilla de avena?

Los primeros días es mejor usar solo avena, para ver la tolerancia. Si el bebé la tolera bien, unos días más tarde podemos empezar a añadir otros alimentos como puré de plátano, puré de fresas, puré de mango, puré de dátiles, puré de albaricoques secos (los dátiles y los albaricoques secos es mejor que estén rehidratados antes, aunque otra posibilidad es picarlos muy finos y añadirlos a la leche mientras se calienta), compota de manzana o de pera.

También podemos añadir una cucharadita de almendras molidas, nueces molidas u otro fruto seco bien molido. Esta papilla también admite semillas de calabaza molidas y hasta una cucharada de mantequilla de cacahuetes o de almendras. Cuando el bebé sea un poco más mayor y si le gusta, podemos añadir unos copos de coco rallado o un poco de canela (al principio es mejor que el bebé se acostumbre al sabor natural de los alimentos). No debemos añadir azúcar ni ningún tipo de sirope ni mermelada a esta papilla.

Las gachas de avena pueden tomarse a todas las edades. Son un desayuno muy bueno especialmente en invierno, preparadas con leche de soja o de almendras y con trocitos de fruta y frutos secos; a veces en vez de fruta se pueden completar con coco rallado, chocolate puro o cacao amargo y avellanas molidas, por ejemplo, para un desayuno un poco más festivo.

Las gachas de avena son ideales cuando tenemos el estómago delicado por cualquier razón porque la avena tiene unas sustancias mucilaginosas (gelatinosas) que forman una capa aislante en el estómago y disminuyen la inflamación local.

Con los copos o la harina de avena también se pueden preparar magdalenas y galletas, tortitas, bizcochos y barritas energéticas. Como la avena es naturalmente dulce no necesitamos añadir mucha cantidad de endulzante. Recuerda que siempre es mejor y perfectamente posible endulzar con frutas naturales (frutas secas como los dátiles, albaricoques, cerezas, pasas) o con plátano.

Es mejor no usar salvado de avena, sino tomar el alimento completo; la avena entera contiene la fibra que necesitamos, pero combinada con otros nutrientes que son igualmente importantes.

Arroz

El arroz es uno de los alimentos más consumido y antiguo del mundo. Es originario de Asia, pero hace muchos años que se extendió por prácticamente todos los países y culturas y es difícil encontrar un lugar que no tenga su propio plato típico con arroz.

El arroz tiene menos proteínas y más hidratos de carbono que otros cereales. Es muy rico en manganeso y selenio, dos minerales con propiedades antioxidantes –el selenio, además, trabaja junto con la vitamina E en múltiples vías antioxidantes en el organismo–. También proporciona una buena dosis de magnesio, cobre, fósforo y vitaminas B3 y B6.

El proceso de refinado del arroz elimina la mayor parte de sus vitaminas y minerales, dejando un alimento que tiene que ver muy poco con el original (ver tabla) y que está constituido básicamente por almidón y una pequeña cantidad de proteínas. Es importante por lo tanto comer arroz integral de forma habitual y dejar el blanco para circunstancias especiales. Si al principio nos cuesta aceptar el sabor y la textura del arroz integral podemos tomar durante un tiempo arroz semiintegral. A este arroz se le ha retirado solo la parte más externa del salvado, pero todavía conserva una parte, así como el germen, y sus características, tanto de sabor como nutricionales, son intermedias entre el arroz integral y el blanco, por lo que nos puede ayudar a hacer la transición. Una vez que nos acostumbremos a comer arroz integral, con su sabor especial a frutos secos, nos será muy difícil comer de nuevo arroz blanco, que nos parecerá con razón insípido.

Podemos empezar a ofrecer arroz integral a los bebés a partir de los 6 meses de edad. Es mejor no comprar papillas preparadas con harina de arroz, sino usar arroz integral cocido en casa. Este arroz se lo podemos ofrecer tal cual, mezclado con salsa de verduras, o mezclado caliente con un poco de leche materna, leche de fórmula o leche de almendras enriquecida con calcio, como si fuera arroz con leche. A este plato podemos añadir una cucharadita de frutos secos molidos y / o dátiles picados. No debemos añadir azúcar ni ningún sirope.

El arroz puede acompañar más adelante a un *dhal* de lentejas. Este plato es muy fácil de masticar para el bebé y es muy nutritivo.

Los niños más mayores y adultos pueden comer arroz de la forma que más les guste, siempre integral. El arroz de grano corto es muy apropiado para hacer makis japoneses, envueltos en hojas de alga nori y rellenos de aguacate, tofu o las hortalizas que queramos.

	Arroz integral	Arroz blanco	Pérdida
Proteínas, gramos	7,5	6,8	9%
Fibra, gramos	3,4	2,8	18%
Calcio, mg	33	11	67%
Hierro, mg	1,8	1,6	11%
Magnesio, mg	143	23	84%
Fósforo, mg	264	71	73%
Potasio, mg	268	77	71%
Zinc, mg	2	1,2	40%
Vitamina B1, mg	0,4	0,18	55%
Niacina, mg	4,3	2,1	51%
Vitamina B6, mg	0,5	0,1	80%

El arroz y el arsénico

El arsénico es un metal pesado, al igual que el cadmio y el plomo. Estos tres metales se encuentran de forma natural y en pequeñas cantidades en el agua y en el suelo. Pero como resultado de años de contaminación industrial y de uso masivo de pesticidas que contienen estos tres metales, en ciertas zonas la concentración de estas sustancias supera los niveles que se considerarían aceptables.

La exposición a altas concentraciones de arsénico se ha relacionado con la aparición de diversos tipos de cáncer (especialmente pulmón, piel y vejiga), así como con alteraciones en el funcionamiento de diferentes órganos, incluido el sistema reproductor y el nervioso. Los humanos y otros animales vamos acumulando arsénico a medida que nos exponemos a él; es la exposición a largo plazo la más peligrosa y lo que puede incrementar nuestro riesgo de cáncer. Como en otros casos, se cree que los fetos, bebés y niños pequeños pueden ser más vulnerables a los efectos tóxicos y acumulativos del arsénico.

Aunque en ocasiones se han encontrado cantidades elevadas de arsénico en otros alimentos, el arroz, por sus características especiales es capaz de concentrar diez veces más arsénico que otros cereales. Es más, el arroz es uno de los pocos cereales que puede crecer en suelos altamente contaminados por metales pesados.

Se han encontrado niveles de arsénico que superaban los límites tolerables en los siguientes productos: arroz, harina de arroz, pasta de arroz, galletas de arroz, leche de arroz y cereales para bebés hechos a base de arroz. En el año 2013 la Food and Drug Administration (FDA) estadounidense recomendó «no tomar cantidades excesivas de arroz» y variar los cereales de la dieta. Esta recomendación ha sido también suscrita por la Academia Americana de Pediatría y por la Sociedad Europea de Gastroenterología y Nutrición Pediátricas.

No necesitamos dejar de comer arroz. El arroz, en su forma integral, es un alimento nutritivo y saludable y podemos incluirlo en nuestra dieta unas 3-4 veces por semana. Sin embargo, es mejor evitar en lo posible los alimentos hechos a base de derivados de arroz. El motivo es que mientras el arroz entero proporciona nutrientes importantes, los alimentos hechos con sirope de arroz, harina refinada de arroz, o la misma leche de arroz, son muy poco nutritivos y no aportan nada que no se pueda conseguir de otras formas, y sin embargo nos están proporcionando una pequeña pero constante cantidad de arsénico. En concreto, la leche de arroz comercial tiene solo 0,1 g de proteínas por 100 ml (la leche de vaca y la de soja tienen 3,5 g / 100 ml; la leche de almendras y la de avena tienen 1g / 100 ml), muchos hidratos de carbono en forma de azúcares simples y prácticamente nada más. Por eso esta leche vegetal en concreto es muy poco interesante para los niños y es mejor evitarla.

La población que más expuesta está a un alto consumo de arsénico a través del arroz es la de los celíacos que usen muchos productos sustitutivos elaborados con harina de arroz y los grupos de personas consumidoras de productos tipo galletas, bollería, pastas, etcétera hechas con harina de arroz o sirope de arroz.

CÓMO DISMINUIR LA EXPOSICIÓN AL ARSÉNICO A TRAVÉS DEL ARROZ

- Limitar el consumo de arroz a 3-4 veces por semana (niños mayores y adultos) o 1-2 veces / semana (bebés y niños pequeños).
- Elegir arroz integral de cultivo ecológico siempre que sea posible.
- Lavar el arroz en un colador bajo el grifo con abundante agua antes de cocerlo.
- Evitar el consumo de alimentos tipo galletas, bollería, pastas y similares hechas con harina de arroz o sirope de arroz. No consumir leche de arroz.

Trigo

El trigo es el principal cereal consumido en occidente y lo encontramos en nuestra mesa a diario en sus diferentes formas de preparación. La diferencia entre el trigo entero y el trigo refinado es enorme. Para obtener harina blanca con la que se hace el pan blanco, la pasta, el cuscús y todos los productos de panadería (empanadas, pizzas, panecillos crujientes) y pastelería, se elimina el salvado y el germen del grano de cereal, que aunque no son la parte más abundante, sí son los componentes del grano donde se concentran las vitaminas, minerales, fibra y sustancias fitoquímicas variadas, muchas de las cuales todavía no se conocen bien. Aunque la pérdida de proteínas solo supone el 22 por ciento del contenido original del grano de trigo, para la mayor parte de las vitaminas y minerales la pérdida es demoledora (ver tabla de pág. 144). La harina blanca contiene menos de la mitad del calcio que contenía la harina integral y los demás minerales y vitaminas se pierden en más de un 70 por ciento. El 75 por ciento de la fibra es también eliminada en este proceso. Algunos países obligan a los productores de harinas refinadas a compensar estas pérdidas enriqueciendo las harinas blancas con algunas de estas vitaminas, pero la compensación es siempre parcial y no se acerca a la composición del producto original.

El consumo de productos de trigo refinados debe ser una excepción, y no la norma. Lo que debemos comer a diario es pan de trigo integral, pasta integral, cuscús y bulgur integrales y usar en la cocina harina de trigo integral. El trigo también se puede consumir cociendo el grano directamente como haríamos con otros cereales como el arroz.

Algunas pastas y harinas se llaman semiintegrales. En este caso se ha eliminado el salvado pero no el germen, por lo que la pérdida de nutrientes es menor y afecta fundamentalmente, aunque no solo, a la fibra. Estos productos los pueden utilizar aquellas personas que por algún motivo deban restringir temporalmente la fibra en su alimentación.

	Harina de trigo integral	**Harina de trigo refinada**	**Pérdida**
Proteínas, g	13,2	10,3	22%
Fibra, g	10,7	2,7	75%
Calcio, mg	34	15	55%
Hierro, mg	3,6	1,1	69%
Magnesio, mg	137	22	84%
Fósforo, mg	357	108	70%
Potasio, mg	363	107	70%
Zinc, mg	2,6	0,7	73%
Vitamina B1, mg	0,5	0,12	76%
Vitamina B2, mg	0,16	0,04	75%
Niacina, mg	5	1,2	76%
Vitamina B6, mg	0,4	0,04	90%

El trigo es el principal cereal que contiene gluten y eso ha hecho que en los últimos años sea mirado con recelo o directamente desaconsejado. El gluten es una de las principales proteínas que forman parte del trigo y en un porcentaje muy bajo de personas es capaz de inducir una intolerancia que se conoce como enfermedad celíaca. Las personas con enfermedad celíaca o con sensibilidad demostrada al gluten deben evitar el trigo, pero las demás personas no. El gluten no es perjudicial en sí mismo, solo para aquellos que no lo pueden tolerar.

- El gluten es un conjunto de proteínas que se encuentran en el trigo y en otros cereales como el centeno, la cebada, el kamut, la espelta y en menor medida la avena. Estas proteínas sirven de sustento a la semilla en el momento de germinar.
- El gluten es la sustancia que hace subir el pan durante la fermentación y el horneado. Se encuentra en las harinas, pastas y otros alimentos elaborados con estos cereales. El seitán es prácticamente todo gluten, y es esta proteína lo que da al seitán su consistencia esponjosa.
- Alrededor del 1% de la población es intolerante al gluten: su organismo produce una respuesta inmune contra las proteínas del gluten cuando este llega al intestino. La enfermedad celíaca y, en menor medida, la sensibilidad al gluten, son enfermedades que se producen en personas con cierta predisposición genética (ver pág. 271).
- La enfermedad celíaca y la sensibilidad al gluten deben ser diagnosticadas por un médico especialista después de realizar las pruebas oportunas. Las personas celíacas deben seguir una dieta estricta sin gluten durante toda la vida; incluso pequeñas cantidades de gluten, aunque no produzcan síntomas, pueden dañar el intestino, alterar la absorción de nutrientes e incrementar el riesgo de otras enfermedades.
- Las personas no celíacas o que no tengan una sensibilidad clara diagnosticada por un médico no deberían evitar los alimentos con gluten. Los cereales con gluten son ricos en vitaminas y minerales y en prebióticos: sustancias que ayudan a mantener una flora intestinal sana. Hay indicios además de que el gluten estimula la función inmune.

La recomendación actual es introducir el gluten pronto, alrededor de los 6 meses o en cuanto empieza la alimentación complementaria. La mejor forma de hacerlo es usando trigo, especialmente pan de trigo integral, si es posible de levadura madre. Este pan podemos empezar a dárselo al bebé desde que le veamos preparado para comer alimentos diferentes a la leche. No hace falta darle mucha cantidad al principio, con 2-3 trozos pequeños para que vaya mordisqueando es suficiente. También lo podemos añadir a un puré de verduras. En cuanto lleve unos días comiendo este pan y veamos que lo tolera bien podemos empezar a darle pasta integral bien cocida y desmenuzada o cuscús integral.

El pan de levadura madre

Lo que ahora conocemos como «levadura madre» es la forma en que la harina de trigo se ha fermentado durante siglos para producir pan. La levadura madre se obtiene de la propia harina del trigo, sin que haga falta añadir nada. La obtención inicial de la levadura madre es un proceso largo que se basa en que en la harina de los cereales existen muy pequeñas cantidades de levaduras y bacterias lácticas que permanecen inactivas, dormidas, y que estos microorganismos, al mezclar la harina con agua y dejarla a una temperatura templada, empiezan a crecer y multiplicarse espontáneamente. Al cabo de varios días esta levadura madre estará lista para empezar a fermentar el pan. Una vez que hemos obtenido levadura madre por primera vez, se puede guardar una parte para la siguiente vez que se quiera volver a preparar pan y no habrá que repetir el proceso inicial.

La levadura madre está compuesta por levaduras y bacterias lácticas (que dan al pan un sabor ligeramente ácido), que digieren parcialmente los hidratos de carbono y las proteínas del pan, incluyendo el gluten, haciéndolo más digestivo. También reducen significativamente el contenido en fitatos del pan y facilitan de este modo la absorción de nutrientes, especialmente de minerales como el hierro, el calcio, el fósforo, el magnesio y el zinc. El fermentado con levadura madre es un fermentado largo que dura entre 12 y 24 horas.

En comparación con este proceso, los panes normales elaborados con levadura de panadero están fermentados mediante levadura producida industrialmente, no surgida de la propia harina del pan, y en ausencia de bacterias lácticas. Es un proceso mucho más corto y por tanto más interesante para la industria panadera, que puede producir muchos panes más rápidamente (en menos de 6 horas). A muchos panes se les añade además durante el proceso de fermentado, impulsores y gasificantes, con el fin hacerlos más esponjosos y aumentar su volumen final. Estos panes no tienen las ventajas de digestibilidad y aprovechamiento de nutrientes que sí tienen los panes integrales de masa madre.

El pan integral de levadura madre es ideal para los bebés que van a comer pan por primera vez, pero es también el de elección para el resto de la familia.

Seitán

De la harina del gluten se obtiene el seitán, un alimento que ha formado parte de la dieta tradicional de los monjes asiáticos desde hace siglos. Tiene textura y consistencia carnosas y un sabor generalmente sabroso que varía según el método con el que se prepare. El seitán destaca por su alto aporte de proteínas, ya que de hecho procede de la parte proteica del trigo. Tiene pocas calorías y pocos hidratos de carbono y grasas, y supone una buena fuente de hierro. Como es gluten puro, es mejor esperar a los 9-10 meses para introducirlo en la dieta del bebé, cuando ya lleve unas semanas tomando trigo en forma de pan o pasta. Por su alto contenido en proteínas los niños pequeños deben tomarlo en cantidades pequeñas, como acompañamiento de platos de cereales y / o verduras.

Cebada y centeno

Son otros dos cereales con gluten y similares propiedades que el trigo, aunque varían en sabor. La cebada es muy rica en selenio y es ideal para preparar sopas; mientras que el centeno se usa más para elaborar pan, solo o con trigo. Ambos pueden empezar a incluirse en la dieta a partir de los 7-8 meses, cuando el bebé ya lleva unos días tomando trigo y este es bien tolerado.

Maíz

El maíz se puede tomar fresco, tanto en la mazorca, como el grano suelto en ensaladas; y se puede usar además el grano seco, sobre todo su harina. El maíz es rico en hidratos de carbono, tiene una pequeña cantidad de proteínas y ofrece una moderada cantidad de vitaminas y minerales. Las variedades frescas contienen también carotenoides (precursores de la vitamina A).

Con la harina entera del maíz molido se pueden elaborar tortillas para hacer burritos y otros platos de la cocina mexicana y esta es una buena alternativa al pan para las personas celíacas. También se puede preparar polenta, que es un plato típico del norte de Italia. La polenta recién cocinada (cocida en agua) tiene una consistencia que recuerda al puré de patata, pero tiende a espesarse más a medida que se enfría. Se come caliente acompañando platos de verduras y legumbres (por ejemplo un pisto) o se puede dejar enfriar, cortar en rebanadas y freír u hornear; en este caso podría comerse como si fuera pan y acompañar cualquier plato. También se puede usar como una base para pizza.

El gofio es harina tostada de maíz (a veces de otros cereales también, o de una mezcla de ellos) y es típico de las Islas Canarias. Se utiliza en todo tipo de platos dulces y salados, generalmente mezclado con agua o caldo y amasado hasta formar una pieza más o menos compacta.

La polenta y el gofio pueden empezar a tomarse a partir de los 6 meses de edad.

Una forma muy agradable de comer maíz, para niños mayores de 4-5 años, son las palomitas. Las palomitas de maíz son los granos enteros del cereal que se hinchan y expanden con el calor. No debemos dárselas a niños pequeños porque pueden atragantarse con ellas, pero para los mayores es una merienda o tentempié muy saludable si las preparamos en casa con unas gotas de aceite de oliva, una pizca de sal y espolvoreadas con levadura nutricional. Las palomitas son ricas en proteínas, en fibra, en vitamina B6 y en varios minerales, incluyendo magnesio y hierro.

Aquellas personas que coman copos tostados de maíz para desayunar deben asegurarse de que no llevan azúcar añadido.

Es mejor evitar el aceite y el sirope de maíz y comer el cereal entero. El aceite de maíz tiene un predominio de ácidos grasos omega-6 y prácticamente nada de omega-3 (ver pág. 57) por lo que no aporta nada positivo sobre el aceite de oliva.

Pseudocereales: mijo, quinoa y amaranto

Son semillas de plantas que no pertenecen al mismo grupo botánico que los cereales, pero que se cultivan y consumen como si lo fueran. Las tres tienen propiedades nutricionales similares y se caracterizan por haber sido un componente fundamental de la cocina de las culturas donde se han desarrollado y haber permanecido ocultas al resto del mundo hasta hace pocos años. Ninguno de los tres tiene gluten y son por tanto aptos para personas celíacas.

El mijo es una semilla muy pequeña de color generalmente claro o amarillento originario del norte de África, y todavía muy consumido en esa zona. Tiene una cantidad de proteínas similar al trigo, pero como el resto de las semillas de este grupo, contiene algo más de grasa. El mijo aporta una pequeña cantidad de vitaminas del grupo B, y una cantidad apreciable de minerales como el cobre, el magnesio, el fósforo y el zinc. Se toma cocido y tiene usos similares al arroz o al cuscús, al que puede reemplazar en algunos platos. Se puede empezar a usar a partir de los 6-7 meses de edad, si en casa se come, sustituyendo ocasionalmente a otros cereales. No hace falta comprar y cocinar mijo solo para la alimentación del bebé si el resto de la familia no lo consume.

La quinoa es una pequeña semilla procedente de los Andes que ha adquirido mucha fama desde que la FAO declaró al año 2013 Año Internacional de la Quinoa, debido a su riqueza nutricional. En los países sudamericanos donde se ha consumido tradicionalmente, las hojas de la planta también forman parte de la dieta.

La quinoa tiene más proteínas y grasas que el resto de cereales, aunque el elemento principal, como en cualquier otro cereal, son los hidratos de carbono, incluyendo fibra. La quinoa es rica en magnesio, hierro y zinc, y ofrece una buena variedad de sustancias antioxidantes.

Es muy importante comprar quinoa de comercio justo, pues esto garantiza que los productores locales van a recibir un precio justo por sus cosechas, al margen de la especulación que ha sufrido la venta de esta semilla en los últimos años.

Se puede incluir la quinoa en la dieta de los bebés desde los 6-7 meses de edad. Es importante lavarla bien con agua corriente antes de cocerla para eliminar las saponinas que le dan un sabor amargo. La quinoa puede sustituir a la avena y al arroz en los mismos platos que preparamos con estos cereales. Podemos añadir quinoa a cualquier sopa o guiso de verduras y se comporta como el cuscús en este tipo de platos (es uno de los mejores sustitutos del cuscús para las personas celíacas).

El amaranto es menos conocido y menos consumido que la quinoa. Es una semilla pequeña que se puede cocer y comer como cualquier otro cereal o consumir en forma de harina o copos. También podemos usar el grano hinchado en la mezcla de cereales para muesli. El amaranto, como la quinoa, tiene más porcentaje de proteínas y grasas que los cereales convencionales. El amaranto es rico en minerales: calcio, hierro, magnesio, fósforo, potasio y zinc.

Se puede empezar a dar a los bebés, bien cocido, a partir de los 6 meses de edad. No es un alimento imprescindible, y si no hay costumbre de tomarlo en casa, no es necesario hacer ningún esfuerzo para incluirlo en la dieta.

Los frutos secos y las semillas

Los frutos secos y las semillas son el grupo de alimentos que menos se consume actualmente en las sociedades occidentales, lo cual es una pena, puesto que ambos están repletos no solo de nutrientes, sino también de sustancias antioxidantes y antiinflamatorias. Decenas de estudios epidemiológicos han mostrado de forma consistente que el consumo de frutos secos se asocia con mayor esperanza de vida, menor incidencia de enfermedades cardiovasculares y menor riesgo de síndrome metabólico, diabetes y algunos tipos de cáncer. La cantidad de frutos secos que parece ser necesaria para producir estos beneficios es de 25-30 g al día, en adultos. Esto equivale a un puñado (lo que cabe en el cuenco de la mano) de frutos secos; por ejemplo 7 nueces enteras (sin cáscara).

Los frutos secos y las semillas se caracterizan por su alto contenido en proteínas, fibra y grasas. Las grasas son mayoritariamente mono y poliinsaturadas (omega-3 y 6), que son las que tienen un efecto beneficioso en nuestra salud cardiovascular. Los frutos secos también aportan buenas cantidades de vitamina E, vitaminas del grupo B (excepto vitamina B12) y una gran variedad de minerales.

Aunque todos los miembros de este grupo tienen propiedades nutricionales parecidas, cada fruto seco y cada semilla destacan por aportar uno o varios nutrientes en concreto en mayor concentración, por lo que merece la pena variar y no limitarse a tomar siempre los mismos (ver tabla).

Cuándo empezar		Excelente fuente de*	Muy buena fuente de**	Frecuencia recomendada
6 meses	**Sésamo**	Cobre, calcio	Magnesio, hierro, zinc, fósforo, selenio	4-5 veces / sem
	Almendras	Vitamina E	Vitamina B2, biotina, magnesio, cobre	2–3 veces / sem
7 meses	**Calabaza**	Magnesio, cobre, fósforo	Zinc, hierro	3-4 veces / sem
	Nueces	Omega-3, cobre	Biotina, fósforo	2–3 veces / sem
8 meses	**Avellanas**	Vitamina E	Magnesio	1-2 veces / sem
	Pistachos	Vitamina B6, cobre	Vitaminas B1 y E, fósforo	1-2 veces / sem
	Anacardos	Cobre, fósforo	Magnesio, zinc	1-2 veces / sem
	Piñones	Vitamina E	Magnesio, hierro, zinc	1-2 veces / sem
	Girasol	Vitamina E y B1, cobre	Vitamina B6, selenio, magnesio	1-2 veces / sem
	Lino	Omega-3	Vitamina B1, cobre	1-2 veces / sem
9 meses	**Nueces pecanas**	Manganeso	Vitamina B1	Ocasional
	Nueces Macadamia	Vitamina B1	–	Ocasional
	Nueces del Brasil	Selenio	Fósforo, magnesio	1 vez / mes
12 meses	**Chía**	Omega-3	Hierro, calcio, magnesio, potasio	1-2 veces / sem

*Excelente fuente = una ración aporta el 35% o más de las necesidades diarias de ese nutriente.

**Muy buena fuente = una ración aporta entre el 20 y el 35% de las necesidades diarias.de ese nutriente.

Los frutos secos y las semillas, al igual que los cereales y las legumbres, tienen una significativa cantidad de fitatos. Los fitatos son las estructuras en las que se almacenan la energía y los minerales de la semilla como reserva para cuando estas germinen (ver pág. 69). Aunque en sí mismos no son perjudiciales, en altas cantidades dificultan la absorción de minerales como el hierro, el magnesio, el calcio y el zinc. Tanto el tostado como el remojo reducen el contenido en fitatos de los frutos secos, por lo que es interesante que al menos de vez en cuando los tomemos de estas formas.

Existe un temor generalizado de que los frutos secos engordan, debido a su elevado contenido calórico y graso. Sin embargo se ha comprobado que no solo no producen aumento de peso cuando se añaden a la dieta, sino que pueden incluso ayudar a perderlo. Esto se debe a varios motivos, el principal es su alto poder saciante, que hace que con una pequeña cantidad no sintamos más hambre; este efecto saciante se prolonga durante horas y regula incluso la cantidad de alimento que tomamos en la siguiente comida. Los frutos secos solo producen aumento de peso cuando se toman fritos, por lo que esta es la preparación que debemos evitar.

Todos los frutos secos y todas las semillas sin excepción deben ofrecerse a los bebés y niños pequeños (hasta los 4-5 años) completamente molidos o en forma de crema / mantequilla.

Las dos mejores formas de disminuir el contenido en fitatos de los frutos secos y semillas y aumentar por tanto la absorción de minerales son:

1. Tostarlos, mejor si es a temperatura baja (esto es especialmente importante con las almendras).
2. Ponerlos en remojo durante 8-12 horas, ya que esto inicia el proceso de germinación. El remojo es el método de elección cuando queremos preparar quesos de frutos secos y también es una buena idea cuando los queremos añadir a las papillas u otros platos de los bebés pequeños. Tras el remojo los frutos secos se pueden o no secar y a continuación moler.

FRUTOS SECOS

Nueces

Son uno de los frutos secos mejor estudiados y sus beneficios sobre la salud cardiovascular son bien conocidos. El componente principal de las nueces son las grasas, que suponen más del 50 por ciento del total de sus nutrientes. La mayor parte de estas grasas son poliinsaturadas y entre ellas destaca la presencia de ácido linolénico, el precursor de la familia omega-3 (ver pág. 57). Un puñado de nueces, unos 30 g, aportan todo el ácido linolénico que necesita una persona adulta al día. Por este motivo las nueces son una de las mejores fuentes de omega-3 y es recomendable consumirlas 2 o 3 veces por semana. Las nueces se pueden tomar como tentempié a cualquier hora o pueden añadirse a una gran variedad de platos. Los niños pequeños deben comerlas siempre molidas o en forma de mantequilla. Es importante guardarlas en un lugar fresco y seco y protegido de la luz para evitar que las grasas se oxiden (se pongan rancias).

Las nueces también son ricas en proteínas y en minerales como el cobre, el manganeso, el molibdeno y el magnesio. Además contienen un gran número y variedad de sustancias antioxidantes y antiinflamatorias.

Las nueces pecanas son una variedad que se usa tradicionalmente en la cocina de Estados Unidos. Aunque se parecen nutricionalmente a las nueces comunes, la realidad es que si las comparamos, las pecanas tienen menos proteínas y más grasas, que no son del tipo omega-3. Por este motivo, el consumo de nueces pecanas debería ser solo ocasional y su introducción en la dieta del bebé más tardía.

Almendras

Es uno de los primeros frutos secos que podemos introducir en la alimentación de los bebés a partir de los 6 meses. Las almendras tienen los beneficios generales de los frutos secos y son especialmente ricas en vitamina E (son una de las mejores fuentes de esta vitamina). En los bebés y niños pequeños debemos usarlas siempre molidas o en forma de mantequilla. A partir de los 4-5 años, o cuando hayan desarrollado una buena capacidad para masticar y tragar, los niños ya las pueden comer enteras. Son un excelente tentempié a cualquier hora y se pueden añadir a muchos platos. Molidas y mezcladas a partes iguales con levadura nutricional son un sustituto muy sabroso del queso parmesano si las espolvoreamos sobre pasta, *risottos*, sopas o platos de verduras y también pueden utilizarse como base de pestos. La mantequilla de almendras puede untarse sobre pan o tortitas de cereales, usarse como salsa para mojar rodajas de pera o manzana o añadirse a batidos y gachas de avena.

Anacardos

Los anacardos son ricos en proteínas y grasas, como todos los frutos secos. A diferencia de las nueces, la mayor parte de sus grasas son monoinsaturadas, similares a las que se encuentran en el aceite de oliva. Los anacardos son una muy buena fuente de cobre (un puñado aporta prácticamente toda la cantidad diaria de este mineral que necesita un adulto) y son una buena fuente de fósforo, magnesio y zinc.

Los anacardos molidos o en forma de mantequilla son una de las mejores bases para elaborar quesos veganos, salsas para pastas y bizcochos y tartas. Simplemente molidos y mezclados con levadura nutricional son, al igual que las almendras, el mejor sustituto del queso parmesano en cualquier plato.

ANACARDOS DE COMERCIO JUSTO

Los anacardos son una de las semillas más difíciles de obtener. La mayor parte de las que consumimos en occidente provienen de la India y en menor medida de Vietnam y de otros países tropicales.

Los anacardos deben ser secados al sol durante 3-5 días y a continuación deben ser liberados de su cáscara y pelados. Al descortezarlos y pelarlos se liberan sustancias cáusticas que producen quemaduras en la manos de quienes trabajan recolectando y procesando estos frutos.

Las recolectoras de anacardos (la mayoría son mujeres) hacen jornadas largas en condiciones muy duras; a menudo ni siquiera disponen de guantes para proteger sus manos frente a las quemaduras.

Al comprar anacardos de comercio justo nos aseguramos de que las mujeres que trabajan en esta industria reciben un salario digno y trabajan con seguridad y garantías.

Pistachos

Los pistachos se han usado en las cocinas de los países de Asia y Oriente Medio desde hace siglos, pero actualmente su consumo es mundial. Los pistachos enriquecen en sabor tanto platos dulces como salados y por ello son muy apreciados. Casi la mitad de su peso son grasas, y de ellas, la mitad son monoinsaturadas. Una quinta parte de su peso son proteínas, lo que convierte a los pistachos en los frutos secos con mayor concentración de este nutriente.

Avellanas

Como las almendras, las avellanas son una fuente muy rica de vitamina E y aportan pequeñas cantidades de la mayoría de minerales que necesitamos, así como muchas vitaminas del grupo B. Las avellanas pueden introducirse en la dieta del bebé a partir de los 8 meses aproximadamente, siempre molidas o en crema. Son uno de los ingredientes principales de las cremas de chocolate para untar tipo Nocilla o Nutella, pero se pueden preparar en casa fácilmente versiones totalmente vegetales y más bajas en azúcar y grasa. Las avellanas también son muy apropiadas para añadir a bizcochos y magdalenas caseros, a yogures, batidos y gachas de avena.

Nueces del Brasil

Estas nueces contienen más concentración de selenio que cualquier otro alimento. El selenio es un mineral con propiedades antioxidantes, del que necesitamos todos los días una cantidad muy pequeña. En las regiones del mundo donde los suelos son deficientes en selenio, la incidencia de algunos tipos de cáncer es mayor, y se cree que la falta de selenio puede aumentar la vulnerabilidad al cáncer.

Un puñado de nueces del Brasil contiene ya más selenio del que necesita un adulto en un día, por lo que debemos tomar este fruto seco con mucha moderación ya que niveles altos de selenio, sostenidos en el tiempo, podrían resultar tóxicos. Lo mejor es tomar estas nueces de vez en cuando y en cantidad pequeña. Además de selenio, las nueces del Brasil aportan una buena cantidad de magnesio.

Nueces de Macadamia

Las nueces de Macadamia son propias de climas tropicales y el mayor productor mundial es Australia. Son muy apreciadas por su sabor en postres, helados y repostería. Como el resto de frutos secos, son ricas en sustancias antioxidantes, pero son más altas en grasas (75 por ciento de su peso) y contienen menos proteínas. Son una fuente muy buena de vitamina B1 y aportan pequeñas cantidades de otras vitaminas y minerales. Al igual que sucede con las nueces pecanas, su consumo debería ser más ocasional que el de otros frutos secos.

POR QUÉ ES TAN PELIGROSO ATRAGANTARSE CON FRUTOS SECOS

Aunque también nos podemos atragantar con otros alimentos, los frutos secos son especialmente peligrosos porque son muy duros y no se deshacen con la humedad; y una vez que han obstruido una de las vías que conducen al pulmón es difícil que se muevan de allí.

Los frutos secos en los niños pequeños siempre deben ofrecerse molidos.

SEMILLAS

Girasol

Son otra de las mejores fuentes disponibles de vitamina E: un puñado (35 g ya peladas) aporta más del 80 por ciento de la cantidad diaria que necesita un adulto. Son también muy buena fuente de minerales como el cobre, el selenio y el magnesio y de vitaminas del grupo B, sobre todo B1 y B6. La mitad de su peso son grasas, una quinta parte son proteínas y otra quinta parte está formada por hidratos de carbono.

Bien molidas, las semillas de girasol pueden ser añadidas a cualquier plato dulce o salado que coma habitualmente el bebé; podemos introducirlas en su dieta alrededor de los 8 meses (no habría problema en hacerlo antes). Los niños más mayores que ya mastican y tragan bien las pueden tomar como tentempié a cualquier hora, aprender a pelar las semillas con cáscara con los dientes requiere práctica y generalmente es divertido. Las semillas de girasol peladas se pueden añadir a ensaladas y *risottos*, y pueden formar parte de panes y bizcochos que elaboremos en casa.

Calabaza

Las semillas de calabaza son famosas por su contenido en zinc, y aunque es verdad que son uno de los alimentos vegetales con mayor contenido en este nutriente, lo cierto es que en donde son campeonas estas semillas verdes es en magnesio y fósforo, ya que una ración de solo 30 g nos aporta algo más de la cantidad diaria de estos minerales que necesita un adulto. Además tienen muchas proteínas (un tercio de su peso) y sus grasas son de muy buena calidad. Por estos motivos las semillas de calabaza son un alimento muy interesante en la dieta de los bebés y niños pequeños. Una simple cucharada de semillas molidas mezcladas con su papilla de avena, en un puré de verduras o en un plato de arroz es más que suficiente para que se beneficien de sus propiedades nutricionales.

Los niños más mayores y los adultos las pueden tomar como tentempié en cualquier momento (están muy buenas tostadas con unas gotas de tamari) o usarlas en la cocina como las semillas de girasol. La mantequilla de semillas de calabaza tiene un color verde intenso y un sabor muy particular.

Sésamo

Las semillas de sésamo, originarias de Asia, podrían pasar desapercibidas por su pequeño tamaño, pero su característico sabor y sus cualidades nutricionales las han colocado en las cocinas de casi todo el planeta. El sésamo es una reserva excepcional de minerales: 100 g contienen prácticamente toda la cantidad diaria de calcio, magnesio, fósforo, hierro y zinc que necesita una persona adulta y casi cubrirían las necesidades de selenio y molibdeno. Aun así el sésamo destaca sobre todo por su contenido en cobre, que se encuentra en una cantidad cinco veces mayor comparado con el resto de los minerales. El sésamo es rico en proteínas y fibra, pero como el resto de las semillas, el 50 por ciento de su peso está constituido por grasas, sobre todo mono y poliinsaturadas.

La cáscara de las semillas de sésamo es, como en el resto de las semillas, muy dura. En el caso del sésamo y de otras semillas pequeñas como las de lino y las de chía, como no las solemos masticar, una gran proporción de ellas pasan por nuestro estómago e intestino sin digerirse y por lo tanto sus nutrientes no pueden ser aprovechados. Por ello conviene que al menos parte del tiempo comamos estas semillas molidas. Con este fin y en el caso del sésamo, las cocinas tradicionales de los países asiáticos y de Oriente Medio nos ofrecen el tahini y el gomasio.

El tahini es el derivado de sésamo mejor conocido. Se elabora moliendo las semillas de sésamo, crudas o previamente tostadas, hasta dar lugar a una mantequilla. Para elaborar tahini las semillas se pueden pelar parcialmente: las semillas peladas dan lugar a un tahini más suave y de color blanco; mientras que el tahini derivado de las semillas tostadas es más oscuro y de sabor más fuerte. Las semillas enteras tienen mucho más calcio, por lo que la variedad de tahini entero es más interesante desde el punto de vista nutricional.

El gomasio es sésamo tostado y molido y al que se añade un 5 por ciento de sal. Se utiliza en general como sustituto de la sal para aliñar platos ya cocinados o verduras y ensaladas. Se puede preparar gomasio en casa moliendo groseramente una parte de sal con 12 partes de sésamo tostado. En vez de sal, el sésamo se puede mezclar con hierbas aromáticas o algas marinas molidas (o una mezcla de las tres cosas).

Las semillas de sésamo se pueden introducir en la alimentación del bebé a partir de los 6 meses de edad. La mejor manera de hacerlo es en forma de tahini. Una cucharadita de tahini se puede añadir a cualquier puré de verduras (mejor a las que tienen sabor dulce como zanahorias, calabaza o boniatos para contrarrestar su sabor amargo), a la papilla de frutas o de cereales, y por supuesto puede formar parte del hummus de garbanzos o de otras legumbres.

Lino

Hay tres alimentos vegetales que destacan por su contenido en ácido linolénico (omega-3): las nueces, las semillas de chía y las semillas de lino. El aceite de lino se utiliza de hecho como fuente de omega-3, aunque su sabor característico y su facilidad para enranciarse no lo hacen muy cómodo en la cocina.

Una cucharada de semillas de lino molidas (7-8 g) o una cucharadita de café de aceite de lino (2-3 ml) aportan toda la cantidad de ácido linolénico que necesita al día un adulto.

Además de omega-3, las semillas de lino son ricas en vitamina B1 y aportan minerales como fósforo, cobre y magnesio. Sin embargo el componente más destacado de las semillas de lino es la fibra. Esto es así no solo porque se encuentra en altas cantidades, sino porque además es un tipo de fibra bastante característico en el que destacan dos componentes interesantes: los **lignanos** y los **mucílagos**.

Los lignanos son compuestos vegetales de la familia de los polifenoles con propiedades antioxidantes. Los lignanos son también una variedad de fitoestrógenos, y por tanto actúan como antiestrógenos suaves y nos protegen frente al exceso de estrógenos. Por esta razón las semillas de lino muestran actividad protectora frente a los tumores de mama, ovarios, útero y próstata. El mucílago es una variedad de fibra que al contacto con el agua forma una sustancia gelatinosa. Este gel tiene propiedades calmantes y regeneradoras sobre los tejidos dañados, por lo tanto puede ser útil en los casos en los que haya habido una inflamación del intestino, como ocurre en las gastroenteritis infecciosas. Además, los mucílagos ayudan a regular el tránsito intestinal, haciéndolo más lento en el estómago y la parte inicial del intestino (y favoreciendo por tanto la absorción de nutrientes a ese nivel) y facilitándolo (no necesariamente acelerándolo) en el colon, ya que la masa fecal se hace más blanda, lo que previene el desarrollo de estreñimiento y divertículos.

Precisamente por su alto contenido en fibra, las semillas de lino se deben añadir en la dieta de los bebés en muy pequeña cantidad y de forma ocasional, observando con cuidado la tolerancia. Un bebé de 8-12 meses (es mejor evitarlas antes de esa edad) no debe tomar más de una cucharadita de café dos veces por semana.

Las semillas de lino molidas se pueden añadir a batidos, papillas de cereales como las gachas de avena y a cremas de verduras. Las semillas de lino molidas aguantan bien altas temperaturas en el horno por un periodo de hasta 3 horas, por lo que podemos añadirlas a la masa de pan si lo hacemos en casa, o a la de las magdalenas y bizcochos; además de aportarnos sus nutrientes, nos será muy útil para darles consistencia y textura. Cuando mezclamos una medida de semillas de lino con tres de agua obtenemos una masa que se comporta en repostería como un huevo.

Chía

Estas pequeñas semillas son originarias de México, Bolivia y Guatemala. Su principal característica es su alto aporte de ácido linolénico, ALA, el precursor de los ácidos grasos omega-3 DHA y EPA. Una cucharada sopera de estas semillas proporciona 2450 mg de ALA, casi lo mismo que un puñado de nueces y el doble de la cantidad que necesita una adolescente de 14 años. Como todas las semillas, son muy buena fuente de proteínas. Además, las semillas de chía sobresalen por su alto contenido en hierro, calcio, fósforo y magnesio. También aportan una buena dosis de zinc. Las semillas de chía son también ricas en antioxidantes.

Las semillas de chía son extraordinariamente ricas en fibra (supone un tercio de su peso), superando incluso al lino en este aspecto. Al igual que en el caso del lino, la fibra de las semillas de chía se caracteriza por su alto contenido en mucílagos. Cuando las semillas de chía entran en contacto con agua, su mucílago empieza a expandirse y a formar un gel que aumenta progresivamente de volumen, pudiendo llegar hasta 20 veces su volumen original, lo que da lugar a sensación de saciedad. Por este motivo no es conveniente dar semillas de chía a los bebés y niños pequeños. Sus estómagos son muy pequeños y necesitan alimentos muy concentrados, no sustancias que produzcan sensación de saciedad y que les quiten el hambre. Además, la chía puede absorber demasiada agua del intestino de los niños pequeños y favorecer que se deshidraten, y tiene el peligro potencial de formar un tapón a lo largo del intestino si no hay suficiente líquido. Los bebés de menos de 12 meses no deberían tomar semillas de chía. A partir del año siempre en cantidades muy pequeñas (una cucharadita de café) y ya en forma rehidratada, formando parte de un *pudin*, yogur o *mousse* preparado con ellas.

La mejor forma de tomar las semillas de chía es o bien molidas o mejor, tras dejarlas en remojo al menos 6-8 horas, para que de esta manera se expandan y formen su característico gel. Así será más difícil tomar demasiadas y al mismo tiempo estaremos acompañándolas de una buena cantidad de líquido.

MANTEQUILLAS DE FRUTOS SECOS

Obtener mantequilla de cualquier fruto seco o semilla (y también de cacahuetes) es fácil y se puede hacer en casa. Solo se necesita un ingrediente: el fruto seco, aunque se puede añadir una pizca de sal. También es posible hacer mantequilla a partir de una mezcla de diferentes frutos secos.

El proceso es el mismo siempre: el fruto seco o la semilla se trituran en una batidora potente o procesador de alimento hasta que se convierten en harina, lo que lleva unos segundos. Si en vez de detenernos aquí seguimos triturando, las grasas naturales de los frutos secos se liberarán y en unos minutos obtendremos la mantequilla.

Los frutos secos se pueden tostar suavemente antes de molerlos, es importante hacerlo a bajas temperaturas para evitar que se quemen y dejar que se enfríen antes de triturarlos.

Las mantequillas de frutos secos se pueden comprar ya preparadas; en este caso es esencial asegurarse de que no llevan azúcar ni grasas añadidas.

Las frutas y verduras

Las frutas y verduras han sido siempre consideradas como un acompañamiento de la comida principal, como un alimento que complementaba a los realmente importantes, y que aportaba a la dieta pequeñas cantidades de vitaminas, minerales y fibra.

Los avances en nutrición de los últimos 50 años han obligado a cambiar de idea y empezar a ver a estos dos grupos de alimentos de una forma radicalmente diferente. La razón principal es que prácticamente cada día se identifican nuevas sustancias en los alimentos vegetales que, sin ser vitaminas, tienen efectos muy positivos sobre muchas funciones de nuestro organismo. Son lo que de forma global llamamos fitoquímicos, e incluyen muchas familias diferentes de elementos que tienen propiedades antioxidantes y antiinflamatorias. La carencia de estas sustancias en la alimentación no nos va a producir una enfermedad inmediatamente, como ocurre si dejamos de tomar una vitamina, pero a largo plazo aumenta nuestro riesgo de sufrir enfermedades importantes. Una de las propiedades de estos fitoquímicos es que tienen la capacidad de reparar el ADN, el material genético que se encuentra en todas nuestras células. Este material genético se está dañando continuamente debido al uso, pero tenemos mecanismos de reparación que funcionan constantemente para asegurarse de que no se producen daños permanentes. Muchos fitoquímicos de las frutas y las verduras actúan potenciando o permitiendo estos mecanismos reparadores.

En la actualidad, las más importantes asociaciones científicas de nutrición recomiendan que las frutas y verduras sean la base de nuestra alimentación. Esto es así para todas las personas, sean veganas, vegetarianas o no vegetarianas.

Los beneficios de las dietas ricas en frutas y verduras son enormes y están bien documentados. Las frutas y verduras han sido la base de la dieta mediterránea tradicional de verdad (no lo que se come ahora en los países mediterráneos) y de otras culturas que se han caracterizado por vivir muchos años y tener bajas tasas de enfermedades crónicas.

Los estudios realizados a lo largo de las últimas décadas muestran que las dietas ricas en frutas y verduras se asocian con:

1. Menor riesgo de hipertensión arterial.

2. Menor riesgo de enfermedad cardiovascular, incluyendo infarto cerebral.

3. Menor riesgo de diabetes tipo 2.

4. Menor riesgo de desarrollar cataratas y degeneración macular dos enfermedades de los ojos que ocurren con relativa frecuencia cuando nos hacemos mayores.

5. Menor riesgo de desarrollar ciertos tipos de cáncer –y menor riego de sufrir cualquier cáncer en general.

Quizá pensemos que estas enfermedades aparecen cuando somos ya mayores y que nada tienen que ver con la alimentación infantil, sin embargo se ha comprobado que lo que comemos mientras somos niños influye en nuestro estado de salud cuando somos adultos, y que cuanto antes empecemos a adquirir hábitos saludables, mejores y más consistentes serán los efectos positivos en nuestra salud. Además sabemos que muchas de las enfermedades degenerativas que se empiezan a manifestar después de los 40 años están ya presentes, en una fase silente, al final de la infancia e inicio de la adolescencia.

También se ha observado que un alto consumo de frutas y verduras tiene un papel protector en la prevención y el manejo del asma, y esto puede tener efectos inmediatos en los niños que sufren esta enfermedad.

¿Qué es una dieta rica en frutas y verduras? Se considera que el mínimo, para las personas adultas y mayores de 2 años, son 5 raciones de frutas y verduras al día, cada una de 80 g (en los niños de 2 a 10 años el tamaño de las raciones será proporcionalmente menor).

Sin embargo, estudios recientes han mostrado que un consumo de frutas y verduras superior a estas 5 raciones diarias todavía confiere más protección frente a la mayoría de las enfermedades crónicas. Probablemente el número ideal de raciones de fruta y verdura diaria que deberíamos tomar para disfrutar del mejor nivel posible de salud está entre 7 y 9 raciones, lo que equivale a unos 600-700 g al día (de nuevo, para mayores de 10 años, los niños entre 2 y 10 años tomarán menos volumen y los bebés hasta los 2 años mucho menos aún).

NO TOMES NI DES A LOS NIÑOS ANTIOXIDANTES EN SUPLEMENTOS

Los estudios han mostrado que los antioxidantes procedentes de suplementos no producen los mismos beneficios que cuando provienen de los alimentos naturales, y en algunos casos pueden incluso ser perjudiciales.

El azúcar de la fruta

Como la fruta natural tiene cantidades significativas de azúcar en forma de fructosa, algunas personas, incluidos profesionales de la salud, piensan que su consumo debe limitarse para evitar problemas como el sobrepeso o la diabetes.

Esto es un error. No tiene nada que ver tomar azúcar añadido en los alimentos con un alimento que de forma natural es rico en azúcar. Nuestro organismo está adaptado para digerir y absorber el azúcar de la fruta de forma fisiológica, de manera que podamos aprovechar su capacidad de proporcionarnos energía sin que nos produzca efectos adversos. Esto se debe principalmente a que la fruta contiene fibra, antioxidantes y otras sustancias que todavía no conocemos bien, que regulan cómo absorbemos y utilizamos el azúcar.

Los estudios han mostrado que el consumo regular y abundante de fruta no solo no es perjudicial para las personas diabéticas, sino que protege frente al desarrollo de la enfermedad y ayuda a las personas que la tienen a controlar mejor sus niveles de glucosa en sangre y a prevenir o retrasar algunas de las complicaciones de esta enfermedad.

EL AZÚCAR DE LA FRUTA

Aunque la fruta tiene azúcar (fructosa), comer fruta incluso en grandes cantidades (más de 5 raciones al día) no se asocia con los efectos adversos que sí tiene el consumo de azúcar que añadimos a los alimentos.

La fruta entera tiene fibra y numerosos fitoquímicos que retrasan la absorción del azúcar en el intestino de forma que esta se produce lentamente, evitándose así los picos de glucosa e insulina en sangre que ocurren cuando comemos azúcar de mesa, alimentos azucarados o cereales refinados.

Los zumos de fruta contienen menos fibra y menos fitoquímicos, por ello la fruta entera siempre es preferible a los zumos.

¿Qué frutas y verduras son las mejores?

No hay una sola fruta o verdura que aporte todo lo que necesitamos o todo lo que nos podría beneficiar, por lo que la variedad es la clave. Cuantos más tipos de frutas, verduras y hortalizas haya en la dieta familiar, más beneficios a corto y largo plazo vamos a obtener.

Una buena forma de asegurar que hay variedad en nuestra mesa es guiarnos por el color. Los diferentes colores de las frutas y verduras dependen de la cantidad y tipo de vitaminas y fitoquímicos que contienen. Al incluir diferentes colores a lo largo de las comidas del día y de la semana nos aseguramos automáticamente y sin esfuerzo de estar tomando el mayor rango posible de vitaminas y antioxidantes.

Del mismo modo, si a una persona no le gusta una determinada fruta o verdura, no tiene por qué comerla. Esto es especialmente aplicable a los niños, que muchas veces desarrollan aversiones hacia alguna fruta o verdura concreta o incluso hacia varias, pero que pueden comer sin problemas otras. Hay tantas, que resulta absurdo que lo pasen mal comiendo un determinado alimento. Comer frutas y verduras debe ser una fuente de disfrute, no de sufrimiento.

Todas las frutas y verduras aportan nutrientes a nuestra dieta y todas son valiosas. Sin embargo, hay tres grupos de frutas y verduras que conviene tener presente con frecuencia en nuestros platos porque son particularmente ricas en tres nutrientes importantes: calcio, carotenos y vitamina C.

FRUTA Y SALUD BUCODENTAL

Los alimentos ácidos, como las frutas cítricas, y los alimentos con alto contenido en azúcar, como las frutas, los zumos de fruta y los refrescos azucarados y carbonatados, pueden producir erosión del esmalte dental al crear un medio ácido en la boca.

Esto se previene:

1. Evitando todos los refrescos y alimentos azucarados. No tienen ningún valor nutritivo.
2. Después de comer frutas naturales o en zumo debemos enjuagar la boca con agua, para neutralizar el ácido. No debemos lavarnos los dientes inmediatamente después de comer estos alimentos –podemos producir más erosión dental– sino esperar al menos una hora.
3. No chupes ni des a chupar a los niños rodajas de limón directamente, son muy ácidas. Si quieres beber limonada preparada con zumo de limón diluido en agua o zumo de otros cítricos es mejor hacerlo con pajita para evitar el contacto con los dientes; y enjuagarse al final la boca con agua.

Frutas y verduras ricas en calcio

A pesar de la idea tan extendida de que solo el calcio de la leche de los animales se absorbe bien, lo cierto es que este mineral se encuentra muy repartido por todo el reino vegetal y que algunos vegetales en concreto presentan no solo altas concentraciones de calcio, sino que su calcio se absorbe a tasas superiores a las de los productos lácteos.

Estas verduras son las de la familia de la col y especialmente las de hoja verde: col verde rizada, berzas, grelos, col china. Además de estas verduras también el brécol y las hojas de ensalada de la familia de los berros y la rúcula tienen un calcio que se absorbe muy bien. Esto se debe a que tienen mucho calcio y poco oxalato.

Lo ideal es que las verduras de este grupo estén presentes en nuestra alimentación al menos 4 veces por semana.

Por el contrario las espinacas y las acelgas, que son mucho más consumidas en España que las verduras anteriores, aunque tienen altas cantidades de calcio, también tienen altas concentraciones de oxalato, lo que hace que este calcio no sea tan aprovechable. Esto no significa que las espinacas y las acelgas no sean dos buenas verduras, sino que no debemos

¿QUÉ SON LOS OXALATOS?

- El ácido oxálico es una sustancia presente en muchos alimentos y que tiene la propiedad de unirse al calcio dando lugar a un compuesto más complejo que dificulta la absorción del calcio en el intestino.
- El calcio presente en las verduras con poco oxalato se absorbe mejor que el calcio presente en las verduras con mucho oxalato.
- Ejemplos de verduras con alto contenido en calcio y bajo en oxalato son la col verde rizada, la col china, el bok choy, el cavolo nero italiano, las berzas, el brécol, las coles de Bruselas, los berros y la rúcula.
- Ejemplos de verduras con alto contenido en oxalato son las espinacas y las acelgas.

considerarlas como buena fuente de calcio para el día a día. Las espinacas y las acelgas son muy ricas en otros nutrientes importantes como el hierro, el ácido fólico y la vitamina K (una vitamina que juega un papel fundamental en los huesos –ver pág. 69) y por supuesto que podemos incluirlas en nuestra alimentación, pero recordando que merece la pena alternarlas con las otras.

Frutas y verduras ricas en carotenos

Los carotenos son los precursores de la vitamina A, pero además ejercen acciones beneficiosas por su actividad antioxidante y antiinflamatoria. La vitamina A es especialmente importante en los periodos de rápido desarrollo y crecimiento: los primeros 2 años de vida, el embarazo y la lactancia. La leche materna tiene una alta concentración de vitamina A y eso hace que las necesidades de las madres que están amantando sean dos veces mayores que antes del embarazo (ver págs. 69 y 192).

Las verduras y hortalizas más ricas en carotenos son los boniatos, las zanahorias, la espinaca y la col verde rizada. 100 g de boniatos o de zanahorias nos proporcionan toda la vitamina A que necesita una persona al día; en el caso de la espinaca y la col verde rizada, los mismos 100 g nos proporcionarían la mitad de nuestras necesidades diarias. Además, los pimientos de todos los colores (amarillos, verdes, rojos,) la calabaza, el brécol y todas las demás verduras de hoja verde también tienen concentraciones altas de carotenos.

Los carotenos se absorben mejor en presencia de grasas y algunos se absorben mejor también cuando la hortaliza está cocinada, es por ejemplo el caso de las zanahorias y de los tomates. Los tomates tienen un tipo específico de caroteno que se llama licopeno y que absorbemos mejor cuando tomamos los tomates en forma de salsa. Como las verduras son pobres en grasa, al añadir a los platos de verduras unas gotas de aceite de oliva o aliñarlas con tahini nos ayuda a absorber mucho mejor los carotenos de las verduras.

El grupo de verduras ricas en carotenos, especialmente los boniatos, las zanahorias y las verduras de hoja verde, deberían estar presentes en nuestra dieta al menos 4 veces por semana.

Frutas y verduras ricas en vitamina C

Una de las funciones más importantes de la vitamina C es potenciar la absorción del hierro vegetal de los alimentos que se encuentren en la misma comida. Cuando comemos un alimento rico en hierro junto con otro rico en vitamina C absorberemos hasta 3-4 veces más hierro que cuando la comida no contiene vitamina C. Si la mayoría de nuestras comidas contienen una buena cantidad de vitamina C el efecto acumulativo de esta absorción incrementada de hierro resultará en mejores depósitos de hierro y mayor resistencia ante la anemia, lo cual es especialmente importante durante el primer año de vida, en la adolescencia y a lo largo del embarazo.

No es necesario contar la cantidad de vitamina C que vamos a tomar en cada comida. Lo más práctico a largo plazo es acostumbrarnos a cocinar con hortalizas ricas en vitamina C y / o a tomar de postre frutas ricas en vitamina C.

Las verduras y hortalizas con mayor concentración de vitamina C son los pimientos, el brécol, las coles de Bruselas, la coliflor, la col, la col verde rizada y la col china. Aunque la cocción elimina parte de la vitamina C, no toda se pierde y estos alimentos siguen siendo muy buenas fuentes de esta vitamina. Entre las frutas destacan además de los cítricos (naranjas, limones, limas y pomelos), los kiwis, las fresas y las frambuesas, la piña y la papaya. Pero la inmensa mayoría de las frutas y hortalizas tienen alguna cantidad de vitamina C y por lo tanto, otra forma de asegurarnos de que nuestras comidas sean ricas en esta vitamina es tomando varias frutas y / o verduras diferentes con cada comida.

¿Cuándo y cómo debemos introducir las frutas y verduras en la alimentación del bebé?

A partir de los 6 meses, y en algunos casos un poco antes, podemos empezar a ofrecer a los bebés tanto frutas como verduras y hortalizas. Las mejores para empezar son la patata, la zanahoria, la calabaza, el boniato y calabacín, por su sabor suave y un poco dulce y por su textura blanda que es adecuada no solo para los purés, sino también para los bebés que quieran empezar a masticar desde el principio (ver calendario en pág. 212). La cebolla y el puerro también son adecuados desde los primeros días de alimentación complementaria sobre todo para añadirse a purés, mientras que a un gran número de bebés les gusta mucho comer con sus manos flores de brécol un poco cocidas o al vapor.

Aunque en España se tiende a usar la patata como base para los purés de verduras de los bebés, es mucho mejor sustituirla, al menos parte de las veces, por boniato, debido a su riqueza en vitamina A.

A continuación podemos ir ofreciendo verduras y hortalizas de sabor más fuerte, siempre respetando los gustos del bebé. Es mejor no forzar ningún sabor y es también preferible no mezclar demasiadas verduras en los purés, para permitir al bebé ir identificando los sabores propios de cada alimento.

CLASIFICACIÓN DE LAS VERDURAS POR SU CONTENIDO EN NITRATOS

Contenido en nitratos	Verdura	Menores de 1 año	1-3 años	Mayores de 3 años
Alto contenido en nitratos (>1000 mg / kg)	Rúcula, espinaca, acelga, remolacha, lechuga, apio, hinojo, rábano, col china	Evitar	Con moderación*	Sin límite ¡cuantas más mejor!
Contenido medio (500-1000 mg / kg)	Col verde rizada, calabaza, pimientos, cebolleta, escarola, nabo, borraja	Con moderación*	Sin límite	Sin límite
Contenido bajo (<500 mg / kg)	Ajos y cebollas, coles de Bruselas, tomates, guisantes, brécol, coles, coliflor, lombarda, calabacín, berenjena, pepino, berros, puerro, espárragos, zanahorias, alcachofas, patata, chirivía	Sin límite	Sin límite	Sin límite

*No más de una ración al día

Las verduras que debemos evitar durante el primer año de vida son las ricas en **nitratos**: espinacas, acelgas, rúcula, lechuga y remolacha. No pasa nada porque el bebé las pruebe ocasionalmente, sobre todo ya hacia el final del primer año, pero no deben constituir la parte principal del plato. Los bebés no tienen madurez para manejar altas cantidades de nitratos y si se acumulan pueden dar lugar a una condición llamada metahemoglobinemia, que provoca una disminución en la cantidad de oxígeno que llega a los órganos, dando lugar a que el bebé se ponga cianótico (azul).

¿TIENEN ALGÚN BENEFICIO LOS NITRATOS?

- En mayores de 2-3 años los nitratos procedentes de los vegetales son bien tolerados y tienen potenciales efectos beneficiosos en la salud cardiovascular.
- Los nitratos son usados por el organismo para formar una sustancia muy importante llamada óxido nítrico.
- El óxido nítrico mantiene elásticos los vasos sanguíneos, impide que las plaquetas se agreguen y formen trombos, y dificulta la formación de la placa de ateroma, previniendo así el desarrollo de ateroesclerosis.

PELIGROS DE LOS NITRATOS EN LOS BEBÉS

- Los nitratos, una vez ingeridos, se transforman en nitritos, y estos son capaces de transformar la hemoglobina de la sangre en metahemoglobina, una sustancia similar pero con menor capacidad de transportar oxígeno a los órganos.
- En adultos y niños mayores de 2-3 años este proceso se produce solo en pequeña cantidad y es reversible rápidamente, gracias a una enzima que transforma de nuevo la metahemoglobina en hemoglobina normal.
- En bebés y niños pequeños, los nitratos en grandes cantidades pueden producir un aumento importante de la concentración de metahemoglobina dando lugar a una condición llamada metahemoglobinemia, o síndrome del bebé azul, que sucede cuando los órganos no reciben suficiente oxígeno y aparece cianosis –coloración azul de piel y mucosas.
- La metahemoglobinemia debe ser tratada en un hospital porque en algunos casos puede ser grave.
- Los bebés menores de un año deben evitar tomar verduras con alta concentración de nitratos.

En cuanto a las frutas, lo mejor es empezar por las que en ese momento estén de temporada en la región donde vivamos, y que comamos también nosotros en casa. A la mayoría de los bebés les encantan los plátanos, las peras y las manzanas, pero no hay ningún motivo para retrasar la introducción de fresas o frambuesas o las frutas más tropicales como el mango o la papaya. Otra fruta muy apreciada por los bebés es el aguacate, que también se puede dar desde los primeros días de alimentación complementaria.

Hay que tener precaución con las frutas que tienen muchas semillas, como la sandía o las mandarinas, o las que tienen hueso como las cerezas, que siempre se debe retirar antes de ofrecer al bebé. Las partes fibrosas de las naranjas y las mandarinas también pueden suponer una dificultad para el bebé pequeño y puede ser mejor retirarlas al principio. Las uvas suponen un riesgo de atragantamiento si se ofrecen enteras y es mejor partirlas en trozos pequeños y retirar las semillas.

Las frutas desecadas como higos, dátiles, orejones de albaricoque y ciruelas secas son muy útiles para usar, una vez rehidratadas y hechas puré, en papillas de avena, en arroz con leche, o añadidas a yogures de soja o a compotas de fruta, y también para elaborar galletas y bizcochos caseros sin azúcar.

NITRATOS, NITRITOS Y NITROSAMINAS, ¿CUÁL ES LA DIFERENCIA?

- Además de dar lugar a óxido nítrico, los nitratos y nitritos pueden derivarse por otra vía metabólica y dar lugar a nitrosaminas, sustancias con potencial cancerígeno.
- Para que se formen nitrosaminas, los nitratos y nitritos deben combinarse con aminoácidos y otras sustancias presentes en la carne, en un proceso que se facilita cuando además hay altas temperaturas.
- Los nitratos y nitritos se han añadido tradicionalmente a la carne para conservarla y protegerla de contaminaciones, pero debido a los peligros de la formación de nitrosaminas, la legislación actual ha impuesto unos límites estrictos en la cantidad de nitratos y nitritos que los fabricantes pueden añadir a sus productos.
- En las verduras la formación de nitrosaminas a partir de nitratos y nitritos es muy rara porque no contienen las sustancias presentes en la carne y que son el sustrato para producir nitrosaminas, porque tienen antioxidantes como la vitamina C, la vitamina E y los polifenoles que bloquean esta transformación y porque rara vez se someten a las altas temperaturas a las que se somete la carne.

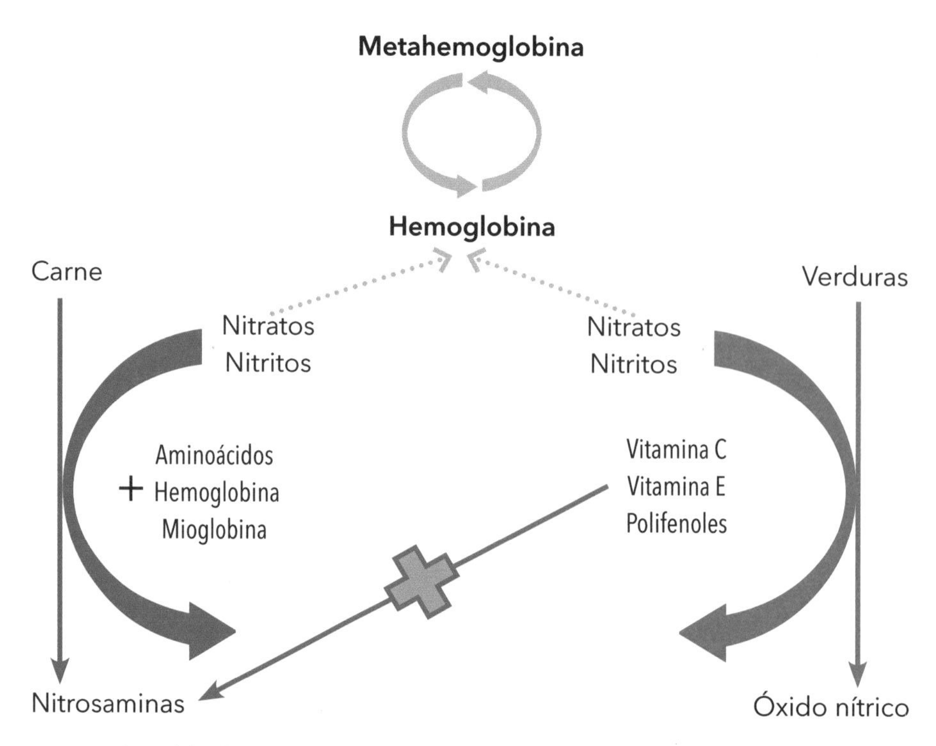

Los nitratos procedentes de los alimentos se transforman en nitritos. Una parte de estos nitritos se une a la hemoglobina de la sangre dando lugar a metahemoglobina. En personas mayores de 2-3 años este proceso es minoritario y reversible, en bebés un exceso de nitratos puede dar lugar a una acumulación de metahemoglobina,. A partir de los nitratos de las plantas el organismo obtiene óxido nítrico, una sustancia con propiedades beneficiosas. Sin embargo, los nitratos y nitritos que se añaden a la carne, especialmente en presencia de altas temperaturas, pueden derivarse por otra vía metabólica y dar lugar a nitrosaminas, sustancias son potencial cancerígeno. Las vitaminas C y E y los polifenoles de los vegetales bloquean esta transformación de nitratos en nitrosaminas.

RECOMENDACIONES DE LA AGENCIA ESPAÑOLA DE CONSUMO, SEGURIDAD ALIMENTARIA Y NUTRICIÓN EN CUANTO A LOS NITRATOS EN LA ALIMENTACIÓN INFANTIL

- Se recomienda, por precaución, no incluir las espinacas ni las acelgas en los purés de los bebés antes del primer año de vida. En caso de incluir estas verduras antes del año, procurar que el contenido de espinacas y / o acelgas no sea mayor del 20% del contenido total del puré.
- No dar más de una ración de espinacas y / o acelgas al día a niños entre 1 y 3 años.
- No dar espinacas y / o acelgas a niños que presenten infecciones bacterianas gastrointestinales.
- No mantener a temperatura ambiente las verduras cocinadas (enteras o en puré). Conservar en frigorífico si se van a consumir en el mismo día, si no, congelar.

Alimentos de otros grupos: algas, setas y levaduras

Algas

Las algas son las plantas que viven en el mar. Al ser plantas, comparten muchas de las propiedades de las verduras terrestres que todos conocemos, como su riqueza en vitaminas, minerales, fibra y fitoquímicos con capacidad antioxidante y antiinflamatoria. Pero el hecho de vivir en el mar les confiere propiedades únicas que no tienen las plantas terrestres y que las hace muy interesantes en la alimentación humana.

Las algas han estado presentes en nuestra alimentación desde hace miles de años. Aunque las asociamos con la cocina japonesa (y es cierto que Japón es el mayor productor y consumidor mundial de algas), prácticamente todas las culturas que se han desarrollado junto al mar tienen algas en su recetario gastronómico. Esto incluye toda la costa asiática y de Sudamérica, parte de Australia y Nueva Zelanda y en Europa, sobre todo Islandia, Irlanda, los países nórdicos y la costa gallega.

Las propiedades más importantes de las algas son:

- Son muy ricas en minerales, especialmente calcio, cobre, magnesio, hierro, yodo, molibdeno, selenio, zinc y vanadio. Aunque se tomen en pequeña cantidad, suponen una buena fuente de estos minerales, que se añaden a lo que nos aportan otros alimentos. Algunas algas poseen las concentraciones más altas de yodo que podemos encontrar en cualquier alimento.

- Tienen una alta capacidad antioxidante gracias a los diversos fitoquímicos que contienen y que son diferentes a los de las plantas terrestres. Entre los efectos de estos fitoquímicos en nuestro organismo se encuentran la reducción de los niveles de colesterol en sangre y la disminución del exceso de estrógenos, lo que podría ejercer una acción protectora frente a algunos tipos de cáncer, como el de mama o el de endometrio. Las algas se han revelado también como alimentos que contribuyen a mantener la tensión arterial en límites normales.

- La mayoría de las algas tienen una alta concentración de proteínas por peso en seco, sin embargo, como la cantidad que comemos habitualmente es muy pequeña, no podemos considerarlas como una fuente regular de proteínas.

Las algas ecológicas son las que se recolectan en aguas limpias, no contaminadas por actividades industriales, o las que se cultivan en medios especiales controlados (acuicultura). Las algas, al absorber fácilmente los minerales del agua en la que viven, son muy sensibles a la contaminación por metales pesados, por lo que es importante asegurarnos de que las obtenemos de proveedores que las cultivan en aguas limpias y que hacen análisis periódicos de sus componentes.

Las algas son plantas comestibles ricas en minerales y en algunas vitaminas, especialmente carotenos (precursores de vitamina A). Sin embargo, y a pesar de lo que puedas oír, ninguna variedad de alga contiene vitamina B12 en una cantidad suficiente o en un formato adecuado como para considerarse una buena fuente de esta vitamina.

Las algas y el yodo

Las algas son el alimento natural más rico en yodo. La cantidad de yodo en las algas varía según la especie, desde el alga nori, que tiene una concentración de yodo muy modesta, hasta el alga kombu, que tiene una cantidad de yodo que sobrepasa en varios miles de veces la dosis máxima diaria recomendada para un adulto (ver pág. 69).

Es importante familiarizarnos con el contenido en yodo de las algas que consumimos habitualmente y saber con qué frecuencia las podemos tomar y dar a nuestros niños. Una ración normal de algas es de 2 g en seco (antes de rehidratarlas). Las algas son ricas en sodio, por lo que es conveniente aclararlas bien en agua antes de cocinar con ellas o ponerlas en remojo. Una vez rehidratadas durante al menos 15 minutos (se pueden tener más tiempo), veremos que han aumentado mucho de volumen. Cuando comencemos a cocinar con algas debemos aprender cuál es el equivalente de 2 g de cada una de ellas. Una vez que nos hayamos familiarizado con esta medida ya no hará falta pesar las algas cada vez que las vayamos a preparar, pero al principio sí conviene hacerlo. Una excepción es el alga nori, ya que su contenido en yodo es muy bajo y no es necesario limitar su consumo.

Las algas no son imprescindibles en la alimentación humana y si a alguien no le gustan no tiene por qué tomarlas. Pero son un alimento interesante, sabroso y nutritivo, y vale la pena probarlas e incorporarlas a nuestra dieta. Para las personas veganas es una fuente incomparablemente buena de yodo, siempre que se tomen en pequeñas cantidades (2 g en seco por ración en mayores de 5 años y 1 g en seco por ración en niños de 1 a 5 años) y con la frecuencia que se describe más adelante (ver también ilustración de pág. 175). Los bebés menores de un año no deberían comer algas, aunque a partir de los 9-10 meses pueden probar ocasionalmente pequeñas cantidades de nori.

Es mejor que no empieces a tomar algas (excepto nori) si estás embarazada o dando el pecho. Este es un periodo muy delicado en cuanto al yodo, y no debemos arriesgarnos a tomar demasiado bruscamente, pues eso podría afectar a la glándula tiroides del feto o del bebé. Una vez terminada la lactancia (o cuando empieces a reducir el número de tomas) puedes empezar a introducir pequeñas cantidades de otras algas diferentes a la nori y si te gustan, ir aumentando progresivamente. Para todas las demás personas incluyendo niños, el consumo de algas debe iniciarse de forma gradual, para que nuestro organismo vaya acostumbrándose a dosis crecientes de yodo. En España, los suelos son pobres en yodo y los alimentos vegetales en general tienen poca cantidad de este mineral con lo que estamos acostumbrados a una ingesta baja. Aunque es cierto que los japoneses y otras poblaciones que consumen algas regularmente ingieren grandes cantidades de yodo, ellos llevan miles de años haciéndolo así y sus organismos están adaptados. Los estudios realizados en estas poblaciones con alto consumo de yodo muestran que esto tiene beneficios para la salud, especialmente en la prevención de enfermedades cardiovasculares y cáncer (sobre todo de mama y estómago) pero también inconvenientes, por ejemplo, la tasa de problemas de tiroides por exceso de yodo es más alta que en Occidente. Hay que tener en cuenta también que los japoneses suelen tomar algas acompañando sus platos con tofu y verduras como el brécol y la col china. Estos alimentos tienen unas sustan cias llamadas **goitrógenos** que dificultan la absorción de yodo, por lo que suponen un freno natural al contenido de yodo de las algas. Las personas que sigan dietas ricas en vegetales de la familia de las coles (coliflor, brécol, coles de Bruselas, col verde, col china, repollo) y en soja deben asegurarse de tener una ingesta adecuada de yodo. Una forma, aunque no la única, es mediante un consumo regular de algas (ver también pág. 69).

Las personas con problemas de tiroides, especialmente aquellas que estén tomando medicación para el tiroides, deben consultar con su médico antes de empezar a tomar algas. Ante la duda es mejor no tomarlas.

A pesar de lo que puedas oír, ninguna variedad de algas contiene vitamina B12 en una cantidad suficiente o en un formato adecuado como para considerarse una buena fuente de esta vitamina.

Podemos clasificar las algas en tres grupos de acuerdo a su contenido en yodo y a otras propiedades (ver ilustración):

- Consumo libre (luz del semáforo verde): tienen poco yodo y se pueden tomar con frecuencia. Son la nori, la dulse y el agar agar.

- Consumo moderado (luz del semáforo naranja): tienen cantidades moderadas de yodo y se pueden consumir 1-3 veces por semana a partir del año de edad. Son la wakame, la lechuga, el espagueti de mar y el musgo de Irlanda. El alga arame tiene mucho más yodo que estas últimas y no deberíamos tomarla más de 1-2 veces al mes. Es mejor reservarla para niños mayores de 2 años.

- Consumo restringido / evitar (luz del semáforo rojo): son algas con cantidades excesivas de yodo o con cantidades inciertas; y que además presentan otros problemas como la contaminación por metales pesados y / o la presencia de toxinas. Son el alga kombu, la hiziki o hijiki y las algas que se venden en polvos o en comprimidos como suplementos (kelp, espirulina, clorella).

Vamos a verlas una por una:

Alga nori. Es una de las más populares; todos la conocemos ya que forma parte de los makis de la cocina japonesa. Se puede tomar de otras muchas formas, por ejemplo las láminas tostadas y aderezadas con un poco de aceite de oliva son un tentempié muy sabroso y saludable. El alga nori en copos puede espolvorearse sobre cualquier plato al que queramos proporcionar un sabor marino y por su gusto salado puede perfectamente sustituir a la sal. Su contenido en yodo es bajo, unos 20 mcg por cada gramo en seco, lo que nos permite tomarla con tranquilidad incluso a diario si queremos. Aunque 1 g pueda parecer una cantidad pequeña,

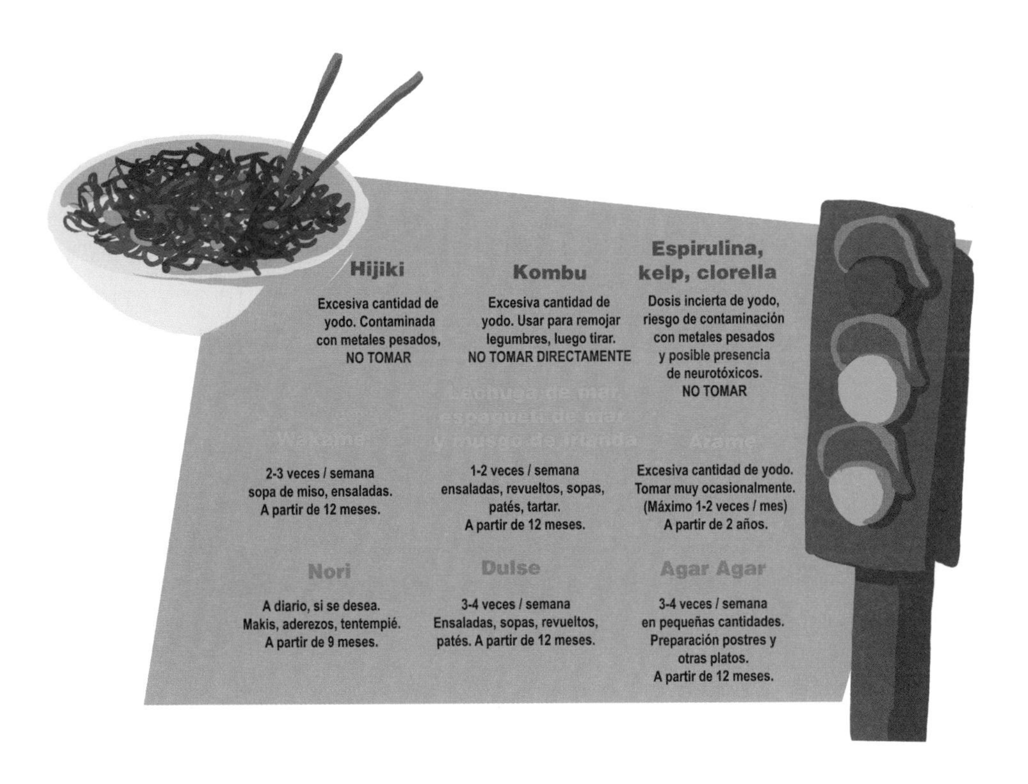

ten en cuenta que cada hoja completa de nori con la que se hace un rollo de makis pesa solo 2,5 g. Una niña de 2-3 años necesitaría tomar dos de estas hojas enteras ella sola para alcanzar su dosis diaria recomendada de yodo (que son 90 mcg). Tres hojas enteras sería lo que necesitaría tomar un adolescente o adulto para alcanzar su dosis diaria recomendada de 150 mcg; una embarazada tendría que tomar cuatro de estas láminas para alcanzar los 200 mcg que necesita en un día. Por todo esto el alga nori supone una forma muy sencilla de tomar regularmente una buena, pero no excesiva, dosis de yodo. El alga nori es una de las primeras que los bebés pueden empezar a tomar a partir de los 9 meses, al principio mejor espolvoreada en forma de copos.

Es baja en calorías y rica en minerales, fibra y antioxidantes, como todas las algas. Parece que es una de las algas que tiene mayor capacidad anticancerígena, especialmente en relación con los tumores estrógeno-dependientes, como el de mama. Quizás esta sea otra de las razones por la que las mujeres japonesas tienen una baja incidencia de este cáncer en comparación con las mujeres occidentales.

Agar agar. No es un alga como tal, sino la sustancia gelatinosa, que se vende en copos o en polvo después de deshidratarse, y que resulta de hervir a la vez varias especies de algas. Los copos de agar, a diferencia de otras algas, no tienen casi proteínas, su componente mayoritario es una mezcla de hidratos de carbono complejos, que son los responsables de sus propiedades gelatinosas. Tiene una pequeña cantidad de fibra y de minerales, pero su contenido en yodo es bajo.

El agar se usa en la cocina como sustituto de la gelatina animal. Desde el punto de vista culinario funciona igual o mejor que la gelatina para preparar postres y espesar otros platos. Podemos empezar a dar a los bebés alimentos preparados con agar agar alrededor del año de edad. El agar absorbe agua en el intestino y tiene un discreto efecto laxante, por lo que se usa en algunas dietas de adelgazamiento para conseguir este efecto y reducir el apetito. Sin embargo, nunca debemos usar el agar en los niños con este fin.

Alga dulse. Es una variedad de alga roja que se puede tomar fresca, rehidratada o seca. Todavía se consume habitualmente en Irlanda e Islandia, sobre todo en forma de aperitivo, tras ser desecada (así tiene un sabor intenso y salado). Una vez rehidratada tiene una textura y sabor suaves y se puede tomar en ensaladas y en sopas de miso, generalmente acompañando o en sustitución del alga wakame. Supone un aporte interesante de calcio, hierro y potasio.

El alga dulse ya tiene un contenido apreciable de yodo. Una ración normal tiene todo el yodo que necesita al día un adulto, por lo que podemos tomarla hasta 3-4 veces por semana, a partir del año de edad.

Wakame. Aporta una considerable cantidad de yodo, por lo que es mejor tomarla no más de 3 veces por semana (2 veces en el caso de niños pequeños). Es uno de los ingredientes principales de la sopa de miso y además con ella se prepara la típica ensalada de algas que encontramos en muchos restaurantes japoneses. Además de yodo, el alga wakame es rica en hierro, calcio y magnesio.

Lechuga de mar, espagueti de mar, musgo de Irlanda. Estas variedades de algas son propias de la costa atlántica. Su contenido en yodo es alto y no deben tomarse más de 2 veces por semana. Como todas las algas, son ricas en otros minerales y en antioxidantes. El musgo de Irlanda se caracteriza por su estructura gelatinosa ya que contiene carragenato natural; esta propiedad ha hecho que fuera muy usada durante siglos por la medicina natural. El musgo de Irlanda ayudó a los irlandeses a combatir la desnutrición durante la hambruna irlandesa del siglo XIX, ya que era fácil de recolectar en las costas y aportaba una alta densidad de nutrientes a los pocos alimentos disponibles en aquella época.

Arame. Es una de las más ricas en minerales, incluyendo calcio y yodo. Aunque por su sabor suave se recomienda su consumo a los que se inician en las algas, no es la más recomendable en este sentido, ya que tiene demasiado yodo y por este motivo debe tomarse muy ocasionalmente (no más de 1 o 2 veces al mes).

Hijiki o hiziki. Es una de las variedades más apreciadas por su sabor, pero desgraciadamente no solo es demasiado rica en yodo, sino que además contiene una alta cantidad de arsénico inorgánico, que tomado de forma continuada eleva nuestro riesgo de desarrollar ciertos tipos de cáncer. Aunque en cantidades muy pequeñas y de forma muy ocasional probablemente no tenga efectos adversos, es mejor no exponernos ni exponer a los niños a esta fuente de arsénico, ya que hay otras variedades de algas que pueden sustituirla perfectamente sin este riesgo. Además, recuerda que hoy en día y debido a la gran contaminación industrial a la que hemos sometido a nuestro planeta, hay otros alimentos que contienen también arsénico y que son de uso más común, como el arroz, por lo que cuanto más limitemos el consumo de alimentos ricos en arsénico pero no esenciales, mejor.

Kombu. Es una de las más consumidas en Japón y además de su elevadísima concentración de yodo es rica en muchos otros minerales. Por su contenido en yodo es mejor evitar el consumo directo; los japoneses se han acostumbrado a incluir kombu en su alimentación diaria y la toleran en general bien, pero para una persona occidental puede suponer demasiada cantidad de yodo, especialmente en el caso de los niños. Puedes usar un trocito de alga kombu en el agua de remojo de las legumbres para ayudarlas a ablandarse más rápido, pero debes desechar esta agua y lavar bien las legumbres antes de cocerlas, puesto que el yodo se concentra aquí. Es mejor no añadir kombu al agua de cocción si luego vamos a usar esta agua como caldo para un guiso.

Kelp, espirulina, clorella. Estas son microalgas que se venden generalmente como suplementos en polvo o en comprimidos y cuyas propiedades nutricionales e incluso medicinales habrás visto descritas y anunciadas en muchas partes. Mucho de lo que se dice es probablemente cierto; el problema es que todavía no tenemos datos fiables en cuanto a su composición en yodo y en cuanto a la presencia de algunas sustancias que podrían ser peligrosas. Por ejemplo, en ciertas cosechas de espirulina y de clorella se han encontrado toxinas que tienen efectos adversos en el cerebro y en el hígado humanos. No sabemos todavía si esto es una característica común de todas estas microalgas, que usan estas toxinas para defenderse de sus depredadores naturales, o si es una contaminación puntual. Hasta que no se conozcan más estos detalles, es mejor no dárselas a los niños y tampoco tienen ninguna ventaja para los adultos, desde luego las embarazadas y las madres que estén amamantando las deberían evitar. Estas algas no tienen ningún nutriente que no pueda ser aportado por otros alimentos de una forma más segura.

Ideas para un consumo prudente de algas:

- Usa alga nori libremente para hacer makis japoneses. Úsala en copos tostados para aderezar platos de pasta, arroz o verduras. Las láminas tostadas con un poquito de aceite son un estupendo tentempié a todas las edades. Puedes envolver filetes de tofu en láminas de nori y pasarlas por la sartén para tener una rica hamburguesa con sabor a mar, ideal para tomar en bocadillo.

- Usa alga wakame para preparar sopa de miso y ensaladas. Puedes añadirla a cualquier potaje y plato de arroz (muy buena idea si es un arroz tipo paella), entre 1 y 3 veces por semana.

- Usa una mezcla de algas (por ejemplo dulse, wakame, lechuga de mar) bien picadas en seco para añadir al gomasio. Una cucharada sopera de esta mezcla de algas añadida a una taza de gomasio aporta mucho sabor y enriquece el gomasio en yodo y otros minerales. Pon este gomasio en la mesa para aliñar todo tipo de platos en lugar de la sal.

- Esta misma mezcla de algas, una vez rehidratadas, puede servir para preparar un rico tartar de algas para ocasiones especiales.

- Puedes usar un trocito de alga kombu en el agua de remojo de las legumbres para ayudarlas a ablandarse más rápido. Es importante desechar esta agua de remojo después, puesto que el yodo se concentra aquí. No prepares guisos con kombu aunque retires el alga al final: la mayor parte del yodo habrá pasado al caldo.

- El consumo de algas en cualquier caso debe iniciarse y continuarse de forma gradual. Las personas con problemas de tiroides deben consultar con sus médicos antes de consumir algas. Es mejor esperar hasta después del embarazo y la lactancia para empezar a tomarlas, y no ofrecerlas a los bebés de menos de un año.

Setas

Las setas son los frutos que producen los hongos, que son un tipo de seres vivos pertenecientes a un reino propio, diferente al de las plantas y los animales. Las levaduras (que veremos al final del capítulo) también pertenecen al reino de los hongos. Existen numerosas variedades de setas comestibles, pero las más conocidas son los champiñones, los boletus, las setas de cardo, los níscalos, las oronjas, las setas shiitake, el rebozuelo y las trufas.

Las setas en general tienen bastante agua, pocas calorías y una gran variedad de vitaminas y minerales; en este sentido son comparables a las verduras. También como las verduras, las setas son ricas en fitoquímicos, sustancias con propiedades antioxidantes, anticancerígenas y cardioprotectoras. Sin embargo, al pertenecer a un reino diferente, el tipo de fitoquímicos que poseen es diferente al que nos encontramos en los vegetales, lo que hace a las setas muy interesantes para que las incluyamos en la alimentación. Muchos de estos fitoquímicos son especialmente buenos como estimulantes del sistema inmunológico.

Las setas contienen una sustancia que al exponerse al sol puede transformarse en vitamina D. En algunos países ya se están exponiendo al sol las setas tras cultivarlas y antes de venderlas para aumentar así su contenido en vitamina D y que se conviertan de este modo en una buena fuente de esta vitamina.

Los champiñones son una de las variedades de setas más consumidas. El champiñón original es el de color marrón, que se llama crimini cuando es pequeño o joven y portobello cuando ha crecido. Los crimini también se llaman a veces miniportobellos. Sin embargo, actualmente se cultiva más el champiñón blanco. Los champiñones marrones son muy interesantes desde el punto de vista nutricional, y mucha gente también los prefiere a los blancos debido a su sabor más intenso. Los champiñones crimini son una fuente muy buena de minerales como el cobre, el selenio y el fósforo, y también aportan una buena dosis de la mayoría de las vitaminas del complejo B, especialmente B2, B3 y B5 (pero no B12).

Los champiñones son las únicas setas que se pueden comer crudas sin problemas (en ensaladas o *carpaccios* por ejemplo). El resto de ellas conviene tomarlas cocinadas. La mejor forma es saltearlas u hornearlas brevemente o incorporarlas hacia el final de un guiso. No necesitan una cocción prolongada y retienen mejor sus nutrientes si se cocinan durante poco tiempo.

Otra de las setas más interesantes desde el punto de vista nutricional son probablemente las shiitake. Estas setas son originarias de Asia, pero actualmente se cultivan en todo el mundo. Japón es el mayor productor mundial de shiitake. Las setas shiitake son una buena fuente de selenio, zinc y vitaminas del grupo B (excepto B12).

Las setas pueden empezar a tomarse a partir del año de edad (los champiñones un poco antes), aunque es posible que a algunos niños no les guste la textura hasta que sean más mayores.

Todas las setas pueden tomarse de muchas maneras: en sopas de miso, en salteados orientales de verduras y tofu, con pasta o con arroz (*risotto*), como relleno de lasañas, croquetas o empanadas o sobre una base de pizza.

Levadura de cerveza y levadura nutricional

La levadura de cerveza se obtiene y se usa en el proceso de fermentación de la cerveza. Se suele desactivar y vender en forma de copos o polvo, pero también se puede encontrar como comprimidos. La levadura de cerveza en forma de copos o polvo se puede añadir a platos salados, aunque en poca cantidad ya que tiene un sabor amargo. Es muy rica en vitaminas del grupo B (excepto B12) y en algunos minerales.

En los países anglosajones, el extracto de levadura de cerveza en forma de crema oscura untable es muy popular. Tiene un gusto fuerte y amargo y una textura pegajosa, por lo que es muy posible que a las personas que no se hayan acostumbrado a ella de niñas no les guste. Esta crema de levadura de cerveza, igual que la levadura en copos, es rica en vitaminas del grupo B, y algunas marcas están fortificadas con vitamina B12.

La levadura nutricional es un poco diferente. Es una variedad de levadura de cerveza que se cultiva en un medio rico en melaza. La melaza procede de la caña de azúcar o de la remolacha, tras haberse obtenido el azúcar de estas plantas y contiene azúcares y pequeñas cantidades de vitaminas y minerales. Cuando la levadura ha crecido y se ha producido una fermentación, se seca y se pasteuriza para inactivarla (ya no se podrá usar más como levadura). La levadura nutricional también se puede encontrar en forma de copos, pero a diferencia de la levadura de cerveza original, esta no tiene sabor amargo, sino un sabor que recuerda al queso o a las nueces y que es mucho más agradable.

El 50 por ciento del peso en seco de la levadura nutricional son proteínas, lo cual supone un aporte importante aunque se tome en pequeña cantidad

Las personas con enfermedades autoinmunes, y especialmente aquellas con enfermedad de Crohn (una enfermedad inflamatoria del intestino), deben hablar con su médico antes de introducir levadura de cerveza o levadura nutricional en su alimentación. Existen indicios de que la levadura podría agravar los síntomas de esta enfermedad.

En las personas sin enfermedades autoinmunes la levadura de cerveza o la levadura nutricional no tienen ningún efecto adverso. Sin embargo, y aunque no está probado, algunas personas con tendencia a desarrollar infecciones por *Candida albicans* refieren que el tomar levadura de cerveza (y a veces al tomar levadura nutricional, aunque esto es menos frecuente) aumenta su probabilidad de adquirir una nueva infección. En estos casos parece prudente retirar ambas levaduras de la dieta y si se produce mejoría, no volverlas a tomar.

Ten en cuenta que la medida más importante para prevenir las infecciones por cándida es eliminar el azúcar y los cereales refinados de la dieta. Los alimentos probióticos como el yogur y el kéfir pueden ayudar a prevenir estas infecciones.

(la ración habitual es una cucharada de 5 o 10 g). También, como la levadura de cerveza, es muy rica en vitaminas del grupo B, y muchas marcas añaden B12. Una sola cucharada de levadura nutricional aporta, según la marca, entre el 50 y el 100 por cien de las necesidades diarias de vitaminas B1, B2, B3 y B6. La levadura nutricional puede espolvorearse sobre platos de pasta y arroz, en sopas y potajes, usarse para preparar parmesano vegetal junto con frutos secos molidos y para hacer pesto vegetal.

Productos veganos elaborados

Aunque lo ideal sería que todo lo que comemos proviniera de alimentos naturales no procesados y que lo cocináramos nosotros mismos en casa, con el ritmo de vida actual esto no es siempre posible. A veces, tener unas hamburguesas, unas salchichas o un poco de embutido vegetal nos puede solucionar una cena después de un día largo y cansado. Es cierto que la mayoría de estas alternativas vegetales a los platos tradicionales de la dieta no vegetariana como hamburguesas, salchichas, albóndigas, patés y embutidos se pueden preparar en casa, pero también se pueden comprar, y supone un ahorro enorme de tiempo que en determinadas circunstancias puede ser muy conveniente.

Otros productos veganos que podemos comprar ya preparados son los que reemplazarían a los lácteos, principalmente leches o bebidas vegetales (de soja y otras), quesos vegetales y helados veganos.

El tomar estos alimentos ocasionalmente no supone ningún problema siempre que se elijan bien. No todos los productos de este tipo son igua-

No uses ninguna leche vegetal en bebés menores de 6 meses. No son apropiadas a esta edad y pueden poner en grave peligro su salud.

Entre los 6 y los 12 meses es mejor no ofrecerlas tampoco, pero se pueden usar ocasionalmente para preparar papilla de avena; y si forman parte de un plato familiar (por ejemplo una bechamel), el bebé puede tomar este plato sin problemas. En ningún caso deben ser el alimento principal del bebé; esto solo puede ser la leche materna o una fórmula específicamente diseñada para lactantes.

les, y el hecho de que sean veganos solo garantiza que están libres de ingredientes de origen animal, no que los ingredientes que contienen sean saludables. Por ello es importante mirar bien la composición y la forma de preparación y seleccionar los que estén elaborados con buenos ingredientes y de la forma más parecida a como los podríamos preparar nosotros es casa.

1. Leches vegetales

Además de la leche de soja, de la que ya se ha hablado en la sección de legumbres, y de los yogures elaborados con leche de soja, existe actualmente un amplio rango de leches o bebidas de consistencia y uso similar a la leche animal que se pueden encontrar en la mayoría de supermercados.

Estas «otras» leches tienen sin embargo una composición bastante diferente a la leche de soja. La mayoría tienen una cantidad muy baja de proteínas y algunas tienen mucho azúcar. Su valor nutricional en general es bajo y se pueden considerar más un refresco que una leche.

Cuando están enriquecidas con calcio, entonces se convierten en una buena fuente de este mineral, especialmente útil para las personas que tienen necesidades aumentadas y que no pueden comer muchas verduras de hoja verde u otros alimentos ricos en calcio.

Las leches vegetales se enriquecen con calcio para que aporten la misma cantidad de calcio que la leche de vaca. Se ha comprobado que en el caso de la leche de soja enriquecida su calcio se absorbe en una tasa similar a la de la leche animal. En el resto de leches esto no se ha investigado, pero lo lógico es que no haya mucha diferencia con la leche de soja.

Las leches pueden fortificarse añadiéndoles sales de calcio (fosfato o carbonato cálcico) o un alga marina llamada *Lithothamnium calcareum* que es naturalmente muy rica en calcio. Generalmente las leches vegetales de producción ecológica usan este alga, y aunque en teoría el calcio de este alga debería absorberse igual o mejor que el proveniente de las sales de carbonato o del fosfato, todavía no hay estudios en humanos que confirmen este aspecto.

No es necesario incluir leches vegetales en nuestra alimentación ni en la de nuestros hijos, pero si lo hacemos es importante elegir bien:

- La leche más completa y que puede sustituir a la leche de vaca en los niños mayores de un año que no puedan tomar leche materna es la leche de soja enriquecida con calcio.

- Otras variedades de leche aceptables a partir de esa edad, siempre que estén enriquecidas con calcio, son la de avena y la de almendras. Ambas tienen menos proteínas que la leche de soja, pero todavía aportan una pequeña cantidad, aunque esto depende de la marca. Es preferible elegir las que contengan 1 g de proteínas por 100 ml. Si el niño está siguiendo una dieta variada con abundancia de legumbres y frutos secos, estas dos leches pueden ser un buen complemento y una buena forma de aumentar los aportes de calcio en la dieta. La leche de almendras tiene en realidad muy pocas almendras en cada vaso, por lo que si no está expresamente enriquecida con calcio no puede ser considerada una buena fuente de este mineral a pesar de llevar almendras en su composición.

- La leche de arroz prácticamente no tiene proteínas y sí una considerable cantidad de hidratos de carbono, muchos de ellos en forma de azúcar libre. Por este motivo y porque el arroz es un alimento muy contaminado con arsénico, esta leche es la menos recomendable para los niños y tampoco aporta nada de interés en la alimentación de los adultos.

EL ALGA *LITHOTHAMNIUM CALCAREUM*

Es una microalga de color púrpura intenso que crece en aguas frías, sobre todo en el Atlántico norte. Crece muy despacio y durante su largo ciclo vital acumula grandes cantidades de minerales y oligoelementos en su esqueleto. Cuando muere, el esqueleto se vuelve blanco o amarillento y es entonces cuando se recolecta.

Tiene un alto contenido en calcio y en magnesio, y también aporta oligoelementos como zinc, cobalto, cromo, manganeso, cobre, molibdeno y yodo. Se añade a las leches vegetales para aumentar su contenido en calcio.

También se utiliza para enriquecer en minerales los suelos de cultivo y los piensos para animales.

- Sea cual sea la variedad que elijamos es importante escoger una con la mínima cantidad de azúcar añadido. En este sentido, la leche de avena es interesante porque es naturalmente dulce y prácticamente ninguna marca añade azúcar, mientras que la de almendras es naturalmente más amarga y es más común encontrar variedades con azúcar. Para preparar platos salados, como la bechamel, son mejores las variedades sin endulzar.

2. Hamburguesas, fiambres y otras alternativas vegetales a los productos cárnicos

Hace ya tiempo que este tipo de productos se encuentran en las tiendas de alimentación natural, y cada vez es más frecuente verlos incluso en supermercados. No solo encontramos hamburguesas, filetes, salchichas y albóndigas, también embutidos, croquetas y patés.

Muchos de estos alimentos han formado parte de la alimentación tradicional de otras culturas, por ejemplo los falafel, que son albóndigas de garbanzos muy populares en los países de Oriente Medio, o el propio hummus que es un paté de garbanzos. En la cocina asiática, el tofu, el tempeh y en menor medida el seitán también se han usado durante siglos junto con arroz y verduras como fuente de proteínas, en el mismo lugar que ocupa la carne.

En Occidente, donde no existe esta tradición, es más frecuente que estas proteínas vegetales –tofu, tempeh, seitán, otras legumbres– se usen para elaborar productos que tienen el mismo formato que los que estamos acostumbrados a ver elaborados con carne. El principal motivo de hacer esto es la conveniencia que suponen, ya que la mayoría de las personas están familiarizadas con este tipo de platos y les resulta muy sencillo hacer la sustitución.

Estas «carnes vegetales» son alimentos especialmente adecuados para las personas veganas que por motivos éticos dejan de comer carne y derivados de un día para otro y necesitan alternativas rápidamente hasta que aprenden a cocinar sus propios platos, pero también para los niños y adolescentes a los que a veces les cuesta comer legumbres en su formato original. También son muy útiles en los últimos meses del embarazo, cuando la capacidad para tomar grandes volúmenes de alimentos está disminuida pero las necesidades de proteínas son sin embargo proporcionalmente muy altas. Las hamburguesas, salchichas y otros productos vegetales elaborados con soja, otras legumbres o seitán son una buena fuente de proteínas y de minerales como el hierro, el calcio y el zinc; nutrientes que los niños y las embarazadas necesitan en altas cantidades para su crecimiento o el del feto y para la formación y el mantenimiento de la masa ósea.

CÓMO ELEGIR ALIMENTOS PREPARADOS QUE SEAN BAJOS EN SODIO

Uno de los problemas que puede ocasionar el consumo frecuente de alimentos preparados es que, si no los elegimos bien, pueden conducir a una alta ingesta de sodio.

Aunque los productos veganos elaborados suelen tener menos sodio que sus equivalentes no veganos, es importante que no descuidemos este aspecto.

El contenido de sodio de los alimentos se puede indicar de 3 formas:

A) Como cantidad de sal. En adultos se considera que un alimento es bajo en sal si tiene menos de 0,3 g / 100 g de producto; intermedio si tiene entre 0,31 y 1,5 g / 100 g y alto si tiene más de 1,5 g / 100 g.

B) Como cantidad de sodio. En adultos se considera que un alimento es bajo en sodio si tiene menos de 120 mg / 100 g de producto; intermedio si contiene entre 130 y 600 mg y alto si tiene más de 600 mg / 100 g.

C) Algunas etiquetas presentan estos rangos con los colores del semáforo, para que la identificación sea más rápida: verde (contenido bajo), naranja (intermedio) y rojo (alto); mientras que otras lo hacen como porcentaje de la cantidad máxima recomendada diaria. Un alimento que aporte menos del 5 % de la cantidad máxima recomendada de sodio se considera bajo en sodio; mientras que si aporta más del 20 % se considera alto en sodio. Esto está referido a las necesidades de los adultos.

En cualquiera de los casos debemos elegir preferentemente alimentos con bajo contenido en sal o en sodio, especialmente en el caso de los niños, pues las cantidades que ellos pueden tomar son todavía más bajas que en el caso de los adultos. Recuerda que los menores de 1 año no deben tomar ninguna comida con sal añadida.

Para elegir los productos más adecuados desde el punto de vista tradicional debemos mirar la lista de ingredientes y fijarnos en los siguientes aspectos:

1. El ingrediente principal (el primero en la lista) debe ser el tofu, tempeh, soja texturizada o seitán, una mezcla de estos o incluso alguna legumbre. Esto hace que el producto final sea rico en proteínas. Es importante también mirar la composición nutricional: el contenido en proteínas debe ser al menos el 10 por ciento del total de las calorías, e idealmente debería ser del 15 por ciento o más. Es mejor no comprar de forma habitual los que están hechos a base de cereales (excepto el seitán) o verduras, ya que el aporte de proteínas es generalmente muy bajo.

2. Las grasas empleadas deben ser de buena calidad. Las mejores son el aceite de oliva y de colza y en pequeñas cantidades, de girasol. Es importante evitar los productos que contienen aceite de palma, así como los elaborados con margarinas o grasas hidrogenadas.

3. El contenido en sodio debe ser bajo y es preferible que no estén prefritos ni rebozados.

3. Quesos veganos

Los quesos veganos cada vez son más populares. Para muchas personas dejar el queso animal es el obstáculo más importante que encuentran a la hora de hacerse veganas y estos sustitutos suponen una ayuda culinaria útil. Sin embargo, la mayoría de los quesos que se encuentran en las tiendas veganas, de alimentación natural o supermercados son quesos de muy baja calidad nutricional y solo deberían consumirse excepcionalmente, para una celebración o similar. Estos quesos están elaborados solo a partir de grasa (generalmente aceite de coco) y saborizantes; no contienen ni proteínas ni minerales u otros nutrientes y aportan mucha grasa. Además, el aceite de coco no deja de ser una grasa saturada, de las que es conveniente evitar. Los efectos del consumo continuado de aceite de coco en la salud humana todavía son desconocidos.

Los mejores quesos veganos están hechos a partir de frutos secos (generalmente anacardos o almendras) y llevan muy pocos ingredientes más.

Aportan todas las cualidades nutricionales de los frutos secos: proteínas, grasas de buena calidad, minerales y vitaminas. Aunque todavía no es fácil encontrarlos en las tiendas y suelen ser caros, son desde luego la mejor opción para los niños y para toda la familia.

Otra buena opción desde el punto de vista nutricional son los quesos elaborados a partir de tofu. El tofu se puede fermentar y supone una base muy buena para elaborar quesos crema o incluso quesos más consistentes, sin que se necesite añadir muchos ingredientes.

Los quesos veganos a partir de frutos secos y también a partir de tofu, o incluso de yogur de soja, son relativamente fáciles y rápidos de hacer en casa y se pueden encontrar muchas recetas en blogs de cocina vegana en internet. En este caso merece la pena dedicar algo de tiempo a aprender a hacer el que más nos guste y prepararlo una vez por semana o cuando lo necesitemos.

Una forma muy sencilla de conseguir un queso rallado similar en textura y sabor al parmesano es mezclando levadura nutricional con frutos secos molidos, generalmente anacardos (también sabe muy bien con nueces o almendras molidas, incluso con una mezcla de los 3 frutos secos). Esta mezcla es muy nutritiva y va muy bien espolvoreada encima de platos de pasta, de verduras y también sobre sopas. Con esta misma base se pueden preparar diferentes tipos de pesto.

4. Helados

Con los helados sucede algo parecido a los quesos; la mayoría de los que se encuentran disponibles en comercios tienen una composición nutricional muy pobre, lo que limita su consumo. De nuevo, no resulta difícil elaborar helados en casa, a veces simplemente congelando una fruta dulce como el plátano hecho puré y mezclado con un poco de cacao. Casi todos los blogs de cocina vegana tienen recetas de helados y la mayor parte de ellas usan buenos productos y solo una pequeña cantidad de endulzante.

Entre los que se venden en las tiendas, las variedades elaboradas con frutos secos son, como sucede con los quesos, las mejores. Los frutos secos son ricos en grasa y esto hace que sean una buena base para los helados.

Los que más se usan son los anacardos. Aunque son más caros que el resto, merece la pena reservar estos productos para una ocasión especial pero comprar solo los mejores.

La mayoría de helados veganos que se encuentran en supermercados están elaborados con leche de soja y aceite de coco y suelen llevar además bastante azúcar añadido. El producto final es alto en grasa y en azúcar y por eso su consumo debería ser solo para ocasiones especiales como celebraciones y similares.

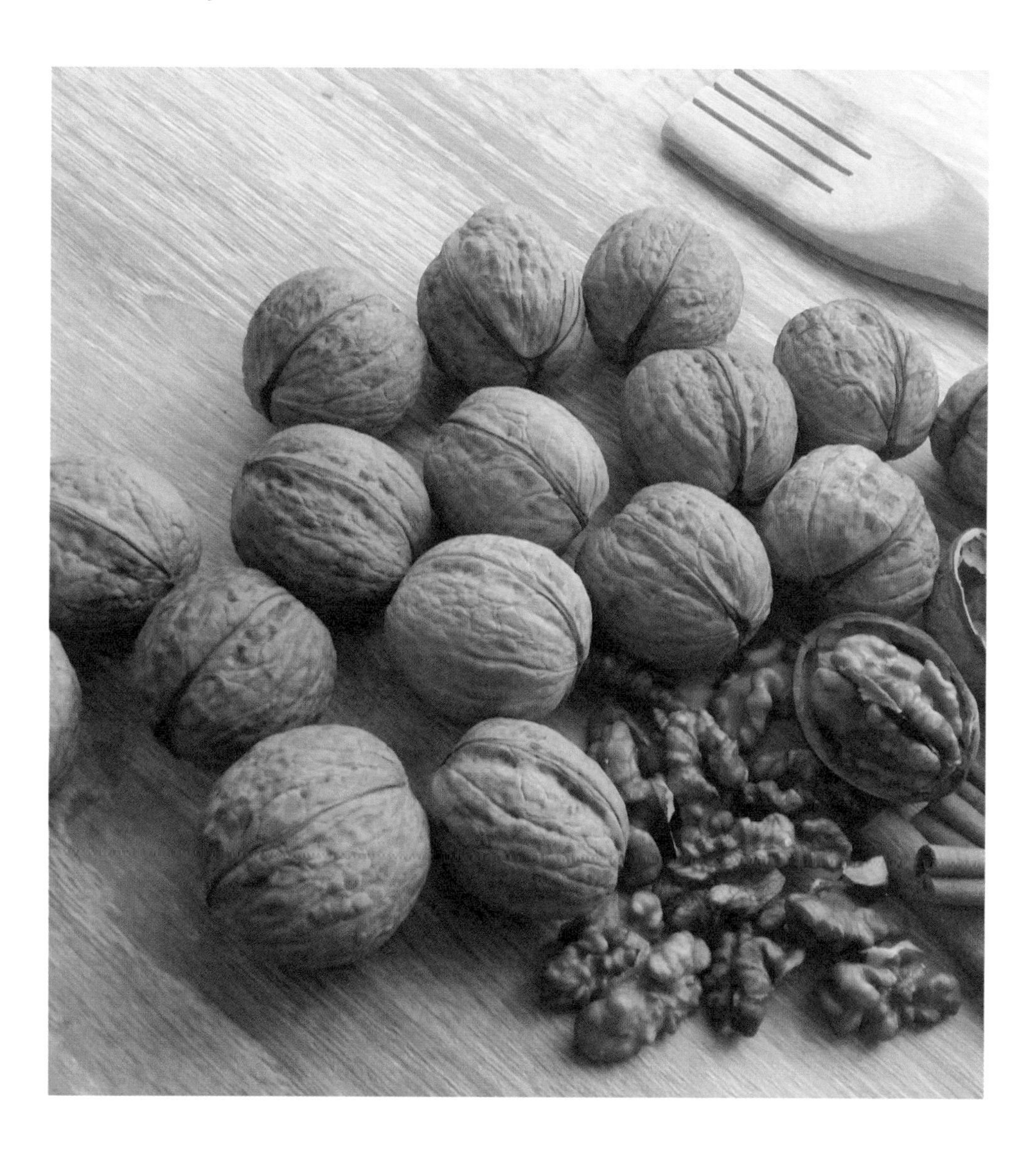

ALIMENTACIÓN VEGANA PARA TODOS: DE LA CONCEPCIÓN A LA ADOLESCENCIA

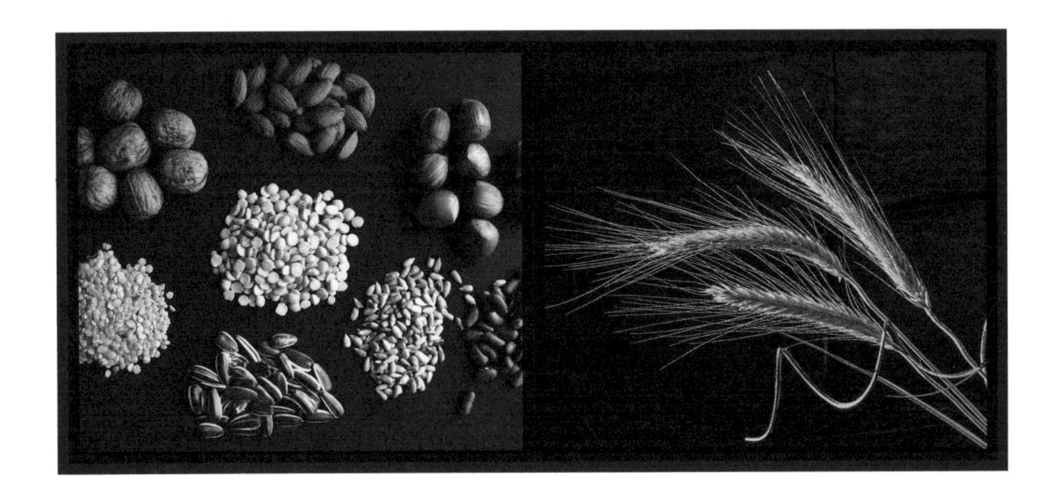

EL EMBARAZO Y LA LACTANCIA

El embarazo es una época que puede poner a prueba a cualquier mujer vegana porque lo habitual es que su alimentación y modo de vida sean cuestionados por profesionales sanitarios, familiares y amigos. Es perfectamente posible tener un embarazo saludable llevando una alimentación vegana y no hay datos que indiquen que el veganismo en el embarazo se asocie con mayor número de complicaciones o con un menor peso del bebé. La Academia Americana de Nutrición declaró en el año 2009, y lo ratificó en el año 2016, que la alimentación vegetariana y vegana adecuadamente planificadas son apropiadas y saludables durante el embarazo y la lactancia.

La alimentación recomendada durante el embarazo no es diferente a la alimentación que todos deberíamos seguir en cualquier otra etapa de la vida. A partir del segundo trimestre del embarazo necesitarás más calorías y es posible que veas que tu apetito se incrementa. Sin embargo, la mayoría de las mujeres cuando sienten más hambre es durante la lactancia. Es importante elegir bien los alimentos extra que vamos a tomar en este periodo para que no solo nos aporten calorías, sino además proteínas, vitaminas y minerales, cuyas necesidades también están aumentadas.

A continuación vamos a ver cómo cambian las necesidades de hidratos de carbono, proteínas y grasas durante el embarazo y la lactancia, y la mejor forma de satisfacer estas necesidades adicionales.

Hidratos de carbono. La mayoría de los hidratos de carbono en tu alimentación deben proceder de los cereales integrales y las legumbres, y en menor proporción, de las frutas. No hay una cantidad establecida de hidratos de carbono que debas comer durante el embarazo y la lactancia, y dependerá de tus necesidades concretas. Lo más importante es vigilar la calidad de los hidratos de carbono que comemos. Limita al máximo el consumo de azúcar y de productos azucarados. No son alimentos necesarios y la ingesta ideal de azúcar es cero. Si tomas ocasionalmente algo, es importante que la cantidad total diaria no supere los 25 g (esto incluye el azúcar como tal y los alimentos que llevan azúcar añadido, pero no los azúcares naturales de la fruta). Es preferible tomar los alimentos azucarados junto con otras comidas para retrasar la absorción del azúcar.

Nutriente	Incremento de necesidades durante embarazo y lactancia	Ejemplos de raciones de alimentos que proporcionan esa cantidad
Proteínas	2º trim: + 8 g 3º trim: + 28 g Lactancia: + 18 g	Hummus (100 g): 8 g Seitán (80 g) + quinoa cocida (1 taza): 28 g Lentejas cocidas (1 plato): 18 g
EPA & DHA	+ 150 mg	Precursores: nueces, lino, chía, cáñamo, soja Suplemento de DHA vegetal (500 mg / día)
Zinc	Embarazo: + 1,5 mg Lactancia: + 3 mg	Garbanzos cocidos (100 g): 1,5 mg Semillas de calabaza (40 g): 3 mg
Yodo	+ 50 mcg	Dependiendo de la dieta y del uso o no de sal yodada puede ser necesario un suplemento
Vitamina A	Embarazo: + 50 mcg Lactancia: + 650 mcg	Un pomelo: 50 mcg Una zanahoria mediana (80 g): 650 mcg
Ácido fólico	Embarazo: + 270 mcg (más suplemento periconcepcional 400 mcg) Lactancia: + 170 mcg	Brécol al vapor (150 g): 105 mcg + 1 aguacate: 120 mcg + 4 cucharadas soperas hummus: 50 mcg Lentejas cocidas (100 g): 180 mcg
Vitamina B12	Embarazo: + 0,5 mcg Lactancia: + 1 mcg	Suplemento diario o semanal recomendado en todos los casos

Proteínas. Las necesidades de proteínas aumentan sobre todo en el tercer trimestre del embarazo, coincidiendo con el rápido crecimiento del feto en ese momento. Durante la lactancia también es necesaria una mayor cantidad de proteínas para producir la leche. Las necesidades de proteínas de una mujer antes del embarazo y durante el primer trimestre son de 52 g / día, durante el segundo trimestre aumentan a 60 g / día, durante el tercer trimestre son de 80 g / día y durante los primeros 6 meses de lactancia son de 70 g / día. La mejor forma de asegurarnos este aporte adicional de proteínas es aumentando las raciones de legumbres y frutos secos y semillas. En la tabla puedes ver ejemplos de raciones de alimentos que proporcionan este extra de proteínas por cada trimestre de embarazo, pero algunas ideas prácticas para el día a día son:

- Ten siempre a mano como tentempié frutos secos y semillas. Ocupan poco espacio y son muy nutritivos y saciantes; los puedes llevar al trabajo o donde necesites. Las nueces además de proteínas proporcionan omega-3. Las semillas de calabaza son muy interesantes porque además de ser muy ricas en proteínas son una buena fuente de zinc, cuyas necesidades durante el embarazo son muy altas.

- El hummus es un buen aporte de proteínas gracias a los garbanzos y al sésamo y se puede comer en cualquier momento del día, incluso en el desayuno. Puedes hacerlo en casa y comerlo a lo largo de la semana, se conserva bien y te puedes llevar pequeñas raciones a cualquier parte; lo puedes comer con pan y / o bastones de zanahoria por ejemplo.

- Ten en casa cacahuetes crudos o tostados (no fritos) y añádelos a los salteados de verduras. Si están crudos es mejor tostarlos en la sartén antes. Van muy bien con salteados de tipo oriental en los que también puedes poner tofu o tempeh. Puedes sustituir de vez en cuando los cacahuetes por anacardos. Aprovecha para añadir alguna verdura rica en calcio en tu salteado (brécol, col china).

- Ten siempre preparada y en la nevera una mezcla de frutos secos molidos y levadura nutricional, que puedes usar para espolvorear sobre platos de arroz, de verduras, de pasta o en sopas. La levadura nutricional es muy rica en proteínas (50 por ciento de su peso) además de ser una fuente excelente de vitaminas del grupo B. Puedes prepararla con cualquier tipo de fruto seco o con una mezcla de ellos, lo mejor es ir variándolos y usar uno diferente cada vez.

- Si, especialmente durante el tercer trimestre, tienes dificultades para tomar grandes cantidades de comida porque te produce incomodidad o dificultades digestivas, prueba a sustituir alguna de las raciones de legumbres por sus equivalentes en forma de derivados de soja y seitán, incluyendo «carnes» y «fiambres» vegetales. Estos alimentos tienen muchas proteínas en un volumen reducido y pueden ser de ayuda en este periodo. Un vaso de 250 ml de leche de soja tiene 8 g de proteínas, justo la cantidad extra que necesitas durante el segundo trimestre. Un yogur de soja en la merienda aportaría la mitad. Una ración de 100 g de tempeh tiene algo más de los 18 g extra necesarios durante la lactancia. Muchas hamburguesas elaboradas con tofu y / o seitán son también ricas en proteínas, cómodas de comer y fáciles de digerir (ver pág. 187).

Grasas. Es importante mantener bajo el consumo de grasas saturadas y dar preferencia a las grasas monoinsaturadas del aceite de oliva, las aceitunas, el aguacate y los frutos secos. El mejor aceite para aliñar y cocinar es el de oliva, y en las regiones donde se encuentre disponible, el de colza. Pequeñas cantidades de aceite virgen de coco para cocinar o formando parte de algunos alimentos son aceptables, pero hay que evitar el aceite de palma, los ácidos grasos *trans* y el exceso de aceites vegetales ricos en omega-6 (girasol, pepita de uva, sésamo, maíz...) presentes sobre todo en las margarinas y en algunos alimentos procesados.

Es recomendable incluir en la dieta regularmente alimentos ricos en ácido linolénico (ALA), el precursor de la familia omega-3. Los mejores son las nueces, el aceite y las semillas de lino molidas, el aceite de cáñamo y las semillas de chía. En general, si tomamos 2 raciones de 30 g de nueces a la semana y ocasionalmente alguno de los otros alimentos tendremos un aporte suficiente de ALA. La soja y sus derivados (tofu y tempeh) y muchas verduras de hoja verde tienen también cantidades significativas de ácido linolénico, que se suman a los aportes de las nueces y de los otros alimentos ricos en este omega-3. Si no puedes tomar regularmente nueces, el aceite virgen de lino sería la mejor opción. Dos cucharadas soperas de aceite virgen de lino a la semana te proporcionarán toda la cantidad de ALA que necesitas en este periodo. El uso de suplementos de ácido eicosapentaenoico (EPA) y ácido docosahexaenoico (DHA) durante el embarazo y la lactancia es controvertido. La ingesta recomendada por la Agencia Europea de Seguridad Alimentaria durante el embarazo es de 150 mg por día, además de la cantidad recomendada para todos los adultos que es de 250 mg; es decir, 400 mg en total. Estos ácidos grasos se pueden sintetizar en el organismo a partir del ácido linolénico, pero no está claro cuánto de eficiente es este proceso. Aunque se sabe que durante el embarazo se produce una mayor conversión de ácido linolénico en EPA y DHA, también se ha visto que en la sangre y en la leche de las mujeres veganas los niveles de EPA y DHA son más bajos que en mujeres no vegetarianas. Yo recomiendo tomar un suplemento de 400-500 mg de EPA y DHA a todas las mujeres embarazadas y durante el primer año de lactancia. Se puede encontrar EPA y DHA de origen vegetal, obtenido del aceite de algas marinas (ver págs. 67 y 112).

La mayor parte de las necesidades adicionales de vitaminas y minerales que conlleva el embarazo están cubiertas con la alimentación habitual, pero hay algunos nutrientes que requieren una atención especial y son los siguientes:

Hierro. El embarazo aumenta las necesidades de hierro. Por una parte, el volumen de sangre en la madre aumenta y se necesita esta cantidad de hierro extra para formar más glóbulos rojos. Además, el feto toma grandes cantidades de hierro a través de la placenta para formar sus propios glóbulos rojos y para acumularlo en forma de depósito. Este depósito le durará alrededor de 6 meses después del nacimiento. El organismo materno se adapta a esta gran demanda aumentando su absorción de hierro de la dieta. Algunos estudios han mostrado que la tasa de absorción de hierro no hemo, el hierro que encontramos en los alimentos vegetales, aumenta durante el embarazo, pasando de 5-10 por ciento en el primer trimestre al 36 por ciento en el segundo trimestre y hasta el 66 por ciento en el tercer trimestre. Durante la lactancia, la cantidad de hierro que necesitas es menor que durante el embarazo y menor incluso que antes de quedarte embarazada, por la ausencia de las pérdidas que tienen lugar con la menstruación. La cantidad de hierro en la leche humana es muy baja, alrededor de 0,3 mg por litro, y no se ve modificada por la cantidad de hierro en la dieta de la madre o sus niveles en sangre. Sin embargo, si tus pérdidas de sangre durante el parto han sido abundantes y tus depósitos de hierro han quedado disminuidos, el periodo de lactancia es buen momento para recuperar estos niveles. La Agencia Europea de Seguridad Alimentaria recomienda que las mujeres tomen la misma cantidad de hierro durante el embarazo y la lactancia que tomaban antes del embarazo (16 mg / día).

En cuanto al hierro, lo más importante que debes recordar es que si tomas café o té, debes hacerlo una hora antes o dos horas después de las comidas principales para no interferir en su absorción; y debes procurar incluir siempre frutas y verduras ricas en vitamina C (ver pág. 87). Una dieta rica en verduras, cereales integrales, legumbres, semillas y frutos secos te aportará el hierro que necesitas durante este periodo. En algunos casos, independientemente de la dieta que una siga, las reservas de hierro no son suficientes para afrontar los grandes requerimientos de esta etapa y son convenientes los suplementos; tómalos si te hacen falta.

Calcio. Las necesidades de calcio aumentan durante el embarazo, pero también lo hace la absorción intestinal de calcio, que se multiplica por dos. Por este motivo la Agencia Europea de Seguridad Alimentaria recomienda durante el embarazo la misma ingesta de calcio que antes del embarazo: 1000 mg al día (1200 mg en caso de mujeres embarazadas adolescentes o muy jóvenes).

Es importante que te asegures de que estás tomando suficiente calcio. El calcio no solo es fundamental para mantener tu masa ósea y formar los huesos del bebé, sino que se sabe que tiene un papel protector frente a la **preeclampsia**, una de las complicaciones más frecuentes del embarazo.

Estas son algunas formas de mantener alta tu ingesta de calcio durante el embarazo:

- Incluye todos los días una verdura rica en calcio de fácil absorción. Las mejores son las coles (col rizada, col china, grelos, col negra italiana), el brécol, la rúcula y los berros. La col china o *pak choi* y el brécol son ideales para salteados orientales de verduras con tofu o tempeh, la col rizada y el *cavolo nero* italiano van muy bien en las sopas de legumbres, con la rúcula y los berros puedes hacer pestos tan buenos o mejores que si usas albahaca (y son más baratos y fáciles de encontrar en mercados y supermercados), además de usarlos en ensaladas.

- Toma regularmente almendras e higos como tentempié; ambos son ricos en calcio.

- Añade hierbas secas molidas a tus sopas y platos de pasta y arroz (albahaca, orégano, perejil, tomillo...).

- Compra tofu cuajado con sales de calcio; su contenido en calcio es 2-3 veces mayor que el del tofu cuajado solo con magnesio.

- Compra tahini elaborado a partir de semillas enteras de sésamo, no peladas; su contenido en calcio es muchísimo mayor que en el obtenido a partir de semillas peladas, ya que el calcio se encuentra principalmente en la cáscara de la semilla. Usa este tahini para preparar hummus y cualquier otro paté de legumbres y también para preparar un aliño con tahini, miso y limón que se puede usar con verduras y ensaladas.

- Las leches vegetales enriquecidas con calcio son una forma cómoda y eficaz de aumentar nuestra ingesta de calcio. Un vaso de 250 ml nos aporta casi la tercera parte del calcio que necesitamos cada día y es un calcio que se absorbe bien. Los días que veas que no puedes tomar otros alimentos ricos en calcio, toma un vaso extra de cualquiera de estas leches.

- No te olvides de que el calcio se absorbe mejor en presencia de unos buenos niveles de vitamina D. Pasea todo lo que puedas en los días soleados. Si vives en un clima frío o por cualquier razón no puedes exponerte al sol deberías tomar un suplemento de vitamina D3.

Zinc. Las necesidades aumentan moderadamente durante el embarazo, pero sobre todo durante la lactancia, ya que la leche materna es muy rica en zinc. El organismo materno se adapta a esta demanda extra aumentando la absorción intestinal de zinc, pero es importante que consumamos alimentos ricos en zinc a diario. Las necesidades antes del embarazo son de 10 mg / día; aumentan a 11,5 mg / día durante el embarazo y a 13 mg / día durante la lactancia. La absorción de zinc se ve limitada por los fitatos presentes en los cereales integrales y en las legumbres. Una forma de disminuir el contenido en fitatos es poner en remojo prolongado las legumbres, desechando luego este agua antes de cocerlas; la mayor parte de los fitatos se irán con el agua. Además, los procesos de fermentación como el que ocurre en la elaboración del pan, también disminuyen el contenido natural en fitatos de los cereales. Los panes elaborados con levadura madre son los mejores en este aspecto y son los que deberíamos priorizar en casa a diario. Las mejores fuentes vegetales de zinc son las legumbres y sobre todo, las semillas de girasol, sésamo y calabaza. Las semillas de calabaza tostadas, solas o acompañadas por otros frutos secos, son uno de los tentempiés más nutritivos que podemos tomar mientras estamos embarazadas y dando el pecho.

Yodo. Durante el embarazo y la lactancia los requerimientos de yodo aumentan de 150 a 200 mcg por día. En muchos lugares las mujeres embarazadas y que dan el pecho reciben suplementos de yodo rutinariamente, pero no está claro que esto sea necesario en todos los casos. El yodo juega un papel fundamental en el desarrollo del cerebro fetal y es necesario que aseguremos un aporte adecuado desde el primer momento del embarazo, preferiblemente desde antes de la concepción. Si tu dieta incluye algas de forma regular (2-3 veces por semana, ver págs. 101 y 173) y además usas sal yodada, no necesitarás ningún aporte extra. Si no es así conviene que hables con tu médico de familia, obstetra o matrona para que valoren la posibilidad de que tomes un suplemento.

Si nunca has tomado algas, no empieces a hacerlo durante el embarazo o mientras amamantas. El consumo repentino de algas puede producir un aumento brusco en los niveles de yodo y este es un periodo delicado en el que no conviene que haya desequilibrios con el yodo. Es mejor que tomes un suplemento ahora y te plantees incluir algas en tu alimentación o en la de tu familia hacia el final del primer año de la vida del bebé si das el pecho.

No tomes comprimidos de alga kelp, clorella o espirulina durante el embarazo. Las cantidades de yodo que aportan no son constantes, pueden ser demasiado altas o bajas, y pueden ser vehículo de metales pesados y de otras sustancias peligrosas durante el embarazo.

Vitamina A. Las necesidades de vitamina A durante el embarazo son muy similares a las pregestacionales, pero se incrementan mucho durante la lactancia, hasta suponer el doble (1300 mcg / día) de las necesidades de antes del embarazo (650 mcg / día). La leche materna es rica en vitamina A. Cuanto mayores sean tus reservas de vitamina A mayor será la concentración de vitamina A en tu leche, así que si sigues una dieta consistentemente rica en vitamina A, antes y durante el embarazo, tendrás buenos niveles mientras estés dando el pecho, ya que esta vitamina se almacena en el hígado. En la alimentación vegana la vitamina A procede de los carotenos, que se transforman en parte en vitamina A en nuestro intestino. Los alimentos más ricos en carotenos son las frutas y verduras de colores naranja, rojo y verde oscuro. El boniato, las zanahorias, la espinaca y la col rizada son las verduras con mayor concentración de carotenos precursores de vitamina A, pero también son buenas fuentes el resto de verduras de hoja verde y de ensalada, los pimientos, el brécol, la calabaza, los tomates, los mangos, albaricoques y papayas. La vitamina A se absorbe mejor en presencia de grasa, así que no olvides aliñar tus verduras con un poco de aceite de oliva o con un poco de tahini.

Ácido fólico. Durante el embarazo y la lactancia las necesidades de folato se incrementan. Como con el hierro, el ácido fólico es necesario en la síntesis de glóbulos rojos y además tiene otras funciones importantes. Las mejores fuentes de folato son las verduras de hoja verde, las legumbres y algunas frutas. La suplementación con 400 mcg de ácido fólico desde un mes antes de la concepción y durante todo el primer trimestre se ha asociado en todos los países del mundo con una reducción marcada en la incidencia de defectos del tubo neural (espina bífida, encefalocele y anencefalia) en el feto (ver pág. 76). Este efecto protector se ha visto independientemente de la ingesta de folato en la dieta, por lo que aunque tu consumo de alimentos ricos en folato sea elevado, no debes olvidar tomar el suplemento de 400 mcg desde un mes antes de quedarte embarazada y hasta el final del primer trimestre.

Vitamina B12. Es imprescindible asegurar un aporte adecuado durante todo el embarazo y la lactancia. Las necesidades de esta vitamina son muy altas durante esta etapa y las deficiencias leves son muy frecuentes, incluso entre mujeres no vegetarianas. El feto y el bebé obtienen la vitamina B12 que necesitan a través de la placenta y de la leche y si no reciben suficiente las consecuencias pueden ser muy graves, ya que esta vitamina es esencial para el desarrollo del cerebro del feto. Aunque algunos adultos pueden pasar meses o años con unos niveles subóptimos de vitamina B12 y no mostrar síntomas, en el feto y el bebé pequeño los efectos son inmediatos, profundos y a veces irreversibles. La gran mayoría de los casos de deficiencia de vitamina B12 que se publican en la literatura médica ocurren en lactantes de corta edad.

La Agencia Europea de Seguridad Alimentaria recomienda un incremento de 0,5 mcg de vitamina B12 durante el embarazo y de 1 mcg durante la lactancia, lo que haría un total de 4,5 mcg durante el embarazo y 5 mcg en la lactancia (ver pág. 77). Sin embargo, estas cantidades están calculadas a partir de poblaciones no vegetarianas y pueden no ser adecuadas para mujeres vegetarianas o veganas.

En el embarazo es esencial la suplementación regular y específica con B12, incluso en mujeres que no sean completamente veganas o cuya dieta incluya pequeñas cantidades de alimentos vegetales enriquecidos. La suplementación con B12 sigue siendo recomendable aunque tomes un multivitamínico que incluya B12. La razón es que la cantidad de B12 que llevan los multivitamínicos suele ser baja y la absorción, en presencia del resto de vitaminas y a veces de minerales, puede no ser buena. Además la mayoría de los multivitamínicos se diseñan para mujeres no vegetarianas y no tienen en cuenta las necesidades incrementadas de B12 que tienen las embarazadas vegetarianas y veganas.

Una dosis de 1000 mcg tres veces por semana es la suplementación recomendada durante todo el embarazo y la lactancia; al margen de la cantidad que proporcione la alimentación y el suplemento multivitamínico si lo tomas. La vitamina B12 se debe tomar siempre por vía oral: de esta manera no hay peligro de excesos ni de reacciones alérgicas.

Lo ideal es iniciar la suplementación con vitamina B12 antes del embarazo, igual que se recomienda hacer con el ácido fólico pues ambas vitaminas trabajan juntas. Además cualquier persona vegana debería estar tomando suplementos de B12 regularmente. Si por el motivo que sea no has hecho esto e inicias tu embarazo después de una temporada de aportes bajos de B12, lo mejor es que tomes una dosis de 1000 mcg de B12 una vez al día durante dos semanas, para asegurar que los depósitos se recuperan y que los niveles en sangre son óptimos. Después deberás continuar con la pauta de tres veces por semana. No hay posibilidad de tomar demasiada vitamina B12 por vía oral, especialmente porque a estas dosis altas la absorción es baja. El peligro real es no tener niveles suficientes en sangre.

Vitamina D. La Agencia Europea de Seguridad Alimentaria no considera que durante el embarazo o la lactancia haya un aumento de las necesidades de vitamina D y ha fijado la ingesta recomendada en 15 mcg (600 UI) por día. Sin embargo, estudios recientes han mostrado que muchas mujeres tienen niveles bajos de vitamina D en sangre y que esto podría relacionarse con más complicaciones durante la gestación, por lo que es posible que esta dosis de vitamina D sea difícil de conseguir. Aunque la mejor fuente es la luz solar, en muchos casos no es posible exponernos al sol tanto como sería conveniente para tener unos buenos niveles durante el embarazo y la lactancia; por otra parte, la alimentación en los países mediterráneos, vegana o no, no proporciona por sí sola la cantidad suficiente como para cubrir las necesidades. Si tu exposición al sol es infrecuente debes considerar tomar un suplemento de vitamina D3 de origen vegetal (al menos 600 UI al día).

Precauciones especiales durante este periodo

Durante el embarazo algunos alimentos pueden suponer un peligro especial; entre estos están los alimentos susceptibles de sufrir contaminación bacteriana, porque pueden transmitir enfermedades como la listeriosis, la toxoplasmosis, la salmonelosis o la infección por *E. coli*. El mayor riesgo está en los alimentos de origen animal, incluyendo lácteos, pero entre los alimentos vegetales tanto el miso no pasteurizado, como las semillas germinadas consumidas crudas (brotes de soja, alfalfa, etcétera) y las ensaladas preparadas y listas para consumir tienen más riesgo de contaminación bacteriana que el resto. Debemos recordar lavar bien todas las frutas y las verduras antes de consumirlas.

Con algunas sustancias es necesario tener un cuidado especial durante el embarazo y la lactancia, estas sustancias son la cafeína, el alcohol y algunos tés de hierbas y plantas medicinales.

Cafeína. La cafeína en altas cantidades se ha relacionado con un aumento del riesgo de aborto y de parto prematuro, así como con un menor peso del bebé al nacer. La Agencia Europea de Seguridad Alimentaria recomienda no sobrepasar los 200 mg de cafeína al día durante el embarazo. Una taza de café normal contiene entre 130-140 mg de cafeína, mientras que una taza de té negro contiene 40-70 mg. También se puede encontrar cafeína en los refrescos de cola y en las bebidas «energéticas» (100-150 mg de cafeína por lata). Algunos medicamentos llevan cantidades variables de cafeína. Hay pequeñas cantidades de cafeína en el chocolate, mientras que en el café descafeinado la cantidad residual es muy escasa.

Alcohol. El alcohol es muy peligroso durante el embarazo. Puede causar abortos y un conjunto de malformaciones en el feto que se conocen como trastornos del espectro alcohólico fetal y que incluyen, pero no solo, retraso mental y otros problemas neurológicos. No hay ninguna cantidad de alcohol que sea segura durante el embarazo y las principales asociaciones médicas aconsejan no tomar absolutamente nada. Si estás pensando en quedarte embarazada este es el momento ideal para dejar el alcohol.

Durante la lactancia, el alcohol parece no ser tan tóxico para el bebé como durante el embarazo. El alcohol que consume la madre pasa a su leche y de ahí al bebé; se ha visto que cantidades incluso leves de alcohol reducen la producción de leche y que a largo plazo dan lugar a una disminución de la ganancia del peso del niño. También se ha visto que los bebés tienden a mamar menos cuando en la leche hay concentraciones altas de alcohol y que el consumo de alcohol a través de la leche materna les puede causar letargia y hacerles dormir más profundamente.

El alcohol presente en una cerveza o en una copa de vino tarda unas 3 horas en eliminarse del organismo y de la leche. Si en algún momento vas a beber alcohol durante la lactancia (mejor dejarlo para después del primer mes) hazlo justo después de dar de mamar y espera 3-4 horas para volver a dar el pecho. Recuerda que el alcohol produce somnolencia y un sueño más pesado y eso puede hacer que tengas problemas por la noche a la hora de cuidar al bebé. El colecho es peligroso y está contraindicado si los cuidadores del niño han bebido alcohol, precisamente por este motivo, ya que aumenta el riesgo de muerte súbita del bebé.

Pero además hay otros motivos para evitar o limitar al máximo el consumo de alcohol durante la lactancia: en este periodo nuestras necesidades de calorías y nutrientes son muy elevadas. Mientras que el alcohol proporciona muchas calorías, no tiene ninguno de los demás nutrientes que las madres que dan el pecho necesitan: proteínas, grasas de buena calidad, vitaminas y minerales. Por ello beber alcohol durante la lactancia desplaza el consumo de otros alimentos importantes durante este periodo y / o conduce a una excesiva ganancia de peso en la madre.

Tés de hierbas o medicinales. Las plantas medicinales son el origen y la fuente de muchos de los medicamentos que usamos en la actualidad y hay que considerarlas como tales, por lo que en el embarazo y la lactancia es importante que seas muy cuidadosa con ellas. Cuando las preparamos en infusión, muchos de sus principios se concentran y no están libres de potenciales efectos adversos. Ten en cuenta además que de muchas de estas sustancias no hay estudios realizados en mujeres embarazadas. En pequeñas dosis (una taza al día) la mayoría de los tés de hierbas de consumo común como la menta, la manzanilla, el jengibre o el roibos son seguras. Cómpralas siempre en lugares de confianza y donde no haya habido posibilidad de mezcla accidental con otras plantas. Es mejor tomar camomila y valeriana solo ocasionalmente. Sin embargo hay plantas que incluso en pequeñas dosis pueden suponer un peligro en el embarazo y que hay que evitar. Estas son principalmente: el perejil, la salvia (las puedes seguir usando como condimento en la cocina, pero no te hagas infusiones con ellas), el regaliz, el hipérico o hierba de San Juan, el ginseng, la ruda, la cola de león y el tomillo. Por la misma razón no tomes suplementos que contengan hierbas medicinales sin consultarlo antes con un profesional sanitario.

Cómo alimentarnos si tenemos náuseas en el primer trimestre

Las náuseas son un problema bastante frecuente durante el primer trimestre, y a veces a principio del segundo. Es importante que consultes con tu ginecólogo y matrona, especialmente si las náuseas son continuadas a lo largo del día, si se van agravando a lo largo del embarazo en vez de desaparecer y si te impiden comer durante varios días o si no eres capaz de tolerar líquidos en cualquier momento. Para los casos leves, estos consejos pueden serte útiles:

- Come con frecuencia y en cantidades pequeñas para evitar el hambre, que a veces es uno de los desencadenantes de las náuseas. Ten cerca de la cama algún tentempié que te guste para tomarlo en cuanto te despiertes por la mañana si tiendes a tener náuseas a esa hora.

- Toma tentempiés ricos en hidratos de carbono y bajos en grasas. Se digieren más rápido y más fácilmente. Las mejores opciones son las frutas, las frutas desecadas (como orejones de albaricoque, mango seco, dátiles, higos), las tortitas de arroz o de otros cereales y los panecillos crujientes tipo biscote.

- Evita alimentos con olores fuertes y trata de no comer comidas demasiado calientes (los olores son más potentes cuando la comida está caliente). A veces, cocinar en sí mismo puede desencadenar las náuseas. Intenta que alguien cocine por ti si este es el caso.

- En los días que realmente te resulte difícil comer sólidos, trata de mantenerte bien hidratada bebiendo con frecuencia. Toma zumos naturales, yogures de soja o leche vegetal, y caldos. Los batidos pueden ser una buena ayuda si solo puedes beber. Prepáralos con frutas y leche o yogures. Ten frutas como plátanos y fresas u otras frutas del bosque cortadas y congeladas para poder prepararte un batido en cualquier momento. Puedes añadir frutos secos molidos

PUNTOS CLAVE A LA HORA DE PLANIFICAR TU EMBARAZO VEGANO

- Revisa tu dieta y comprueba que sigue las recomendaciones generales para una dieta vegana equilibrada (capítulo 2).
- Empieza a tomar un suplemento de ácido fólico, 400 mcg al día.
- Asegúrate de que tomas al menos 1000 mcg de vitamina B12 tres veces por semana. Si has seguido una dieta vegana sin suplementación con B12 por un tiempo, toma 1000 mcg de B12 todos los días durante dos semanas y luego continúa con la pauta de tres veces a la semana. Esto asegurará que tus niveles de B12 sean los óptimos en el momento de concebir.
- Comprueba si tu alimentación tiene aportes suficientes de yodo y si no es así, empieza a tomar un suplemento que aporte 200 mcg de yodo al día.
- Si no te expones a la luz solar regularmente por la circunstancia que sea, es recomendable tomar un suplemento de vitamina D, 600 UI (unidades internacionales) o 15 mcg al día.
- Deja completamente el alcohol.
- Si no lo estás haciendo ya, inicia una rutina de ejercicio físico regular. El mejor ejercicio o deporte es aquel que más te guste, pues ese es el que tendrás menos dificultad para hacer los días que estés cansada o muy ocupada. Además de esto, mantente activa todos los días caminando al menos media hora. El ejercicio físico regular aumenta las posibilidades de concebir y te hará estar más sana durante el embarazo y enfrentar el parto con más fortaleza física y emocional.
- Cada vez se está dando más importancia a la dieta del padre durante el periodo preconcepcional porque hay indicios de que afecta a la calidad de los espermatozoides y al material genético que estos contienen. Es muy importante que los futuros padres se aseguren un buen aporte de ácido fólico y vitamina B12 y que eviten el consumo de azúcar y de grasas de mala calidad.

o en crema, o 1-2 cucharadas de leche de soja en polvo para incrementar su contenido proteico. Bebe también gazpacho si te gusta, prepara o compra uno suave, con poco o nada de vinagre si ves que el vinagre te resulta muy fuerte.

- Bebe poco durante las comidas para evitar sobrellenar tu estómago, y bebe más entre horas.

- Se ha visto que tener buenos niveles de vitaminas del grupo B, sobre todo B6, ayuda a reducir la frecuencia e intensidad de las náuseas. La mejor fuente de estas vitaminas es la levadura nutricional: procura añadir una cucharadita cada día a alguna de tus comidas.

- Las infusiones de menta y de jengibre pueden ser de ayuda en este periodo. Es mejor preparar la infusión de jengibre con jengibre fresco rallado o cortado en láminas muy finas. Usa el contenido de una cucharada sopera de jengibre fresco por taza de té. Después de dejar el jengibre en infusión durante 10 minutos, añade el zumo de medio limón (o más si te gusta) y un poquito de sirope de agave si quieres un sabor más dulce. Parece que el limón también ayuda a reducir las náuseas así que es una buena idea añadirlo a la infusión. Puedes dejar preparado este té con antelación si prefieres tomarlo frío. Por la tarde puedes hacerte una infusión de menta, que te ayudará con la digestión. Tanto el jengibre como la menta son seguros si se toman de esta forma, 1-2 tazas al día en infusión; no tomes comprimidos de estas hierbas porque pueden tener demasiada cantidad de principios activos.

El bebé hasta los seis meses

La lactancia materna es el modo natural e ideal de alimentar a nuestros hijos. Durante los primeros 6 meses la mayoría de los bebés no necesitan ningún otro alimento, aunque algunos niños empezarán a mostrar curiosidad e interés por los alimentos que ven comer a sus familiares alrededor de los 5 meses de edad. A partir de los 6 meses la leche materna sigue jugando un papel esencial en la alimentación del bebé: desde los 6 a los 12 meses continúa siendo la fuente principal de nutrientes; a partir de los 12 meses se convierte en el mejor complemento de la alimentación del niño más mayor.

La leche materna alimenta siempre. No hay leches de mejor o peor calidad y la leche no deja de «alimentar» cuando el niño se hace mayor. La Organización Mundial de la Salud recomienda mantener la lactancia materna al menos hasta los 2 años de edad, y continuar después tanto tiempo como la madre y su hijo deseen.

Dar o no el pecho es una decisión muy personal que nadie puede ni debe tomar por la madre. Cada mujer debe decidir si quiere amamantar a su hijo y por cuánto tiempo. Es importante tomar esta decisión con tiempo, a ser posible antes del parto, y es aconsejable leer buenos libros sobre lactancia materna para estar bien informados. También es recomendable buscar a alguien que nos pueda ayudar después del nacimiento del bebé si lo necesitamos, puede ser una matrona experta en lactancia, una consultora de lactancia y / o un grupo de apoyo a la lactancia formado por otras madres.

BENEFICIOS PROBADOS DE LA LACTANCIA MATERNA

Sobre el bebé

- Protección frente al síndrome de muerte súbita del lactante
- Protección frente a las infecciones típicas del primer año, principalmente otitis
- Protección frente a la maloclusión dental
- Protección (leve) frente al desarrollo de asma en la infancia
- Gran protección frente al desarrollo de sobrepeso y obesidad (mayor cuanto más larga es la lactancia)
- Posible protección frente al desarrollo de diabetes tipo 1
- Posible protección frente al desarrollo de leucemia en la infancia
- Promueve un mejor desarrollo cerebral: los niños y niñas que fueron amamantados tienen mayor cociente intelectual y mejor rendimiento académico

Sobre la madre

- Protección frente al cáncer de mama
- Protección frente al cáncer de ovario
- Protección frente al desarrollo de diabetes tipo 2

Dar el pecho es natural, pero como cada cosa nueva que hacemos en la vida requiere un periodo de adaptación y aprendizaje. Los primeros días pueden ser particularmente difíciles y poner a prueba nuestra confianza en nosotras mismas. Es importante no ignorar esto y buscar ayuda pronto. La inmensa mayoría de los problemas se pueden corregir si se les dedica atención especializada y tiempo. También hay otros momentos durante los primeros meses en los cuales se pueden presentar dificultades. Tienes que saber que no eres la única madre a la que le ocurren estas cosas aunque parezca que nadie más hable de ello. De nuevo, un grupo formado por otras madres puede suponer un apoyo enorme. Si ante la aparición de un problema consultas a un profesional y su recomendación es que dejes la lactancia total o parcialmente, busca una segunda opinión pues en la mayoría de los casos esto no es necesario. La introducción de suplementos de fórmula artificial no es la solución para los problemas de lactancia y con demasiada frecuencia acaba siendo la razón por la que muchas lactancias terminan antes de lo que la madre habría deseado.

DÓNDE ENCONTRAR AYUDA DURANTE LA LACTANCIA

Los **grupos de apoyo a la lactancia**, formados por madres, son una de las mejores fuentes de ayuda y orientación ante cualquier dificultad que puedas tener. En la página web de la Iniciativa para la Humanización de la Asistencia al Nacimiento y la Lactancia (www.ihan.es) puedes encontrar un listado de los grupos activos en España, ordenados por provincias. La Liga de la Leche (www.laligadelaleche.es) también tiene un listado de grupos de apoyo y está presente no solo en España sino también en la mayoría de países de Hispanoamérica.

Si deseas pedir asesoramiento profesional, la web de la Asociación Española de Consultoras Certificadas en Lactancia Materna (www.ibclc.es) te ayudará a encontrar una **consejera de lactancia** en tu ciudad.

Si vas a amamantar a tu hijo lee despacio la sección anterior que trata sobre la alimentación durante el embarazo y la lactancia, para asegurarte de que estás recibiendo la mejor alimentación posible para ti y para tu bebé.

En el caso de que hayas decidido no dar el pecho, la alternativa será usar una fórmula artificial para lactantes. La inmensa mayoría de las fórmulas infantiles están elaboradas a partir de leche de vaca modificada. La leche de vaca en estado natural no es apropiada para los bebés menores de 6 meses; por lo tanto se transforma para que su composición en cuanto a proteínas, hidratos de carbono, grasas, vitaminas y minerales se vuelva similar a la leche humana.

Estas fórmulas no son apropiadas para familias veganas. Sin embargo hay varias fórmulas para bebés que están elaboradas a partir de proteína vegetal y que podemos encontrar en las farmacias. Estas son de dos tipos: las que se elaboran con proteína de soja y las que se preparan con proteína de arroz. Igual que en el caso de las fórmulas elaboradas a partir de la leche de vaca, estas fórmulas vegetales llevan añadidas grasas, vitaminas, azúcares y minerales en una cantidad muy precisa que busca imitar la composición de la leche humana.

Esto solo se puede conseguir a día de hoy en un laboratorio especializado y esta es la razón por la que los bebés no pueden tomar otra cosa que no sea la leche de su madre o una fórmula infantil específica distribuida por un laboratorio autorizado. En España la elaboración y la composición de estos productos se encuentran reguladas por la legislación de la Unión Europea.

El organismo de los recién nacidos y bebés pequeños es muy inmaduro. Cualquier exceso o deficiencia transitoria de un nutriente que un adulto podría tolerar, en ellos es fatal. No es posible elaborar fórmulas infantiles en casa a partir de leches vegetales compradas en el supermercado y / o de mezclas de zumos o caldos de frutas o verduras. En los casos en los que esto se ha intentado el resultado ha sido catastrófico, dando lugar incluso al fallecimiento del bebé al que se mal alimentó de esta manera.

Aunque ninguna de las fórmulas a base de soja o de arroz que hay actualmente en el mercado son completamente vegetales (la vitamina D que llevan es de origen animal), son la única alternativa válida para los bebés de familias veganas que no puedan recibir leche materna y pueden ser utilizadas desde el primer día de vida.

Las fórmulas de soja se empezaron a utilizar en la alimentación de los bebés en Estados Unidos hace algo más de un siglo; al principio se hacían a partir de harina de soja, pero más tarde esta se sustituyó por proteína de soja aislada a la que se le añaden azúcares y diferentes tipos de grasas. Su composición cumple con todos las recomendaciones nutricionales de la Unión Europea para la alimentación de lactantes.

A lo largo de los últimos 30 años se ha estudiado de forma exhaustiva el efecto de las fórmulas de soja sobre la salud y el crecimiento de los lactantes y niños que las consumieron y se ha visto que estas fórmulas son seguras y que se asocian con un patrón de crecimiento y desarrollo similar al de los bebés alimentados con fórmulas artificiales de leche de vaca. Aunque las fórmulas de soja tienen, como todos los productos de soja, cantidades significativas de fitoestrógenos (ver pág. 123), no se ha demostrado que esto tenga efectos negativos en el aparato reproductor de niñas o niños.

Precauciones

Los bebés que tienen hipotiroidismo congénito y están tomando fórmula de soja pueden requerir dosis más altas de hormona tiroidea para regular su tiroides. Esto ocurre porque la soja interfiere con la absorción de la hormona tiroidea en el intestino. Es importante comunicar a nuestro médico que el bebé está siendo alimentado con fórmula de soja, así como de cualquier cambio que hagamos en su alimentación, porque también podría hacer falta ajustar de nuevo la medicación.

Las fórmulas de soja no están recomendadas en los recién nacidos prematuros, al menos durante el tiempo que el bebé está ingresado en la unidad neonatal. Los motivos son dos: en primer lugar no existen fórmulas de soja con una composición adecuada para bebés prematuros y las fórmulas que se usan en niños nacidos a término podrían ser insuficientes para cubrir las mayores necesidades de nutrientes que tienen los bebés prematuros. En segundo lugar las fórmulas de soja, debido a su proceso de elaboración, contienen aluminio en mayor concentración que la leche materna o que las fórmulas de leche de vaca. Aunque estos niveles de aluminio están por debajo de las dosis máximas recomendadas para bebés a término, podrían ser demasiada cantidad para la inmadurez del bebé que nace prematuramente.

Las fórmulas de arroz están disponibles desde hace 15 años. Son similares a las fórmulas de soja, pero su precio suele ser mayor. Es una opción válida

El único alimento apropiado para el bebé menor de 6 meses es la leche de su madre o una fórmula infantil elaborada por un laboratorio autorizado y de venta exclusiva en farmacias. El uso de cualquier otro alimento pone en grave peligro la salud e incluso la vida del bebé.

para los bebés que sean alérgicos a la proteína de soja. En bebés veganos con hipotiroidismo congénito que no puedan ser alimentados con leche materna o que requieran un suplemento de leche artificial, las fórmulas de arroz serían una opción preferible a la soja, ya que no interferirían con la medicación que estos bebés necesitan.

Suplementos

Los bebés alimentados con leche materna deben tomar un suplemento diario de 400 UI (unidades internacionales) de vitamina D. Este suplemento debe mantenerse hasta el final del primer año de vida. La vitamina D se produce en la piel cuando está expuesta al sol (ver pág. 82) por lo que es deseable que alrededor del año de edad los niños empiecen a pasar un tiempo al aire libre cada día, siempre evitando las horas de más calor durante el verano y protegiendo adecuadamente la piel para evitar quemaduras.

La vitamina D3 es preferible a la D2, pues es más potente y efectiva. Ya hay disponibles formas de vitamina D3 de origen100 por cien vegetal (se obtienen de los líquenes).

Las fórmulas infantiles están enriquecidas con cantidades variables de vitamina D3, por lo que si el bebé está siendo alimentado con fórmula artificial puede requerir una dosis menor de suplemento o incluso nada, dependiendo del tipo de fórmula y de la cantidad que esté tomando. Es importante que le preguntemos a nuestro pediatra si nuestro hijo necesita vitamina D y en qué dosis.

Es recomendable que los bebés que tomen fórmula artificial reciban un suplemento diario de 100 mg de DHA vegetal (aceite de microalgas).

Hasta los 6 meses de edad los bebés sanos nacidos a término no necesitan ningún otro suplemento de vitaminas o minerales. Las madres que amamantan deben asegurarse de recibir regularmente suplementos de vitamina B12. En el caso excepcional de que por cualquier motivo esto no fuera posible, el bebé debería recibir este suplemento directamente.

6–12 MESES: EL INICIO DE LA ALIMENTACIÓN COMPLEMENTARIA

Los 6 meses de edad marcan el inicio de la alimentación complementaria, el momento en que el bebé puede empezar a tomar otros alimentos diferentes de la leche. La Organización Mundial de la Salud, así como las más importantes asociaciones pediátricas, recomienda mantener la lactancia materna de forma exclusiva hasta la edad de 6 meses.

Los motivos son varios: el principal, y a pesar de que hayamos podido oír lo contrario, es que la leche es el alimento que más calorías y nutrientes aporta por volumen. Por lo que la mejor forma de garantizar que el bebé recibe todo el alimento que necesita en su época de mayor demanda es asegurarnos de que recibe tanta leche como pida y de que su estómago, que todavía es pequeño, no es ocupado por alimentos más voluminosos pero con menos calorías y nutrientes. La idea de empezar a dar cereales a partir de los 4 meses a un bebé porque «no está cogiendo peso bien» no tiene ningún sentido, lo que hay que hacer es asegurarnos de que el bebé está recibiendo toda la leche que necesita. Además, los cereales que se suelen recomendar en estos casos son cereales hidrolizados con un alto contenido en azúcar (ver págs. 51 y 135) y que deberíamos evitar a cualquier edad.

De hecho, la leche –sea materna o artificial– sigue siendo el alimento principal del bebé hasta el año de edad, aunque empecemos a ofrecerle otros alimentos desde los 6 meses. Los objetivos de la alimentación complementaria son dos: por un lado hacer que el bebé se familiarice con nuevos sabores y aprenda a manipular y masticar los alimentos, y por otra parte, aportar una pequeña cantidad de alimentos ricos en hierro que complementen a la leche. El hierro es el único nutriente que puede quedarse corto en una alimentación exclusivamente láctea a partir de los 6 meses.

El segundo motivo para mantener la lactancia exclusiva hasta los 6 meses es que el estómago del bebé es todavía inmaduro para digerir otro tipo de alimentos y al forzarle a tomarlos podríamos causarle molestias digestivas y alterar la absorción intestinal de nutrientes.

A pesar de que hablamos de los 6 meses como si fuera una fecha fijada a fuego en un calendario, la verdad es que este número es solo una aproximación. Esto es así porque cada persona madura a un ritmo y tiene unas necesidades diferentes. Mientras que algunos niños están preparados y muestran mucha curiosidad por otros alimentos ya a los cinco meses, otros se resisten o rechazan probar alimentos que no sean la leche hasta los 7, 8 o incluso 9 meses. En ambas situaciones, si el bebé está sano y creciendo adecuadamente a su propio ritmo, lo mejor es adaptarse a lo que ellos pidan. Si no, antes de obligarlos a comer algo que no quiere, es mejor investigar los motivos por los que el crecimiento no está siendo adecuado.

Los bebés que están preparados para empezar a tomar alimentos diferentes a la leche muestran estos signos:

- Se mantienen erguidos cuando los sentamos en su silla y son capaces de mantener el equilibrio lo suficiente como para poder manipular objetos.

- Muestran claro interés por otros alimentos. Si los demás miembros de la familia están sentados a la mesa comiendo y el bebé está cerca, este mirará insistentemente la comida e incluso tratará de acercarse y estirar su mano para cogerla. Este es generalmente un buen «test» que podemos probar de vez en cuando a la hora de la comida para ver cómo progresa su interés.

- El reflejo de extrusión (cuando empujan con la lengua cualquier cosa que se ponga en la parte anterior de su boca) ha desaparecido. Este reflejo es importante, porque mientras esté presente no debemos intentar dar de comer nada con cuchara a un niño. La presencia de este reflejo es una forma de proteger al bebé frente al atragantamiento, si lo tiene significa que no está preparado para comer y eso no lo podemos alterar, tenga la edad que tenga.

Sin embargo, no hace falta esperar a que al bebé le salgan los dientes para darle a probar alimentos sólidos. Los niños pequeños son perfectamente capaces de masticar con sus encías.

Hay dos formas de realizar el progreso hacia una alimentación adulta:

1. La forma tradicional, en la que al niño le damos con cuchara purés y papillas con mezclas y cantidades preestablecidas de alimentos que vamos

variando a lo largo de la semana y en las que vamos introduciendo progresivamente alimentos nuevos. Después de unos meses de estar tomando papillas y purés muy finos, se va aumentando la consistencia poco a poco de forma que cada vez sean más espesos y tengan trocitos y grumos, para que el niño vaya acostumbrándose a masticar. Poco a poco el niño empezará a masticar un trozo de pan, una porción de zanahoria, etcétera; e irá tomando mayor porcentaje de sólidos y menos purés. Así es como se ha alimentado durante muchos años a los bebés en España y en otros países de nuestro entorno.

2. Desde hace un tiempo se ha difundido el concepto de que los bebés son capaces de aprender a alimentarse por sí mismos sin necesidad de que les demos todos los alimentos triturados y con cuchara. Esta forma de transición a la dieta adulta tienen varias ventajas sobre la forma en que tradicionalmente hemos alimentado a nuestros niños de 6-12 meses:

- El bebé come exactamente lo que necesita (por supuesto siempre que tenga suficiente cantidad y variedad a su alcance), pero no más, disminuyendo así el peligro de sobrealimentación y de posterior obesidad.

- El bebé no se comporta de forma pasiva, abriendo únicamente la boca; sino que desarrolla toda una gama de habilidades motoras (explorar, manipular, masticar, tragar) de forma mucho más fisiológica.

- Permite al bebé experimentar con un rango más amplio de sabores y texturas, en estado más natural o puro que cuando ofrecemos una mezcla de varios alimentos en puré. En general hace al niño más receptivo ante nuevos sabores.

- Permite al bebé disfrutar de la comida. Esto puede parecer un tanto superficial, pero tiene una gran importancia. Los bebés que no se sienten ni presionados, ni castigados ni premiados por comer o no comer desarrollarán una relación más sana con la comida. Para los cuidadores es también un alivio, al no tener que estar pendientes de las «cantidades» que el bebé supuestamente debería comer. La hora de la comida deja de ser un castigo para todos.

Muchas familias están optando por esta segunda forma de introducción de los alimentos complementarios, que se conoce como Alimentación complementaria dirigida por el bebé y viene del término inglés *Baby-led-weaning*. Otras familias optan por una mezcla: dan al bebé una parte en puré y al mismo tiempo dejan que el bebé vaya probando cosas a su ritmo.

Al final la decisión sobre cómo hacerlo pertenece a los padres o cuidadores de cada bebé, y cada familia debe hacer lo que les haga sentir más cómodos. Vamos a hablar de cada uno de los métodos.

GUÍA PARA LA ALIMENTACIÓN CON CUCHARA

El bebé debe marcar en todo momento cuándo y cuánto quiere comer. No empieces a darle de comer si no muestra señales de interés y detente en cuanto él o ella muestre signos de que ya es suficiente (el gesto más obvio es girar la cabeza y / o tratar de apartar la cuchara con las manos).

RECUERDA QUE TÚ NO CONOCES LAS NECESIDADES DE TU BEBÉ, PERO ÉL o ELLA SÍ.

El bebé debe estar bien despierto, sentado y erguido. Nunca le alimentes mientras duerme. Permite que explore la comida con sus manos, que toque la cuchara. Si muestra deseos de empezar a coger porciones de comida con sus manos, deja que lo haga.

Siéntate enfrente de él o ella, que te pueda ver bien y ver de dónde viene la cuchara.

Ajústate a su ritmo, no le des una nueva cucharada hasta que no haya tragado completamente el contenido de la anterior.

Método tradicional

Aunque vayamos a alimentar al bebé inicialmente con cuchara, sigue siendo importante que aprendamos a reconocer y respetemos las necesidades de cada bebé. La alimentación con cuchara debe realizarse con cuidado para que no sobrepasemos la capacidad de comer del bebé. Esta es una tendencia habitual en muchos padres, que sobrevaloran las necesidades de comida de sus hijos. Los bebés necesitan en general mucho menos de lo que nosotros creemos. Lo más importante es que ellos lo saben, por eso es vital reconocer cuándo nos están di-

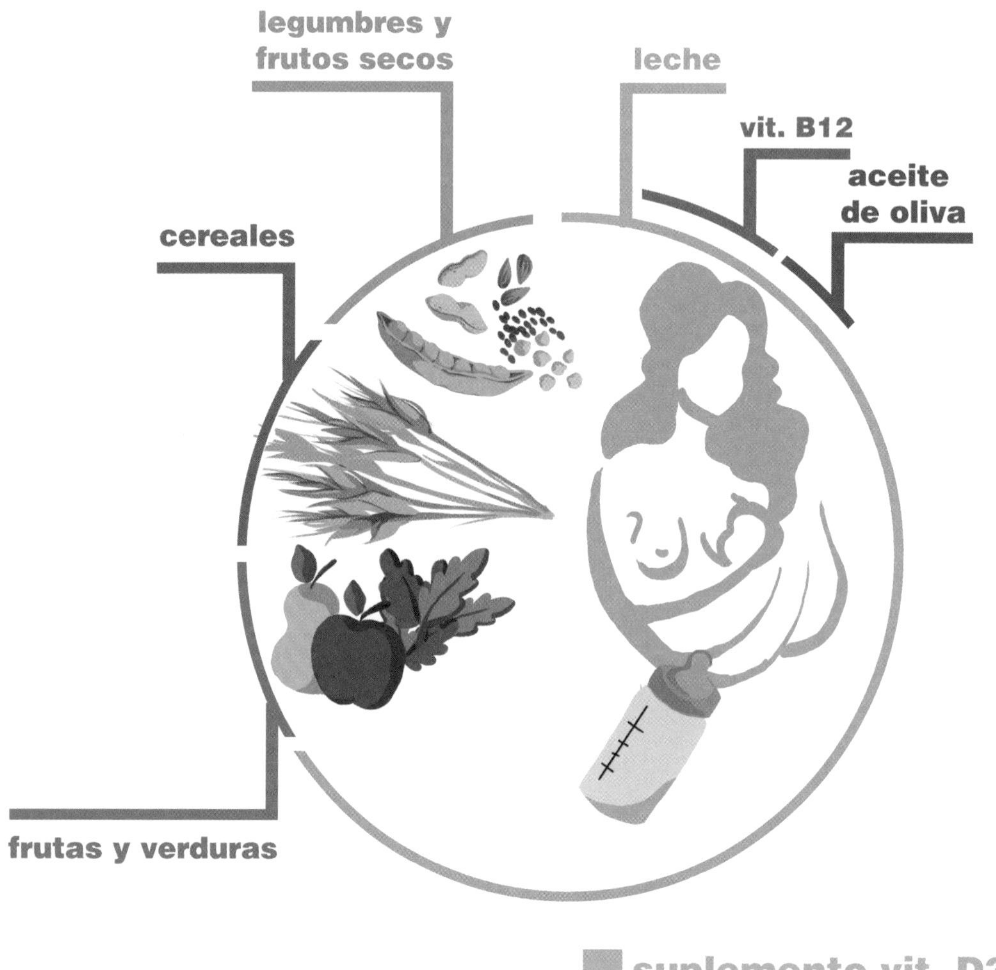

Alimentación del bebé de 6 a 12 meses. El alimento principal sigue siendo la leche.

ciendo que paremos y nunca sobrepasar este límite. La comida siempre se ofrece, nunca se fuerza.

Mientras el reflejo de extrusión siga presente no se le puede dar al bebé nada con cuchara. Aunque tenga 7 u 8 meses, si el reflejo está presente, significa que el bebé no está preparado. En estos casos lo que sí podemos hacer es sentarle con nosotros a la mesa mientras comemos y dejar a su alcance pequeñas porciones de alimentos blandos o desmenuzados para que los huela y toque. De esta forma estimulamos su interés. Es posible que en algún caso el bebé se lleve algo a la boca, muchos niños que no toleran la cuchara sí son capaces de manejar pequeños trozos de comida; vale la pena dejar que lo haga. De hecho, aunque estemos dando la comida en forma de purés y papillas, es beneficioso que al mismo tiempo ofrezcamos de vez en cuando pequeñas porciones de comida semisólida al bebé para que mastique; no conviene demorar esto mucho y darle todo triturado durante meses, porque luego les cuesta mucho más trabajo empezar a masticar.

La leche sigue siendo el alimento más importante en esta etapa. El pecho debe darse antes que cualquier otro alimento, incluso que los purés. Si el bebé toma pecho, solo después de que acabe, o un rato más tarde, se le debe ofrecer la alimentación complementaria. Además, debe seguir mamando a demanda el resto del día y por la noche. Si el bebé está alimentado con fórmula es conveniente que tome al menos 5 biberones al día. Cuando no se encuentran bien por algún proceso infeccioso es muy frecuente que los bebés rechacen todo tipo de alimentos y quieran solo mamar; esto es lo normal, es muy beneficioso para ellos, y se debe respetar.

¿Con qué alimentos debemos empezar?

No hay un alimento o grupo de alimentos que deba ser introducido antes que otro. Lo que sí es importante es hacerlo de uno en uno; y esperar unos días antes de introducir el siguiente alimento, para ver si se produce alguna reacción. Es conveniente ofrecer por primera vez un alimento en casa, y no en un restaurante o en la guardería. No es necesario ni debemos retrasar la introducción del gluten. Después de los seis meses lo ideal es empezar a dar alimentos con gluten cuanto antes. Retrasar la introducción del gluten no disminuye el riesgo de que se produzca intolerancia, como creíamos antes. No es necesario tampoco ni conveniente retrasar la introducción de nueces, cacahuetes y otros frutos secos, por supuesto siempre molidos.

Una forma muy fácil de introducir el gluten es darle al bebé cada día un trocito pequeño de pan integral para que lo mordisquee. Al principio empezamos con la miga, si la corteza es más dura.

En el calendario, verás a qué edad se recomienda empezar con cada alimento. Es solo una aproximación y el orden puede variar para ajustarse a las costumbres de la familia o a las necesidades concretas de un bebé. Solo hay que tener 3 precauciones importantes: 1) no introducir espinacas, acelgas, lechuga, rúcula o remolacha antes de los 12 meses, por su alto contenido en nitratos; 2) no introducir alga nori antes de los 9 meses ni el resto de algas antes de los 12 (y en muy poquita cantidad); 3) no usar siropes antes de los 12 meses.

CALENDARIO ORIENTATIVO DE INTRODUCCIÓN DE NUEVOS ALIMENTOS

	Verduras	Frutas	Cereales	Legumbres	Frutos secos y semillas molidos	Otros
6-7 meses	Patata, zanahoria, calabaza, boniato, calabacín, cebolla, puerro, brécol	Manzana, pera, naranja, mandarina, plátano, aguacate, melón y sandía	Copos de avena, pan integral de levadura madre, arroz integral	Lentejas rojas, tofu, hummus, yogur de soja natural sin azúcar	Tahini, aceite de lino Almendras	
7-8 meses	Tomates, coliflor, col verde, col china, col lombarda, col blanca, judías verdes, nabo	Frutas del bosque, albaricoque, mango, piña, papaya, pomelo, cerezas, ciruelas, coco, higos, dátiles	Pasta integral o semiintegral, cuscús, bulgur, quinoa, mijo, polenta y gofio	Garbanzos, lentejas de todos los tipos, cacahuetes	Semillas de calabaza, nueces	Levadura nutricional
8-9 meses	Coles de Bruselas, berenjena (no cruda), berro, borraja, cardo, pimiento (pelado y / o asado)			Tempeh, alubias azuki, alubias blancas pequeñas	Avellanas, pistachos, anacardos, piñones, semillas de girasol y de lino	
9-12 meses	Espárragos, alcachofas, champiñones, pepino, aceitunas alga nori			Alubias pintas, frijoles negros , habas, soja texturizada	Nueces del Brasil (en muy pequeña cantidad), nueces pecanas	Seitán
>12 meses	Espinacas, acelgas, rúcula, lechuga, remolacha, alga wakame y dulse (no más de 1-2 veces por semana). Setas			Leche de soja enriquecida con calcio, miso, salsa de soja	Semillas de chía	Leche avena / y almendras con calcio

Además debemos recordar que no hay que añadir ni sal ni azúcar a ninguna comida que vaya a tomar el bebé, y que no debemos ofrecerle ningún alimento que lleve azúcar en su composición (por ejemplo las galletas). Los bebés no necesitan y no deben comer galletas.

Muchas familias empiezan preparando un puré de verduras al mediodía y es una buena opción, ya que las verduras y las legumbres van a aportar hierro. Los purés deben hacerse lo más espesos posible, y las verduras deben cocerse al vapor o con una cantidad mínima de agua. Después de que el bebé lleve unos días tomando puré solo con verduras, empezaremos a añadir en el puré una porción pequeña de legumbres. Estas legumbres nos aportarán, además de hierro, proteínas y zinc.

Sugerencias para empezar con los purés de verduras:

1. Empezar ofreciendo unas cucharadas de puré de patata espeso.

2. A los 2–3 días, ofrecer unas cucharadas de puré de otra verdura, como por ejemplo calabaza o boniato.

3. A los 2–3 días, añadir a las verduras que vamos a cocer (preferentemente calabaza, boniato o ambos), una cucharada de lentejas rojas peladas, lavadas (pero sin haberlas remojado antes).

4. A los 2–3 días, ofrecer unas cucharadas de puré de patata y una verdura nueva, por ejemplo brécol o calabacín. Alternar este puré con el de boniato/calabaza (también puede ser de zanahoria) + lentejas.

5. A los 4–5 días, añadir al puré de patata y brécol / calabacín una porción de 20–25g de tofu. Cocer el tofu junto con las verduras.

6. Durante los días siguientes ir alternando los purés, unos días con lentejas y otros con tofu, e ir introduciendo de una en una, otras verduras.

7. Una semana más tarde, sustituir en el puré de calabaza / boniato / zanahoria las lentejas rojas por una cucharada rasa de tahini. El tahini se añade tras la cocción de las verduras. Seguir alternando estos purés.

8. Una semana después, preparar un puré con puerro, calabacín y tomate y añadir una cucharada de hummus o dos cucharadas de garbanzos bien cocidos.

Continuar alternando estos purés, mezclando siempre 2–3 verduras con un alimento proteico. Por ejemplo:

- Verduras + lentejas rojas
- Verduras + tofu
- Verduras + tahini
- Verduras + hummus
- Verduras + garbanzos
- Verduras + tempeh
- Verduras + lentejas enteras
- Verduras + alubias adzuki

Es conveniente que al menos 4 días por semana las verduras sean zanahoria, calabaza o boniato, por su riqueza en vitamina A, que es muy importante a esta edad.

A los purés de verduras conviene añadirles una cucharadita de postre de aceite de oliva virgen al finalizar la cocción.

Una vez que hemos introducido el puré de verduras y hemos visto que al bebé le gusta y lo tolera bien, podemos empezar a preparar algo para el desayuno o la merienda. No es mejor una opción que otra y la elección dependerá de los horarios familiares y del apetito del bebé.

Por la mañana podemos preparar una papilla con cereales. Lo mejor es usar copos integrales de avena, que podemos comprar finos o gruesos. Los finos tardan un poco menos en cocerse y la papilla queda más suave, con los gruesos queda un poquito más grumosa. Depende de la textura que prefiera el bebé.

La avena es un cereal muy nutritivo y muy bien tolerado. Podemos preparar la papilla con agua, con leche materna extraída previamente, con leche de fórmula y ocasionalmente con una leche vegetal enriquecida con calcio como la de almendras o la de avena (no la de arroz), siempre que no lleven azúcar. Aunque es mejor posponer el uso de estas leches hasta después del primer cumpleaños, se pueden usar de forma ocasional para la preparación de estas papillas.

El gofio, que es harina de cereal tostado, es otra buena opción para preparar papillas en lugar de los copos de avena. El gofio, como está tostado, se disuelve rápidamente al mezclarlo con la leche (aunque siempre es recomendable calentarlo un poco) y se digiere muy bien.

Al principio es mejor preparar la papilla solo con avena o gofio. Cuando el bebé lleve unos días comiéndola y veamos que la tolerancia es buena, podemos empezar a añadir alguna otra cosa a la papilla, por ejemplo una cucharada de compota casera de manzana o de pera, una cucharadita de dátiles o higos secos picados, una cucharadita de almendras molidas, o unas rodajas de plátano triturado.

Otra posibilidad, cuando el bebé es un poco más mayor y para ir acostumbrándole a diferentes texturas, es preparar una papilla con arroz integral muy cocido y mezclado con la leche que estemos utilizando (resultaría como un arroz con leche). Aquí también podemos añadir unas pasas, dátiles o albaricoques secos picados y / o una cucharadita de frutos secos molidos. También se le puede poner una pizca de canela.

Para las meriendas tradicionalmente se les ha dado a los bebés papillas de frutas, pero esto no es obligatorio. Si queremos dar fruta a media tarde lo mejor es ofrecerlas de una en una y no hacer una mezcla, para que el bebé pueda identificar los sabores mejor; más adelante y ocasionalmente podemos mezclar dos o más. No hay que añadir azúcar ni siropes ni ninguna clase de endulzante a las frutas, tampoco galletas. Sí podemos añadir una cucharadita de frutos secos molidos (o de mantequilla de almendras), una cucharada de arroz integral cocido o unas cucharadas de yogur de soja natural sin azúcar.

Además de las frutas convencionales, otra fruta que a los bebés les gusta mucho es el aguacate, bien maduro, aplastado con el tenedor y con una pizca de aceite de oliva; tiene la textura ideal para ellos.

Además de las papillas de fruta, otra posibilidad para tomar a media tarde es un yogur de soja natural sin azúcar, o simplemente, sobre todo al principio, un trocito de pan, de tortita de cereales inflados o de *cracker* para que el bebé vaya mordiendo.

Por supuesto, el desayuno y la merienda se pueden intercambiar sin ningún problema.

Entre los 6 y los 8-9 meses los bebés no necesitan más comidas que estas. El resto de su alimentación debe seguir siendo leche. Mientras estamos dando los alimentos complementarios podemos ofrecer un poco de agua, al incorporar los sólidos, aunque sea en forma de purés y papillas, las necesidades de líquido pueden aumentar un poco.

A partir de los 8-9 meses (siempre según el apetito del bebé), podemos empezar a darles algo a la hora de cenar. Lo ideal, incluso en los niños alimentados con purés, es que a esta hora se sienten a la mesa con el resto de su familia para que los vean comer. Es importante empezar a ofrecerles algún alimento para que mastiquen, cuanto más tarde empiezan los bebés a masticar más difícil les resulta y no debemos demorar este proceso. A la hora de la cena el bebé puede tomar un poco de pan con hummus, unos trocitos de tofu o tempeh a la plancha, trocitos de verdura cocida, pasta integral desmenuzada o parte de un guiso que haya para el resto de la familia, semitriturado. Conviene después de esta cena ofrecer una porción pequeña de fruta o unas cucharadas de zumo de naranja, pomelo o mandarina recién exprimidos, ya que esto ayuda a la absorción del hierro vegetal. Esto también se puede hacer en la comida del mediodía después del puré de verduras con legumbres.

Alimentación complementaria dirigida por el bebé

En este caso lo que hacemos es poner delante del bebé porciones de diferentes alimentos, adaptando la textura a lo que ellos puedan masticar y tragar sin problemas, y dejando que elijan qué alimentos quieren en cada momento y en qué cantidad.

A pesar de los recelos de algunas personas sobre que si permitimos al bebé o al niño pequeño «elegir» su comida este siempre va a elegir el alimento más insano, esto no ocurre así, siempre por supuesto que las

INTRODUCCIÓN DEL GLUTEN

- El mejor momento para introducir el gluten es entre los 6 y los 7 meses de edad.
- Se puede empezar a dar pequeñas cantidades de alimentos con gluten (principalmente pan integral) a partir de los 5 meses, cuando el bebé haya iniciado la alimentación complementaria.
- Es mejor no ofrecer alimentos con gluten antes de los 5 meses y en ningún caso antes de los 4 meses.
- No es recomendable retrasar la introducción del gluten más allá de los 8 meses, excepto en el caso de los bebés que todavía no hayan empezado la alimentación complementaria.

PREVENCIÓN DE LA ALERGIA A LOS CACAHUETES

1. Bebés SIN alergia a otros alimentos y SIN dermatitis atópica: introducir cacahuetes en la dieta pronto tras cumplir los 6 meses.
2. Bebés con dermatitis atópica leve: introducir cacahuetes en la dieta lo antes posible tras cumplir los 6 meses.
3. Bebés con ALERGIA AL HUEVO o con DERMATITIS ATÓPICA significativa: consultar con un médico especialista en alergia infantil entre los 4 y los 6 meses de edad.

alternativas que le ofrezcamos sean todas saludables. Si no ponemos galletas y madalenas delante del bebé, este no va a tener forma de escogerlas. Si ponemos patatas cocidas, arroz, guisantes y hummus, da igual lo que elija, porque todo ello es nutritivo y saludable. Los niños pequeños tienen tendencia a tomar un mismo alimento durante varias comidas o varios días seguidos y luego «hartarse» u olvidarse de él. Esta pauta es normal y probablemente obedezca a sus necesidades nutricionales. Si ponemos delante del bebé alimentos de diferentes características (verduras, legumbres, cereales), el bebé cogerá lo que su

PREVENIR EL ATRAGANTAMIENTO EN LOS NIÑOS

Todos podemos atragantarnos, pero los niños menores de 4-5 años son más vulnerables porque aún están aprendiendo a masticar y a tragar.

Cómo podemos ayudar a nuestros hijos a aprender a comer con seguridad:

- Promover la alimentación con sólidos (adaptados a su capacidad) desde que son bebés. Cuanto antes se empieza a masticar y tragar, mejor se dominan estas habilidades. Como todo, comer es también una cuestión de práctica.
- No darles comida mientras están jugando, corriendo o distraídos de cualquier manera. Enseñar, con el ejemplo, que debemos comer mientras estamos sentados y relajados, y que debemos hacerlo despacio y prestando atención.
- Acompañar siempre a los niños pequeños mientras comen.
- Evitar ofrecer o dejar al alcance de los niños alimentos (u otros objetos) que puedan suponer un peligro de atragantamiento.

organismo necesite más en ese momento y exactamente en la cantidad que necesite.

Los siguientes consejos pueden resultar útiles a la hora de empezar a ofrecer alimentos complementarios al bebé siguiendo este método:

- Sienta al bebé con el resto de la familia a las horas de las comidas. De esta manera ellos os observan comer y aprenden cómo se hace. Como todo, comer es una habilidad que en parte se aprende, y se aprende sobre todo por imitación. Verás cómo tu hijo observa atentamente cómo se cogen los alimentos de la mesa, cómo se mastican, etcétera.

- No dejes al bebé nunca solo durante el tiempo que tenga comida a su alcance. Por muy blandito que sea, cualquier niño puede tener problemas al masticar y tragar un determinado alimento y debemos estar cerca. Es normal que, sobre todo al principio, el bebé tenga un reflejo de náusea, parezca que va a vomitar y escupa la comida. Esto no es peligroso, al contrario, esto es lo que debe ocurrir cuando la comida se acerca demasiado a la vía respiratoria. Tener arcadas no es lo mismo que atragantarse. Nos atragantamos cuando la comida o un objeto pasa a la vía respiratoria y nos impide respirar.

- No te preocupes si el niño acaba completamente cubierto de comida y no llega a comer nada o muy poco. Experimentar es parte fundamental del proceso y eso incluye ensuciarse. La nutrición es secundaria ahora (recuerda que la fuente más importante de nutrientes a esta edad sigue siendo la leche materna o la de fórmula, y se la puedes dar en cualquier momento –preferiblemente antes de ofrecerle otros alimentos).

- Es conveniente, siempre que sea posible, que el niño haya mamado o tomado fórmula antes de sentarle a la mesa y ofrecerle otros alimentos. Así evitamos que esté hambriento e intranquilo.

- Ahora que la lactancia ya no es exclusiva, pon a disposición del bebé y ofrécele a menudo agua; va a necesitar más cuando empiece a tomar sólidos rutinariamente. Si te aseguras de que toma suficientes líquidos prevendrás el estreñimiento y otros problemas digestivos.

- Ofrécele varios alimentos a la vez en un mismo plato y que sea él quien escoja. No le fuerces nunca a comer algo que rechace o por lo que no muestre interés; se lo puedes volver a ofrecer en otra ocasión pero siempre sin obligar. Ellos saben bien lo que necesitan y escogen entre los alimentos que les ofrecemos los que necesitan en cada momento. Por muy sano que te parezca a ti un determinado alimento, ten por seguro que ellos lo saben mejor. Varía colores y texturas de vez en vez.

- No te preocupes porque parezca que durante días solo toma un determinado alimento e ignora los demás; esto es normal y parte del proceso. También es normal que sus gustos cambien a lo largo de las semanas.

Alimentos que podemos ofrecer de esta manera:

- Trocitos de fruta madura: manzana, pera, kiwi, plátano, melocotón, fresas, mango. Si le ofreces naranja o mandarina, asegúrate de quitar la parte blanca alrededor de los gajos, que es más fibrosa, y corta los gajos en trozos más pequeños.

ALIMENTOS QUE DEBEN SER MODIFICADOS PARA EVITAR EL RIESGO DE ATRAGANTAMIENTO

Alimento	Forma de adaptarlo
Frutos secos y semillas (y cacahuetes)	Deben ofrecerse molidos o en forma de mantequilla fina sin grumos. No ofrecer enteros antes de los 4-5 años
Uvas, aceitunas, cerezas	Deben ser deshuesadas y partidas en trozos pequeños
Tomates cherry	Partidos en mitades o en cuartos
Zanahorias o apio crudos	Rallados o picados
Salchichas de tofu	Si tienen piel a su alrededor esta deben ser retirada y la salchicha partida en rodajas
Corteza de pan, pan tostado (biscote o *crackers*)	Evitar los muy rígidos o con bordes puntiagudos
Palomitas de maíz	Evitar en los primeros 4-5 años
Caramelos y chicles	Evitar en los primeros 4-5 años

- Verduras / hortalizas cocidas y en trozos pequeños: brócoli, patata, calabaza, boniato, zanahoria, guisantes tiernos, calabacín. Patatas aplastadas y mezcladas con una cucharadita de levadura nutricional.

- Pan integral, preferiblemente de levadura madre y con poca sal. Tortitas de cereales integrales (arroz, maíz...), panecillos tostados tipo biscotes o *crackers*.

- Arroz integral cocido, quinoa o mijo cocidos, cuscús o bulgur, pasta integral desmenuzada.

- Rodajas de aguacate, trocitos de tomate (cuidado con los tomates cherry: aunque nos parezcan pequeños a nosotros, para ellos son muy grandes y la piel los puede hacer especialmente difíciles de tragar (hay que cortarlos por la mitad o en cuartos).

- Hummus, lentejas cocidas (se pueden mezclar con arroz o quinoa cocidos), cualquier paté de tofu o legumbres.

- Trocitos de tofu blando o semiduro, bien cocinado. Tempeh desmenuzado. Salchichas vegetales en trocitos (si el lateral es fibroso, hay que cortarlas también a lo largo). Albóndigas y hamburguesas vegetales desmenuzadas. Seitán cocinado y desmenuzado.

Es muy práctico aprovechar lo que se cocine en casa para los demás y ofrecerle estos mismos alimentos pero con la textura adaptada. En general no es necesario cocinar nada especial; esta forma de alimentación debería llevar mucho menos trabajo que la preparación de papillas y purés.

Por supuesto en algún momento le puedes ofrecer puré u otro alimento con cuchara; pero deja que sea él quien diga cuánto quiere tomar, y si desea coger la cuchara, déjale también.

Algunos bebés empiezan a mostrar interés por los alimentos alrededor de los 5 meses. ¿Qué comidas podemos ofrecer a esta edad? No demasiadas cosas, lo importante es que el bebé siga tomando la mayor cantidad de leche posible pues eso va a ser lo que le alimente más. Podemos darle a probar trocitos de fruta, verduras cocidas partidas en trocitos para que las coja con sus manos (patata, zanahoria, calabaza, boniato, guisantes tiernos, florecillas de brécol), arroz cocido o gachas de avena espesas. Se puede desde este momento ofrecer pan y otros cereales con gluten (el trigo, el centeno y la cebada tienen gluten; la avena, depende de la variedad, pero en general tiene poco) siempre que se haga en pequeña cantidad. También es posible esperar hasta los 6 meses de edad, pero una vez cumplida esta edad, si el bebé ya está preparado para tomar alimentos complementarios, no hay razón para retrasar la introducción del gluten.

Una vez que han pasado las primeras semanas y el bebé se va haciendo cada vez más competente y comiendo mayor cantidad de alimento, podemos empezar a ofrecerle directamente lo que come el resto de la familia; si es necesario, un poco triturado o aplastado con el tenedor, y cocinado sin sal. Para desayunar y merendar podemos darle pan con algo untado (puede ser aguacate aplastado con el tenedor y untado sobre el pan), hummus, mantequilla de cacahuete (una capa finita), un paté vegetal, o aceite de oliva y tomate. Es natural que empiece a querer coger la cuchara o el tenedor y es bueno permitírselo, aunque no consiga comer mucho de esta manera.

Suplementos

Hasta el final del primer año de vida, todos los bebés amamantados deben continuar tomando 400 UI de vitamina D3 (existen formas de vitamina D3 100 por cien vegetales).

Es recomendable que los bebés que tomen fórmula artificial reciban un suplemento diario de 100 mg de DHA vegetal (aceite de microalgas).

Alrededor de los 8-9 meses, en bebés en los que ya esté muy establecida la alimentación complementaria y hayan reducido significativamente las tomas de lactancia materna o artificial, podemos empezar a dar un suplemento semanal de 250 mcg de vitamina B12 en forma de cianocobalamia. Mientras el bebé haga al menos 5 tomas de pecho al día o tome 500 ml de leche artificial, se puede esperar hasta el año para empezar a darle este suplemento. Si hay dudas en cuanto a la cantidad real de leche que el bebé está tomando, o si la ingesta es irregular, no pasa nada por empezar a los 8-9 meses, mejor antes que más tarde.

Algunas cuestiones de salud propias de esta edad relacionadas con la alimentación

Estreñimiento

No es raro que cuando el bebé empieza a tomar otros alimentos su ritmo intestinal cambie y empiece a hacer deposiciones con menos frecuencia o que estas sean menos blandas. La causa más frecuente de esto es la falta de líquidos. Como el niño está tomando menos leche y más sólidos, necesita empezar a beber agua y debemos asegurarnos de ofrecérsela de vez en cuando (solo debe tomarla si lo desea).

Si el bebé no está molesto, no pasa nada porque pasen varios días sin que haga deposición. Esto en realidad ni siquiera es estreñimiento, es un ritmo normal a esta edad.

Cuando las deposiciones son duras y dolorosas, independientemente de su frecuencia, se considera estreñimiento y si se convierte en algo habitual es necesario consultar con el pediatra.

Deficiencia de hierro

La deficiencia de hierro es muy común a esta edad, especialmente entre los 9 y los 18 meses. Esto se debe al rápido crecimiento, que aumenta mucho las necesidades. Durante los primeros 4-6 meses de vida los bebés tienen los depósitos llenos y van usándolos para crear nuevos glóbulos rojos, pero a partir de esta edad los depósitos se han vaciado y es posible que el hierro que proporcionan los alimentos no sea todavía suficiente para cubrir las necesidades.

Los signos de que el bebé puede tener deficiencia de hierro son:

- escasa ganancia de peso
- disminución del apetito
- palidez o uñas quebradizas
- irritabilidad y / o apatía, escasa energía o bajos niveles de actividad física

Aunque la leche materna tiene poco hierro, este hierro se absorbe muy bien. La deficiencia de hierro no es motivo para interrumpir o disminuir la lactancia materna.

Desde que iniciamos la alimentación complementaria es importante ofrecer cada día una pequeña ración de legumbres o derivados acompañados de verduras y todavía mejor si de postre ofrecemos un poco de fruta rica en vitamina C. Esta es la mejor forma de aportar hierro que el bebé pueda absorber bien. Los bebés que comienzan tarde la alimentación complementaria o los que comen poco al principio pueden necesitar un suplemento de hierro temporalmente, pero esto siempre debemos hablarlo con el pediatra y tomar la decisión de forma individualizada.

Si la deficiencia de hierro ya se ha producido, esta no se corrige solo con la alimentación y es necesario proporcionar un suplemento durante unas semanas, de nuevo bajo supervisión médica.

Los bebés veganos no necesitan tomar suplementos de hierro por el solo hecho de no comer carne, y no debemos dar hierro a los niños sin

SUPLEMENTOS PARA EL BEBÉ DE 6 A 12 MESES

- Bebés amamantados: 400 UI de vitamina D3 de origen vegetal hasta el final del primer año de vida.
- Bebés que reciben fórmula artificial: 100 mg / día de DHA vegetal (aceite de microalgas).
- Bebés con ingesta baja o irregular de leche (materna o artificial) alrededor de los 8-9 meses: 250 microgramos semanales de vitamina B12.

comprobar primero que lo necesitan y sin supervisión médica. El exceso de hierro es peligroso y la intoxicación aguda por hierro puede ser mortal, por lo que en caso de que tengas que usar suplemento de hierro temporalmente, extrema el cuidado con la dosis y mantén el preparado bien cerrado y fuera del alcance del bebé y de cualquier otro niño o animal doméstico.

Por motivos similares, no se debe hacer un análisis de sangre a un bebé por el solo hecho de que está recibiendo una alimentación vegana. Si el niño está sano, activo y creciendo bien, no necesita ningún análisis de sangre ni otras pruebas médicas de rutina.

El segundo año de vida

El segundo año de vida es una época de grandes cambios, casi tantos como los que se producen en el primer año. Los niños se vuelven mucho más independientes y capaces y eso se nota también a la hora de comer.

Las preferencias alimentarias y otros hábitos de salud se establecen en los primeros años de vida. Si los niños aprenden a disfrutar de una dieta basada en verduras y frutas, cereales integrales, legumbres y frutos secos, es mucho más probable que mantengan estos hábitos cuando sean adultos, con todas las ventajas para su salud que esto supone.

Durante el segundo año de vida la leche deja de ser la fuente principal de nutrientes, pero sigue siendo uno de los alimentos más importantes en la dieta. Hasta los 2 años los niños son lactantes, esto significa que necesitan leche, bien materna, o si no de fórmula artificial u otras alternativas. La Organización Mundial de la Salud recomienda que la lactancia materna se mantenga, siempre que la madre y el hijo lo deseen, hasta al menos los 2 años de edad. Muchas madres mantienen la lactancia más tiempo después de los 2 años y esto es perfectamente normal y beneficioso. La leche de una madre nunca deja de alimentar a su hijo y no pierde propiedades incluso después de los 2 años de lactancia.

Muchos niños de esta edad, que ya tienen una alimentación complementaria bien establecida, cuando están enfermos, a menudo rechazan tomar cualquier otro alimento que no sea la leche de su madre, y durante unos días, hasta que empiezan a mejorar, solo quieren pecho. Esto es muy natural y se debe respetar. Los niños buscan intuitivamente lo que necesita su organismo, también cuando están enfermos, y saben que la leche de su madre es el alimento que los va a ayudar a sanar. Nunca fuerces a tu hijo a comer mientras está enfermo, es normal que los niños enfermos rechacen la comida durante unos días; lo único que debes asegurarte es de que bebe lo suficiente y está bien hidratado. Por supuesto, si la situación se prolonga, o en casos de niños con problemas de base o con enfermedades crónicas, esto debe ser valorado individualmente por el pediatra.

En el caso de los niños amamantados, es conveniente ir aumentando la proporción del resto de alimentos después del primer cumpleaños. Si el niño recibe fórmula artificial se debe ir disminuyendo el número de tomas de fórmula e ir aumentando la cantidad del resto de alimentos, siempre respetando sus gustos y su apetito.

A esta edad, los niños pueden tomar ya todos los alimentos que se coman habitualmente en casa, recordando siempre que los frutos secos enteros, así como otros alimentos capaces de producir atragantamiento (palomitas de maíz, uvas enteras, tomatitos cherry, salchichas de tofu sin partir, aceitunas enteras, pasas o dátiles y otras frutas secas enteras) deben posponerse hasta que el niño tenga madurez suficiente para masticar y tragar sin problemas. Todos estos alimentos pueden por supuesto incluirse en la dieta bien partidos, triturados o molidos, según el caso.

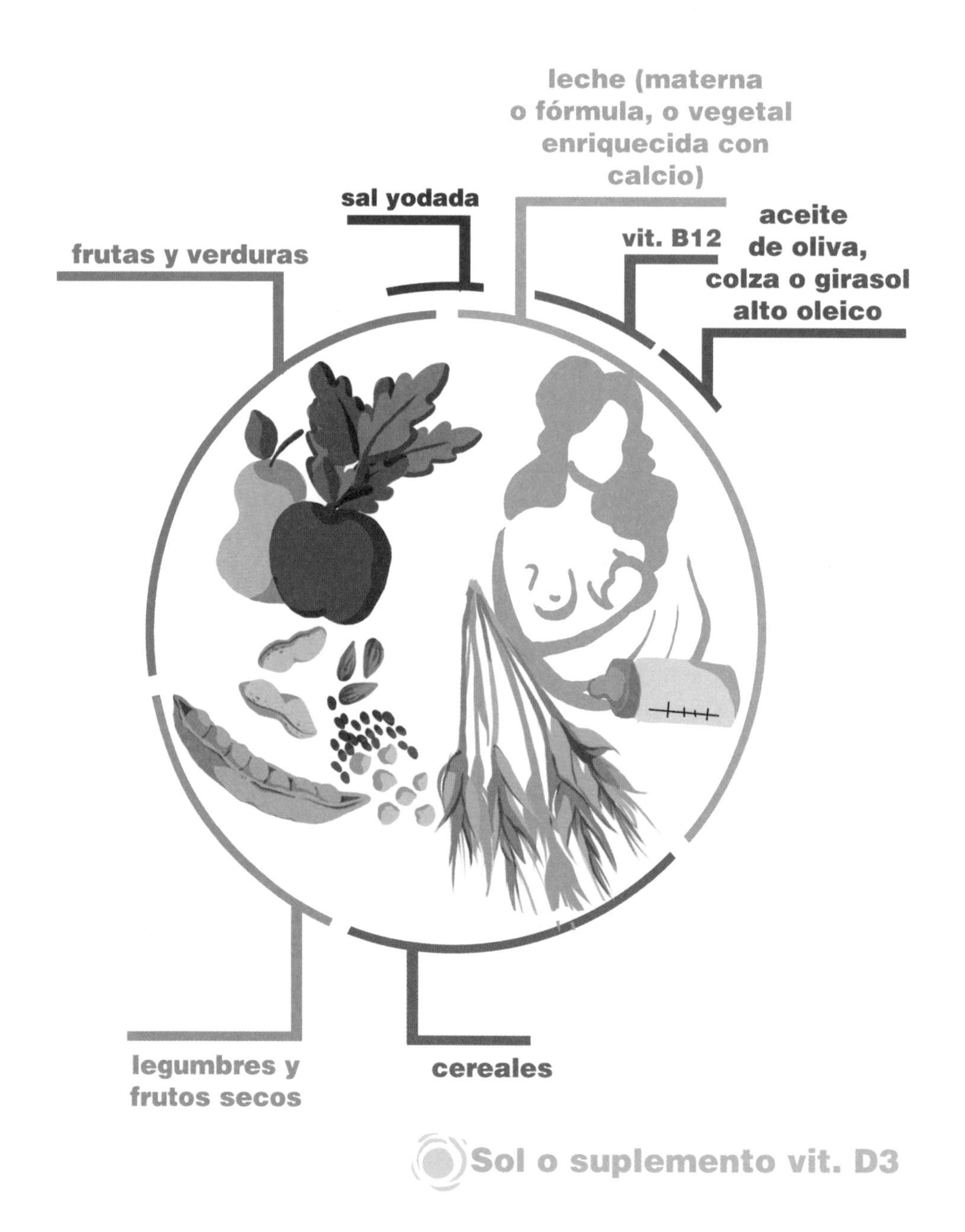

Distribución de los grupos de alimentos durante el segundo año de vida

Leches vegetales

A partir del primer cumpleaños se puede introducir la leche de soja (son preferibles las variedades normales a las *ligeras* o *light*). Hay que elegir las variedades que estén enriquecidas con calcio y que lleven una cantidad baja de azúcar (lo ideal es que la cantidad de azúcar libre sea de 2,5 g / 100 ml de leche o inferior; esto se puede ver en el apartado de Composición Nutricional que aparece en el envase).

Además de la leche de soja, también se pueden introducir las leches de avena y almendras, siempre que estén enriquecidas con calcio. Son preferibles las variedades que tienen al menos 1 g de proteínas por 100 ml. Otras bebidas vegetales, especialmente la de arroz, tienen muy pocos nutrientes para los niños de esta edad y deben ser evitadas.

Las leches vegetales nunca deben sustituir a la leche materna. Siempre que el niño siga tomando pecho, este debe tener prioridad y se deben posponer las leches vegetales hasta que la lactancia haya terminado o las tomas sean muy infrecuentes. Por supuesto siempre se pueden usar ocasionalmente para la preparación de algún plato, pero no como bebida principal. El motivo es que si el niño toma pecho 4-5 veces al día y además toma 1-2 vasos de esta leche, les queda muy poco sitio en el estómago para tomar otros alimentos sólidos y su aporte de hierro se puede ver comprometido.

Las leches vegetales enriquecidas con calcio, especialmente la leche de soja, tienen mayor utilidad en el caso de los niños no amamantados. En este caso se puede empezar a sustituir progresivamente la leche de fórmula por leche de soja enriquecida con calcio. Es conveniente que los niños no amamantados tomen mayor proporción de alimentos sólidos que de leche, lo ideal es que no tomen más de 3 vasos de leche de soja al día (o de almendras o de avena, o una combinación de las tres) y un yogur de soja; el resto de la dieta debería ser cubierto por verduras y frutas, cereales integrales, legumbres y frutos secos y semillas.

Organización de los menús

Lo habitual es que a partir de esta edad los niños ya tengan una rutina más o menos establecida y que hagan varias comidas al día a intervalos regulares, muchas coincidiendo con las que hace el resto de la familia. Algunos niños estarán ya asistiendo a la guardería y harán al menos una comida allí.

Desayunos

Dependiendo del nivel de actividad física del niño, de si asiste a guardería o no y de la hora a la que va a comer (o si suele comer algo a media mañana), el desayuno será más o menos abundante. Algunos niños se despiertan sin hambre y no tienen ganas de comer nada hasta unas horas más tarde; esto debe ser siempre respetado.

A muchos niños les siguen gustando las gachas de avena; es un buen desayuno. Las gachas se pueden complementar con frutas desecadas y / o frutos secos molidos. Es conveniente acompañar los cereales con una pequeña ración de fruta.

Otros niños preferirán tomar algo más sólido y en este caso la mejor opción es el pan. El pan debe ser integral e idealmente de levadura madre. Podemos ofrecerlo simplemente con aceite de oliva, con aceite y tomate, con aguacate, con hummus, con paté de olivas, con mantequilla de cacahuetes o de almendras o con tahini. Hay que evitar las mermeladas y cualquier otro producto azucarado o endulzado. También aquí es bueno acompañar la tostada de pan con un poco de fruta. Ocasionalmente puede ser un poco de zumo de naranja, pomelo o mandarina, siempre que esté recién exprimido. Cuando exprimamos el zumo conviene dejar siempre un poco de pulpa.

Otra posibilidad es preparar un batido. Se puede hacer con leche de soja, almendras o avena y una fruta (fresas, frambuesas, mango, melocotones, plátanos). A este batido se le puede añadir ocasionalmente una cucharada de mantequilla de cacahuetes o de almendras.

Las madalenas, galletas y bizcochos no son una buena opción para el desayuno diario. Solo se deben tomar en ocasiones muy especiales y en esos casos es preferible si están elaborados en casa y endulzados con plátano, dátiles o endulzantes similares y con una mínima o ninguna cantidad de azúcar. El azúcar sigue siendo uno de los peligros más importantes de la salud infantil y hay que evitarlo al máximo. Cuanto más tiempo pase un niño pequeño sin probar el azúcar más se acostumbrará al sabor natural de los alimentos y menos vulnerable será a sus efectos.

Media mañana

Es opcional que los niños tomen algo a esta hora. Si tienen ganas, una porción de alguna fruta entera, o una tortita de cereales integrales o un poco de pan tostado tipo biscote suelen ser suficientes.

Comida

La comida debe consistir en un plato principal de verduras u hortalizas con legumbres. Podemos añadir también cereales, pero si el niño ha estado tomando pan o avena u otro cereal por la mañana, esto no es imprescindible y vale más la pena priorizar las verduras.

Cualquier guiso de verduras con legumbres o tofu, tempeh o seitán es adecuado. Ocasionalmente se puede sustituir este guiso por un plato de pasta, cuscús, arroz o quinoa con verduras, al que podemos añadir una cucharada de frutos secos molidos (o una mezcla de frutos secos molidos y levadura nutricional).

Ejemplos de platos que se pueden ofrecer en la comida:

- Quinoa con hortalizas y pistachos molidos
- Pasta con salsa de tomate, berenjena, calabacín y tofu picado
- Cuscús con garbanzos y verduras
- Sopa de lentejas con patatas y hortalizas
- Lasaña de setas y espinacas con bechamel de leche de soja
- Estofado de patatas y tempeh

De postre, lo mejor es ofrecer un poco de fruta.

Merienda

Las opciones dadas para el desayuno o para la hora de media mañana son válidas a esta hora; es mejor elegir una opción distinta a la del desayuno de ese día, pero no pasa nada por ocasionalmente repetir. La merienda es un buen momento para tomar un yogur de soja.

Cena

Lo ideal es que el niño coma lo que el resto de la familia. Dependiendo de cómo haya sido la comida y de las costumbres de la familia, la cena puede ser más o menos ligera. En algunos casos una tostada de pan integral con hummus y una pieza de fruta puede ser suficiente. Otras veces una crema de verdura o un salteado de verduras y unos pinchos de tofu o tempeh o una hamburguesa vegetal.

Ejemplos de cenas que podemos ofrecer:

- Crema de calabaza y hamburguesa vegetal
- Pisto con salchichas de tofu
- Crema de verduras y tostada de pan integral con mantequilla de cacahuetes
- Sopa *minestrone* (de hortalizas y alubias)
- Brécol y zanahorias al vapor con salsa de tahini

Suplementos

Independientemente de que tomen o no alimentos enriquecidos con vitamina B12 (fundamentalmente algunas marcas de leche de soja y algunas marcas de levadura nutricional), todos los niños veganos deben recibir un suplemento de vitamina B12 desde el momento en que la leche materna ya no sea la principal fuente de nutrientes. Hasta los 3 años, la dosis es de 250 mcg semanales. Los niños que no tomen ya pecho ni leche de fórmula y muy pocos o ningún alimento enriquecido con B12 deben tomar esta dosis de 250 mcg 2 veces por semana.

A partir del primer cumpleaños el suplemento diario de vitamina D3 ya no es necesario, pero es importante asegurarnos de que los niños salen a la calle a diario y les da el sol al menos media hora al día en el rostro y en los brazos. En invierno las mejores horas para exponerse al sol son las del mediodía, mientras que en verano hay que evitar las horas de más calor por el riesgo de quemaduras solares y buscar preferentemente las horas de mitad de la mañana y de la tarde. Después de la primera media hora, si la exposición al sol va a continuar, conviene aplicar un protector solar.

Los niños que vivan en regiones frías o que no puedan salir mucho de casa por cualquier motivo se beneficiarán de tomar un suplemento diario o semanal de vitamina D3. Esto se puede hacer solo durante los meses de invierno o todo el año, dependiendo de las circunstancias. La dosis de vitamina D3 a partir del año de edad es de 600 UI (o 15 mcg) diarios, o 5000 UI (125 mcg) una sola vez por semana.

A partir del año de edad ya no es necesario continuar con el suplemento de DHA si el niño lo estaba tomando anteriormente, pero se puede continuar unos meses más. En este momento no hay evidencia suficiente que confirme sus beneficios en los niños de esta edad, por lo que su uso es opcional.

A partir del año lo ideal es que los niños coman ellos solos todo lo posible y que las comidas que les demos nosotros con cuchara sean la excepción.

Al menos parte de las comidas deberían tener lugar en la mesa familiar y con otros miembros de la familia.

El niño debe seguir decidiendo cuánto quiere comer. Los niños saben reconocer cuándo están llenos y de forma natural dejan de comer. No hay que forzarlos nunca a que se acaben el plato. Si tu hijo o hija constantemente deja comida en el plato es que le estás poniendo demasiada cantidad. Sírvele raciones más pequeñas.

Si no le gusta un alimento, no le obligues a comerlo. No se lo vuelvas a ofrecer hasta que no hayan pasado unos días y si sigue sin aceptarlo, espera unas semanas antes de ofrecérselo de nuevo. Cualquier alimento se puede sustituir por otro con similares propiedades, no hay ningún alimento imprescindible.

Dale todo el tiempo que necesite para comer. Los niños pequeños comen más despacio y siguen necesitando explorar y manipular la comida como cuando eran bebés. De esta manera aprenden a identificar cuándo están satisfechos y cuándo no deben seguir comiendo.

A partir de los 2 años

A partir de los 2 años la alimentación de los niños y niñas ya no debe diferenciarse de la de los adultos, salvo en las cantidades. A los 2 años los niños deberían estar comiendo mayoritariamente sólidos, y los purés deberían ser la excepción (lo ideal es que los tomaran en las mismas ocasiones que el resto de la familia). Este es un proceso que se inició a los 6 meses y que debería estar prácticamente ya completado alrededor del segundo cumpleaños. De la misma forma, el consumo de leche de fórmula artificial, si aún se usaba, ya no está indicado a esta edad. En el caso de los niños amamantados, estos pueden seguir tomando pecho, pero es conveniente que sea siempre después de las comidas de sólidos para que no las reemplacen (como postre).

Si no se ha hecho antes, este es un buen momento para que, como familia, examinemos nuestra alimentación y veamos qué áreas se pueden mejorar.

Decálogo de una alimentación vegana saludable

1. La distribución de los grupos de alimentos, basada en las recomendaciones de la Escuela de Salud Pública de la Universidad de Harvard, debe ser de la siguiente forma:

- La MITAD de lo que comamos diariamente deben ser frutas, verduras y hortalizas.
- Una CUARTA parte debe estar formada por los cereales integrales.
- Otra CUARTA parte es la constituida por las legumbres, frutos secos y semillas.
- De forma optativa se pueden añadir 1-2 vasos de leche de soja enriquecida con calcio u otra leche vegetal, preferentemente avena o almendras, enriquecidas con calcio. Estas leches son un buen complemento de la dieta para los niños que están creciendo rápido y para los adolescentes. La leche de arroz está desaconsejada a cualquier edad.

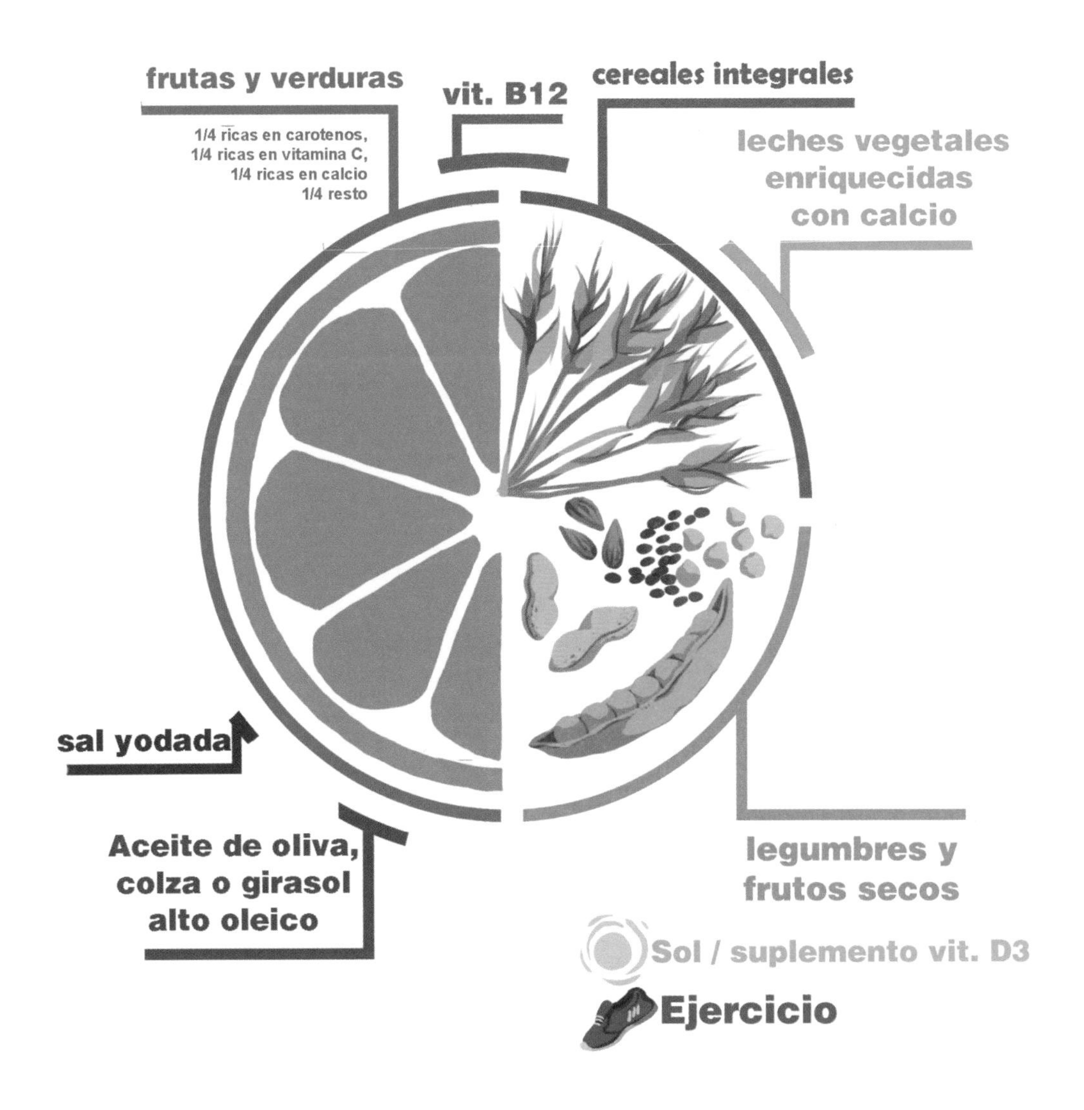

2. Las frutas y las verduras deben ser lo más variadas posible (ver pág. 161). Es importante incluir regularmente las pertenecientes a estos tres grupos:

- Las ricas en carotenos (precursores de la vitamina A): son las de color naranja o rojo intenso, como los boniatos, las zanahorias, la calabaza y los pimientos de todos los colores. También algunas verduras de hoja verde como la espinaca y la col verde rizada son ricas en carotenos. Al menos 4 veces por semana.

- Las ricas en calcio de alta absorción: la col verde rizada, la col china, el pakchoi, las berzas, la col negra italiana, el brécol, la rúcula y los berros. Al menos 4 veces por semana.

- Las ricas en vitamina C: idealmente debería haber una en cada comida principal, bien formando parte del plato o como acompañante (ensalada) o postre. Entre las frutas son: los cítricos (naranjas, mandarinas, limones, pomelos), los kiwis, las fresas, la piña y la papaya. Entre las verduras y hortalizas destacan los pimientos de todas las clases, las espinacas, el brécol, los tomates (también en zumo), la col verde rizada, el perejil fresco, los guisantes y las habas de soja frescas (edamame), las coles de Bruselas, la coliflor y la col lombarda.

3. Los cereales deben ser integrales (ver pág. 234). Los efectos sobre nuestra salud de los cereales refinados y los integrales son completamente diferentes. Los cereales integrales en sus diferentes formas (pan integral, pasta integral, arroz integral, avena integral, quinoa, mijo, maíz, etcétera) deben estar en nuestra mesa a diario. Los cereales refinados como el pan blanco y la pasta refinada deben ser una excepción y tomarse cuando no quede más remedio, por ejemplo cuando viajamos o comemos fuera de casa.

4. Todos los días debe haber al menos 2-3 raciones de alimentos del grupo de legumbres y 1-2 de frutos secos y semillas. El tamaño de la ración depende de la edad y las características físicas de cada persona. Además de garbanzos, lentejas, judías y guisantes, la soja y todos sus derivados, como el tofu, el tempeh, el miso, la leche de soja y los yogures de soja, son también legumbres. Y legumbres son también los cacahuetes. El tamaño de la ración de legumbres siempre será mayor que el de frutos secos, que se tomarán preferentemente como tentempié o como complemento a algún plato.

5. El mejor aceite para cocinar y aliñar alimentos es el de oliva virgen. El aceite de girasol alto oleico es una buena opción para cocinar. En las regiones donde esté disponible, el aceite de colza puede sustituir al aceite de oliva. Si se necesita puntualmente una grasa sólida puede usarse aceite virgen de coco, pero siempre en cantidades muy pequeñas. Los demás aceites vegetales (maíz, pepita de uva, mezclas de aceites vegetales, margarinas) y especialmente el aceite de palma, deben evitarse.

6. La sal debe consumirse en cantidades pequeñas y debe ser sal yodada.

7. El azúcar, sea blanco, integral, panela o cualquier otro nombre que tenga, debe ser eliminado de la alimentación diaria. No hay que tener ningún tipo de azúcar en casa. Los alimentos azucarados o endulzados de otra forma como las galletas, las madalenas, bizcochos y cualquier otro producto de bollería, los helados y batidos comerciales, los refrescos, los cereales «de desayuno» y los caramelos y otras golosinas deben tomarse en ocasiones excepcionales como fiestas y celebraciones, pero no en el día a día.

8. Es importante llevar una vida activa y hacer ejercicio físico regularmente.

9. La exposición regular al sol es una de las mejores formas de obtener la vitamina D. Para las personas en las que esto no sea posible, un suplemento diario o semanal de vitamina D3 vegetal, bien durante los meses de invierno, o durante todo el año, estaría indicado.

10. Todas las personas veganas, consuman o no alimentos fortificados, deben tomar regularmente un suplemento de vitamina B12. La dosis dependerá de la edad y de la frecuencia con la que se tome.

Organización de los menús

Desayuno

A pesar de que solemos pensar que el desayuno debe incluir un tipo determinado de alimentos y en una cierta cantidad, la verdad es que uno puede comer para desayunar cualquier cosa que le guste y le siente bien. Lo que se toma en los desayunos varía mucho con los países y las culturas. No hay que ceñirse a un modelo determinado de desayuno; siempre que lo que comamos el resto del día complemente lo que hemos tomado para desayunar, podemos ajustar el desayuno a las circunstancias y apetencias. Tampoco el desayuno tiene por qué ser igual todos los días.

Sí está más claro lo que no debemos desayunar ni dejar desayunar a nuestros hijos: galletas (de cualquier tipo y condición, incluyendo las ecológicas), madalenas, bizcochos, otros productos de bollería, pan blanco, mermeladas, batidos de chocolate con azúcar, cereales «de desayuno». Evitar todos estos alimentos en el desayuno se facilita enormemente si no los tenemos en casa.

La excepción son las galletas, madalenas y bizcochos elaborados en casa con harinas integrales y endulzados con frutas como plátanos, dátiles, etcétera.

Muchos niños, sobre todo los días de diario, no quieren desayunar. Esto también les pasa a muchos adultos y se debe a diferentes factores. En primer lugar todos necesitamos un tiempo de ayuno largo nocturno, más largo cuanto mayores nos vamos haciendo. Si la cena de la noche anterior se produjo a una hora tardía es normal que al levantarse la sensación de hambre todavía no haya aparecido. No se debe forzar a comer a alguien que está todavía en esa fase de ayuno fisiológico. Si esto interfiere con el horario escolar, la primera medida que hay que tomar es adelantar la cena por la noche y hacerla más ligera.

Hay quien no tiene hambre al levantarse, pero el hambre aparece un rato más tarde, a veces después de haber tomado una infusión u otra bebida caliente. Esto también suele estar relacionado con la ansiedad que muchas personas experimentan al levantarse por la mañana los días de colegio o trabajo. Aquí la solución (aparte de asegurarse de que no hay un problema en el colegio que esté detrás de esta angustia) suele consistir en levantarse antes y realizar alguna actividad agradable mientras que dejamos que aparezca el hambre de forma natural.

Si esto no es posible lo mejor sería preparar (o dejar preparado la noche anterior) un sándwich o bocadillo o un batido, para que el niño se lo lleve al colegio y se lo tome al llegar, o incluso en el camino. Los batidos son más adecuados para las personas a las que les cuesta más comer por las mañanas, se pueden tomar en casa mientras vamos haciendo otras tareas como asearnos o vestirnos.

El desayuno no es la comida más importante del día y no comer nada por la mañana a primera hora no es ningún pecado nutricional. Desayuno significa romper el ayuno, y es el nombre que se le da a la primera comida del día. Es decir, que antes o después todos acabamos desayunando. Lo importante es el conjunto de lo que una persona come a lo largo de un día, y a lo largo de los días, no lo que come en un solo momento y a una determinada hora. Si un niño no come nada en su casa antes de ir al colegio y en el recreo se toma un bocadillo, o una fruta y unos frutos secos, eso será su desayuno. No es cierto que los niños rindan menos en clase si no desayunan; a pesar de todo lo que se ha dicho sobre este tema ningún estudio serio ha podido corroborar esta hipótesis; lo que sí parecen sugerir los datos disponibles es que un desayuno que tenga un menor índice glucémico (es decir, que produzca una elevación de la glucosa en sangre más lenta y sostenida) se asocia a un mejor rendimiento intelectual en las horas siguientes. Así que lo de dar a los niños productos llenos de azúcar como galletas, bebidas chocolatadas y similares para que «por lo menos coman algo» no solo no soluciona el problema sino que lo empeora de forma clara.

Ideas para desayunar:

Pan integral, en forma de tostada en la que se puede poner:

- mantequilla de cacahuetes o mantequilla de almendras
- aguacate / aguacate con tomate / paté de frijoles negros con rodajas de aguacate
- hummus / hummus con aceitunas y tiras de pimiento asado / hummus y tomate
- tahini (solo o con rodajitas de plátano, manzana y canela)
- aceite de oliva y tomate
- paté vegetal

Sándwich o bocadillo, por ejemplo:

- Lechuga, tomate, mayonesa y tempeh a la plancha
- Hummus, zanahoria, pepino, pimiento, brotes de soja o alfalfa, hojas de espinaca
- Rodajas de tofu a la plancha con pesto de anacardos y albahaca
- Fiambre vegetal con tomates y pimientos asados

Gachas de avena con leche vegetal y cualquier añadido (frutos secos, frutas desecadas, semillas, cacao sin azúcar, coco en láminas, fruta natural: manzana, pera, plátano, fresas...)

Copos tostados de maíz (sin azúcar) con leche vegetal

Muesli de cereales integrales y sin azúcar, con leche vegetal o con yogur de soja

Revuelto de tofu (tofu picado y revuelto en la sartén con cebolletas, pimientos, tomates, hierbas aromáticas)

Fruta

Batido de leche vegetal o yogur de soja con frutas

Pudin de chía con frutas

QUÉ HACER CUANDO NO QUIEREN DESAYUNAR

- Adelanta la hora de la cena
- Asegúrate de que tienen tiempo suficiente para desayunar tranquilamente antes de salir de casa
- Prepara un sándwich o bocadillo que se puedan llevar al colegio y comer al llegar, incluso que se puedan ir comiendo por el camino
- Prepara un batido que se puedan beber en casa mientras se visten o de camino al colegio
- Prepara un tentempié para media mañana con fruta y frutos secos; fiambre vegetal, tortitas de cereales etc.

Comidas y cenas

Las comidas y las cenas pueden ser intercambiables según los horarios y las necesidades de cada persona. Hay gente que prefiere hacer una comida ligera (sándwich o ensalada + fruta / yogur) y cenar más fuerte y otras personas prefieren la opción opuesta. De nuevo, lo importante es cómo se complementen todos los alimentos a lo largo del día y a lo largo de los días. En el caso de los niños dependerá principalmente de las limitaciones impuestas por el colegio.

Preparar las comidas y cenas no es difícil si nos acordamos de que debemos combinar verdura y / o fruta con cereales integrales y con legumbre (y / o frutos secos).

Ejemplos de comidas ligeras pueden ser:

- Ensalada de quinoa y hortalizas con pistachos. Yogur de soja.
- Sopa de tomate, pasta y alubias. Fruta fresca.
- Bocadillo de pan árabe con falafel, tomate, pepino y salsa de yogur y tahini. Fruta.
- Hummus con pan árabe y palitos de zanahoria, pepino y pimiento. Tomatitos cherry. Fruta fresca o higos secos / dátiles / orejones...
- Ensalada de patatas con alubias y hortalizas. Fruta fresca.
- Verduras asadas con aliño de tahini. Arroz con leche de soja.
- Tortilla de patatas vegana con pisto y pan. Fruta fresca o higos secos / dátiles...

Ejemplos de comidas o cenas más consistentes para tomar en casa:

- *Risotto* con verduras asadas (calabacín, zanahorias, berenjena, pimiento, tomates), y pesto de espinacas y piñones. Ensalada de zanahoria, lombarda y edamame. Yogur de soja.
- Sopa de lentejas con patatas y hortalizas. Pan con tomate. Fruta.
- Pasta con tomate y boloñesa de soja texturizada. Fruta.
- Burritos de maíz con frijoles, verduras y guacamole. Fruta.
- Filetes de seitán con puré de patatas y guisantes. Ensalada de tomates y pimientos. Higos secos / dátiles / orejones de albaricoque.

- Salteado de brécol, pimientos, zanahorias y col china con fideos de arroz, tofu y anacardos. Fruta.

- Curry de arroz con verduras, tempeh, leche de coco y salsa de cacahuetes. Fruta.

Todo esto son ejemplos que se pueden y deben adaptar a las costumbres y gustos de cada familia. Lo importante no son estos platos concretos, sino la distribución de los grupos de alimentos.

Si la comida ha sido en casa y se ha preparado un plato similar a los anteriores, la cena puede consistir en una crema de verduras / verduras salteadas + tostada con hummus, fiambre vegetal, o una hamburguesa vegetal, por ejemplo.

<ins>Meriendas y tentempiés para cualquier hora</ins>

Además de las comidas principales muchos niños y adultos necesitan tomar tentempiés, sobre todo a media mañana y para merendar. Estas comidas son optativas y dependen de las necesidades de cada persona. A partir de los 4-5 años los niños son ya mucho más independientes a la hora de elegir lo que quieren comer y es bueno que les vayamos dando más libertad. A partir de esta edad ya se pueden preparar la merienda solos. Hay una serie de alimentos que resulta muy útil tener siempre en casa y a la vista de los niños, de tal modo que si tienen hambre, puedan usarlos para prepararse una merienda o para tomar directamente.

Con los ingredientes de la tabla los niños se pueden preparar bocadillos y tostadas, pueden preparar palomitas de maíz, o pueden tomar directamente fruta y frutos secos. También les podemos preparar de vez en cuando un batido para merendar.

Si esto es lo que comen regularmente tus hijos como tentempié entre horas, no pasa nada porque un determinado día fuera de casa coman algo que no es «tan bueno». Lo importante es el conjunto de la dieta; el formar gustos que se inclinen por sabores naturales y que los niños establezcan hábitos saludables para el resto de su vida. Es el regalo de salud más importante que les podemos hacer.

ALIMENTOS PARA MERIENDAS Y TENTEMPIÉS

- Hummus
- Paté vegetal (los mejores son los elaborados con base de tofu y con poca grasa añadida)
- Fiambre vegetal
- Pan, pan tostado integral (biscotes), tortitas de arroz integral o de otros cereales integrales
- Palitos de zanahoria y de pepino, rodajas de pimiento, tomates cherry, aceitunas
- Lechuga y otras hojas de ensalada lavadas
- Frutos secos y semillas (a partir de los 4-5 años): nueces, almendras, avellanas, anacardos, piñones, pistachos, semillas de girasol, semillas de calabaza.
- Garbanzos tostados; habas de soja tostadas (a partir de los 4-5 años)
- Maíz para hacer palomitas (a partir de los 4-5 años)
- Yogures de soja naturales y sin azúcar
- Fruta: plátanos, rodajas de manzana y pera, mandarinas, melocotones, fresas...
- Frutas secas: albaricoques, dátiles, higos, pasas, ciruelas, mango o piña desecada (sin azúcar añadido)
- Chocolate negro, al menos 70 por ciento de cacao
- Cremas o mantequillas de frutos secos

Adolescentes veganos

Las necesidades nutricionales en la adolescencia aumentan mucho, en especial las necesidades de ciertos nutrientes como el hierro en las mujeres y el calcio en ambos sexos. Esto coincide con una época en la que los hábitos nutricionales pueden no ser tan ordenados como antes y en que el apetito es variable. Para muchas personas la época de la adolescencia es un reto en sí misma sin necesidad de añadir un elemento diferenciador con el grupo de amigos y compañeros como es el veganismo. No es excepcional que una persona que ha sido vegana toda su vida se plantee en este momento si lo quiere seguir siendo, ya que la presión social puede ser bastante fuerte. En el otro lado se encuentran los adolescentes educados en una familia no vegana que deciden adoptar el veganismo como forma de vida. Las necesidades de ambos grupos son diferentes, así que las veremos por separado.

Veganos que llegan a la adolescencia

Los adolescentes que han sido veganos desde niños no tienen necesidad de hacer cambios importantes en su alimentación. La distribución de los grupos de alimentos es igual que a otras edades, aunque la cantidad sí que puede cambiar dependiendo de las necesidades físicas específicas de cada adolescente. La mitad de la dieta debe estar constituida por verduras y frutas, un 25 por ciento por cereales integrales y otro 25 por ciento por legumbres y frutos secos y semillas. Esto se concreta en que cada plato debe contener al menos un tercio de verduras u hortalizas, un tercio de cereales integrales y un tercio de alimento proteico (legumbres o soja y derivados, principalmente, y en menor cantidad frutos secos y semillas). Además de esto, un mínimo de 2 piezas de fruta al día (cuantas más mejor).

Los siguientes consejos pueden ayudar a los adolescentes veganos de ambos sexos a alcanzar sus requerimientos nutricionales:

- Bebe 1-2 vasos al día de leche de soja fortificada con calcio (y si es posible, fortificada también con vitaminas D y B12). Si no te gusta la leche de soja puedes usar leche de avena o leche de almendras fortificadas con calcio. Puedes hacerte batidos usando esta leche como base y añadiendo cualquier fruta que te guste y si quieres, una cucharada de mantequilla de cacahuetes o de almendras. Ocasionalmente también puedes hacerte un batido con cacao puro sin azúcar, plátanos y mantequilla de avellanas (o avellanas molidas). El plátano aporta dulzor y no necesitarás añadir azúcar. Si lo prefieres aún más dulce puedes añadir también dátiles picados.

- Toma una gran cantidad de verduras y hortalizas, las que más te gusten, procurando que haya de varios colores. Crudas en ensalada, salteadas o cocidas. Intenta tomar al menos 2 piezas de fruta al día, también eligiendo las que más te gusten. Si te apetecen más, todavía mejor.

- Puedes también tomar frutas desecadas como higos, orejones de albaricoque, dátiles, tanto de postre si te apetece algo más dulce como en cualquier momento como tentempié. Si te gustan los dulces de postre puedes tomar cualquiera de estas frutas desecadas acompañadas por una porción pequeña de chocolate negro

(70 por ciento o más de cacao). Evita todo lo que puedas el azúcar o los alimentos que lo lleven (bollería, helados, zumos y batidos envasados –de todo esto se pueden hacer versiones caseras usando endulzantes naturales como plátano o dátiles–). El azúcar es uno de los mayores enemigos de tu salud y además se asocia claramente a un mayor riesgo de sobrepeso, obesidad y acné.

- Las legumbres son muy importantes en tu dieta. Aportan proteínas, hierro y zinc, además de otros nutrientes. Trata de añadir un par de cucharadas de garbanzos, lentejas o alubias cocidas a tus ensaladas; y una porción de tofu o tempeh a tus salteados de verduras. Todos los productos veganos elaborados con soja, seitán o legumbres como ingrediente principal (hamburguesas, salchichas, albóndigas, etcétera) son ricos en proteínas y son una buena opción para añadir a cualquiera de tus comidas. La mantequilla de cacahuetes también forma parte de este grupo y puedes usarla para preparar sándwiches y para añadirla a tus batidos.

- El pan, la pasta, el arroz y otros cereales que tomes deben ser integrales. Tienen muchos más nutrientes que los refinados, además de aportar fibra. Si al principio te cuesta tomar los cereales en su forma integral, prueba las variedades semiintegrales (las hay sobre todo para el arroz y las pastas).

- Los frutos secos (nueces, almendras, avellanas, anacardos, piñones, nueces de macadamia, nueces de Brasil) y las semillas (calabaza, girasol) tanto crudos como tostados (pero no fritos) son uno de los mejores tentempiés y puedes tomar un puñado de cualquiera de ellos una o dos veces al día. Además puedes añadirlos a tus platos de verduras y cereales. Usa tahini (pasta de sésamo) como aliño para ensaladas y platos de verduras. No tengas miedo por tomar muchos frutos secos: se ha demostrado que las personas que comen frutos secos con frecuencia tienden a estar y a mantenerse más delgadas que las que no los toman. Los frutos secos producen mucha saciedad y eso hace que comamos menos en la siguiente comida. Si tienes hambre entre horas es muchísimo más saludable y te mantendrá mejor en tu peso tomar frutos secos que cualquier alimento azucarado o endulzado. El único problema de los frutos secos es cuando se consumen fritos, esto añade demasiada grasa, generalmente además grasa no de buena calidad.

- Si bebes café, intenta no hacerlo inmediatamente después de las comidas principales, especialmente si eres mujer, ya que esto dificulta la absorción del hierro vegetal. Si tienes tendencia a tener el hierro bajo, procura comer más legumbres, frutos secos y verduras de hoja verde, y hazlo junto con alimentos ricos en vitamina C, como frutas y hortalizas, para mejorar la absorción.

- Continúa tomando un suplemento de 1000 mcg de vitamina B12 dos veces por semana (también puedes elegir tomar un comprimido de 2000 mcg una sola vez por semana).

Como padres de adolescentes podemos ayudar a que nuestros hijos e hijas lleven una alimentación suficientemente nutritiva y saludable de las siguientes formas:

- Es útil tener en casa legumbres cocidas con las que preparar rápidamente una sopa o ensalada. Se pueden cocer garbanzos o alubias en gran cantidad al principio de cada semana e ir utilizándolas según se necesiten. Si esto no es práctico, otra opción es tener varios frascos de legumbres ya cocidas en la despensa. Las legumbres envasadas tienen las mismas propiedades que las que cocemos en casa y son perfectamente adecuadas cuando vamos cortos de tiempo; es conveniente elegir las que no lleven sal añadida, sobre todo si vamos a usar el agua de cocción que viene en el frasco (por ejemplo para hacer hummus).

- Hamburguesas, salchichas y fiambres vegetales pueden ser de mucha ayuda para cenas rápidas. Estos alimentos preparados también son muy útiles para hacer los bocadillos de la merienda o de la cena. Compra las que lleven soja (o tofu o tempeh), seitán o legumbres como primer ingrediente.

- Es útil tener en la nevera otros alimentos que se pueden combinar con los anteriores para preparar bocadillos y sándwiches: guacamole, paté de aceitunas, pesto vegetal, mostaza, mantequilla de cacahuetes, brotes de alfalfa u otras semillas, rodajas de pepino y pimientos, de cebolla y de tomate, zanahoria y remolacha ralladas. Ten además pan de molde integral, pan integral de pita y láminas de pan tipo tortilla, además de tortitas de cereales hinchados, para poder hacer rápidamente cualquier bocadillo o tostada.

- Una vez por semana podemos preparar rollitos de arroz con alga nori (makis) rellenos de diferentes cosas (aguacate, pepino, tofu); que se conservarán en frío durante varios días.

- Hacer en casa hummus es bastante más barato que comprarlo hecho y se conserva en la nevera durante 4-5 días (especialmente si cubrimos su superficie con una capa de aceite de oliva o de limón y lo tapamos bien). Es un magnífico alimento para tomar como tentempié a cualquier hora, junto con *crackers*, zanahorias y otras hortalizas, y también para preparar sándwiches y bocadillos.

- Anima a tu hijo a preparar sus propias comidas, especialmente desayunos y meriendas.

- Asegúrate de que tu hijo toma su suplemento semanal de vitamina B12.

Nuevos veganos durante la adolescencia

Un número creciente de niños, y sobre todo adolescentes, está eligiendo el veganismo como forma de vida al margen de las costumbres de su familia, y esto puede ser origen de preocupación en los padres y de conflictos en las relaciones familiares.

Los adolescentes que deciden empezar a llevar una dieta vegana deben informarse bien antes y aprender unos conceptos básicos de nutrición. Es importante que te familiarices con los principales grupos de alimentos veganos (frutas, verduras, cereales integrales, legumbres y frutos secos y semillas) y que sepas cuál es el papel de cada uno en la alimentación. Encontrarás más sobre esto en las dos secciones precedentes de este libro. La carne y el pescado no se reemplazan con ensalada o verduras, sino con legumbres y derivados, aunque por supuesto una vez que empieces a comer vegano tomarás más verduras y ensaladas y esto en sí mismo es muy positivo.

Algunos alimentos básicos en la nevera y despensa de cualquier vegano que te van a ayudar mucho durante las primeras semanas son:

- Hummus. Se encuentra ya preparado en la mayoría de los supermercados; cómpralo hasta que aprendas a hacerlo en casa y tenlo siempre en la nevera. Puedes comer hummus hasta hartarte, si tienes hummus a mano siempre tendrás algo a lo que recurrir cuando tengas hambre y no encuentres nada más. Para casa son apropiados los envases grandes, pero puedes comprar pequeños para llevar al instituto, universidad o trabajo. Puedes tomarlo con pan integral y / o con cualquier tipo de hortaliza cruda o cocida. Puedes añadirlo a cualquier plato de verduras (una menestra, unas verduras a la plancha) que te sirvan en cualquier sitio y con ello lo equilibrarás nutricionalmente.

- Tofu. Al principio cómpralo ahumado o marinado, para que te sirva para preparar sándwiches y bocadillos (con lechuga, tomate y paté de aceitunas por ejemplo) o para añadir a ensaladas o salteados de verduras.

- Mantequilla de cacahuetes. Compra una que esté elaborada a partir exclusivamente de cacahuetes (al menos el 95 por ciento de los ingredientes deben ser cacahuetes).

- Frutos secos. Ocupan poco espacio y se pueden llevar a cualquier parte, pues son muy nutritivos y quitan el hambre mejor que cualquier otro alimento. Ten a mano los que más te gusten, intentando variarlos de vez en cuando. Puedes tener también semillas de girasol y calabaza.

- Hamburguesas y salchichas veganas. Ten siempre 1-2 unidades en la nevera para cualquier imprevisto o para cuando no encuentres nada más que comer. Elige las que lleven como primer ingrediente tofu, tempeh, seitán o legumbres.

Nuestra sociedad no está todavía preparada para el veganismo y vas a encontrar dificultades cuando comas fuera de casa. Si tienes que hacerlo ocasionalmente por motivos sociales puede ser buena idea haber comido antes algo sabroso y nutritivo, ya que si vas a cualquier restaurante de comida rápida o similar con amigos lo más probable es que tus únicas opciones sean patatas fritas y una ensalada de mala calidad, y esto no solo te dejará insatisfecho, sino que tomado de forma repetida no es bueno para tu salud.

Si tienes que comer fuera de casa con regularidad y donde vas no pueden ofrecerte un menú vegano equilibrado, entonces debes plantearte llevarte algo preparado de casa.

Desde que empieces a llevar una dieta vegana debes tomar un suplemento de 1000 mcg de vitamina B12 dos veces a la semana.

¿Qué pueden hacer los padres no veganos cuyo hijo decide hacerse vegano?

- Respeta su decisión. No le quites importancia diciendo que «es una fase», o que «ya pasará». En algunos casos esto es así, pero no en todos. Lo triste es que muchas personas que quieren de verdad ser vegetarianos o veganos, abandonan debido a la falta de apoyo de su familia y círculo de amigos.

- Infórmate sobre nutrición vegana. Intenta mirar el tema con objetividad y comprueba cuántas de tus ideas sobre alimentación y modo de vida vegano eran solo un mito.

- Siéntate a hablar con tu hijo. Intentad elaborar un plan inicial para ver cómo se organizan las comidas en casa, qué responsabilidades puede asumir tu hijo y qué cambios son precisos en la rutina familiar. Entre todos podéis anotar lo que la familia ha comido la última semana. Veréis que muchas comidas tradicionales se pueden adaptar, en algunos casos sustituyendo uno o dos ingredientes, hasta conseguir una versión cien por cien vegetal. Es una buena oportunidad para que toda la familia reflexione sobre sus hábitos alimenticios y se tomen decisiones que beneficien a todos. Quizás os deis cuenta por ejemplo de que tomabais muy poca cantidad de verduras y casi nada de legumbres. ¿Por qué no mejorar estos aspectos?

- Comprad un libro de recetas veganas y / o explorad alguno de los numerosos blogs de cocina vegana. Dedicad un tiempo a seleccionar las recetas que os parezcan más atrayentes, incluso algunas que toda la familia estaría dispuesta a probar. Elegid 4 o 5 que se conviertan en las básicas para las primeras semanas, que resulten fáciles y combinables con el resto de vuestra alimentación.

- Los productos veganos tipo hamburguesas, salchichas, albóndigas, fiambres, etcétera (ver pág. 187) son muy útiles, sobre todo al principio, ya que ayudan a normalizar la dieta y a hacer que las adaptaciones sean más fáciles.

- Compra comprimidos de 1000 o 2000 mcg de vitamina B12 para que tu hijo empiece a tomarlos dos o una vez por semana.

El convivir con una persona vegana es más fácil de lo que parece una vez pasadas las primeras 2-3 semanas; solo hace falta un poco de buena voluntad por todas las partes.

Cuestiones de salud propias de la adolescencia

La pubertad

La edad en la que empieza la pubertad está muy influenciada por la alimentación durante los años previos y a su vez tiene un importante efecto en la salud durante la vida adulta. Especialmente en las mujeres, la edad a la que se produce la menarquia (primera regla) es uno de los factores que juegan un papel en el riesgo de desarrollar cáncer de mama y otros tumores ginecológicos en la edad adulta.

En los países occidentales la edad de la menarquia cada vez se produce más pronto. Esto es preocupante porque la menarquia temprana aumenta el riesgo de cáncer de mama, obesidad, diabetes tipo 2, enfermedades cardiovasculares y problemas de fertilidad.

La edad a la que empieza la pubertad está determinada por dos tipos de factores: genéticos y ambientales. Los factores genéticos tienen mucha influencia y si quieres saber la edad aproximada a la que tus hijos e hijas entrarán en la pubertad el mejor modo es ver la edad a la que se produjo la menarquia y otros cambios puberales en vuestros familiares.

Pero además de los factores genéticos, los factores ambientales juegan un papel muy importante también y pueden modular, adelantando o retrasando este momento. Los factores ambientales más importantes en este sentido son:

- Excesiva ganancia de peso durante el embarazo. Las niñas cuyas madres ganaron mucho peso durante el embarazo tienen tendencia a tener la menarquia antes. Este efecto también se ha visto en las hijas de madres fumadoras.

- El sobrepeso y la obesidad durante la infancia adelantan la edad de la menarquia. Las niñas que nacen con un peso bajo (bien porque no pudieron crecer adecuadamente durante la gestación o porque nacieron prematuramente) y que ganan peso muy rápidamente después de nacer también están en riesgo de tener una menarquia adelantada.

- Las dietas ricas en proteínas y grasas tienden a producir un adelantamiento en la edad de la menarquia. El consumo de soja y sus derivados en cantidades moderadas (no en suplementos), así como los lignanos que se encuentran sobre todo en las semillas de lino y en los cereales integrales parece que pueden retrasar ligeramente la edad a la que se produce la primera menstruación, gracias a sus efectos antiestrogénicos suaves.

- El consumo adecuado de fibra en los años previos a la pubertad también parece retrasar ligeramente la edad de la menarquia.

- La exposición a algunos contaminantes químicos, como el bisfenol A, el plomo o el mercurio, pueden alterar la edad en la que se produce la pubertad.

Los trastornos menstruales

Es bastante común en los primeros años tras la menarquia experimentar ciclos irregulares, molestias durante los primeros días de la regla e incluso síndrome premenstrual. Cuando estos problemas se vuelven persistentes, o si los periodos son muy dolorosos o abundantes, conviene consultar al pediatra, al médico de familia o al ginecólogo.

Las dietas veganas ricas en frutas, verduras y cereales integrales tienen efectos antiinflamatorios y pueden ayudar a disminuir estos síntomas. Aunque todavía no hay suficientes estudios sobre este tema, los datos disponibles sugieren que el jengibre podría ayudar a disminuir la duración y la intensidad de los calambres menstruales, así como algunos otros de los síntomas de este periodo, como las náuseas. La dosis que se ha empleado en los estudios ha sido de tres cuartos de cucharadita de café de polvo de jengibre tres veces al día durante los días que duran las molestias, y puede merecer la pena probarlo en casos de dismenorrea leve o moderada. También se puede tomar jengibre fresco en infusión.

La anemia ferropénica

La adolescencia, junto con el final del primer año de vida, es uno de los momentos en los que la deficiencia de hierro se produce con más frecuencia, pero mientras que durante el primer año de vida afecta tanto a niñas como a niños, en la adolescencia ocurre sobre todo en las mujeres. Los periodos menstruales abundantes pueden contribuir a que los depósitos de hierro disminuyan y se acabe llegando a una situación de deficiencia de hierro o incluso de anemia. Es importante optimizar la dieta para evitar que esto ocurra. La mejor forma es seguir una dieta rica en hortalizas frescas (tomates, hojas de ensalada, pimientos) y frutas, sobre todo las que tienen más vitamina C (cítricos, piña, mango, kiwi) porque esto multiplica por 3 o 4 veces la absorción del hierro de los alimentos vegetales. Si la deficiencia de hierro ya se ha desarrollado, es muy complicado resolverla solo con la dieta y en este caso es necesario tomar suplementos. El pediatra o el médico de familia pueden indicar los más adecuados en cada caso.

El acné

El acné, que afecta a la mayoría de los y las adolescentes en algún momento, así como a muchas personas adultas, no debe ser considerado solo como un problema de la piel. El acné es muy prevalente en Occidente, pero en otras sociedades, con modos de vida y patrones de alimentación diferentes, esta enfermedad es mucho más rara. Aunque hasta hace poco el acné se consideraba un fenómeno fisiológico de la adolescencia, estudios recientes muestran una asociación entre la tendencia a padecer acné y el desarrollo de obesidad y sus enfermedades asociadas. Podemos considerar al acné como un indicador muy temprano de riesgo metabólico y cardiovascular. Tratar el acné, sobre todo mediante una buena alimentación, puede tener efectos no solo inmediatos, sino también a largo plazo y en otras esferas de salud que aparentemente no están relacionadas con la piel.

La alimentación parece jugar un papel más importante en la aparición y desarrollo del acné de lo que se creía hasta hace poco. Los dos factores más importantes que se han relacionado con esta enfermedad son:

1. Las dietas con índices glucémicos altos (ver pág. 48). Esencialmente son dietas con azúcar, alimentos azucarados (bollería, batidos comerciales, helados, golosinas, refrescos, etcétera) y cereales refinados (pan blanco, arroz blanco, pasta blanca, harinas refinadas). Estos alimentos estimulan la producción de insulina, que a su vez estimula la producción de andrógenos, las hormonas masculinas que aumentan la producción sebácea en la piel y cuyos picos durante la pubertad son en parte los causantes del inicio del acné. Las dietas que estimulan la secreción de insulina son además proinflamatorias y este es otro de los factores contribuyentes al desarrollo del acné.

2. La leche de vaca y sus derivados. La leche tiene hormonas y sustancias anabolizantes que promueven el crecimiento y desarrollo de las crías de cada especie. Uno de los efectos de estas sustancias presentes en la leche es favorecer nuestra producción del factor de crecimiento similar a la insulina, que es una hormona que, entre otras acciones, aumenta la producción de grasa en las células de la piel. La relación entre productos lácteos y acné es más marcada con la leche desnatada que con la leche entera y esto puede ser debido a que la leche desnatada tiene más concentración de hormonas. Niveles altos de factor de crecimiento similar a la insulina han sido relacionados con un mayor riesgo de desarrollar cáncer.

El tratamiento tópico del acné sigue siendo una de las medidas más efectivas para controlar esta enfermedad y los y las adolescentes con acné deben buscar consejo dermatológico lo antes posible y seguir el plan que el dermatólogo les proponga. Esperar a que el acné «se vaya solo» no sirve de nada y es posible que las lesiones en vez de mejorar empeoren, dañando la autoestima de las personas que lo padecen. Aunque en algunos casos el acné es temporal, en otros muchos persiste hasta más allá de los 30 años y es imposible saber al inicio con qué tipo de acné estamos tratando, por lo que vale la pena consultar siempre y pronto. Además del tratamiento tópico algunas personas se beneficiarán de tratamientos orales que solo pueden ser prescritos por un especialista en este problema.

Por otro lado, las medidas dietéticas pueden ser de mucha ayuda; lo más importante es suspender todo tipo de azúcar añadido en los alimentos, así como cualquier alimento de cualquier tipo, incluyendo refrescos, que lleven azúcar y sustituir todos los cereales refinados por cereales integrales. Las verduras y frutas, con sus efectos antioxidantes y antiinflamatorios, deben ser la base de la alimentación de las personas con acné. Si la persona con acné tiene sobrepeso, perderlo lentamente con ayuda de un nutricionista puede marcar una diferencia importante en la evolución del acné.

Aunque todavía no hay suficiente evidencia, dos medidas dietéticas más podrían ser de ayuda para las personas con acné y merece la pena probarlas: los suplementos de zinc y los suplementos de ácidos grasos omega-3 marinos (DHA y EPA derivados de algas). Ambos tienen efectos antiinflamatorios y algunos estudios han observado un efecto positivo sobre las lesiones de acné. Es importante hacer una prueba con estos dos suplementos solo después de haber modificado la dieta en el sentido comentado anteriormente.

MEDIDAS DIETÉTICAS QUE PUEDEN SER DE AYUDA EN EL MANEJO DEL ACNÉ

- Aumentar el consumo de frutas y verduras.
- Evitar todos los alimentos con azúcar y el uso de azúcar de cualquier tipo (bollería incluyendo galletas, helados, refrescos, zumos elaborados a partir de concentrados).
- Sustituir completamente los cereales refinados por cereales integrales.
- No tomar ningún tipo de lácteo animal.
- Evitar las grasas saturadas e hidrogenadas (aceite de palma, de coco, margarinas).
- Tomar un suplemento diario de zinc (10 mg) y otro de DHA + EPA de origen vegetal - aceite de microalgas (500 mg).

Los trastornos de la conducta alimentaria

Está extendida la creencia de que los adolescentes vegetarianos y veganos son más propensos a padecer trastornos de la alimentación, en concreto anorexia nerviosa. Sin embargo, ningún estudio que haya mirado seriamente esta cuestión ha podido corroborar esto e incluso los datos parecen sugerir lo contrario.

Por supuesto, puede suceder que un adolescente que esté desarrollando anorexia nerviosa elija el veganismo porque le parezca que es una dieta que le va a hacer perder peso. Como las dietas veganas lógicamente eliminan un grupo grande de alimentos, los de origen animal, el veganismo todavía es visto por muchas personas como una dieta «restrictiva» y eso la puede convertir en una opción atractiva para la persona con un trastorno de la alimentación.

Que una persona restrinja uno o varios grupos de alimentos no convierte ese hábito en un trastorno de la alimentación. Ante la sospecha de que un adolescente pueda estar desarrollando uno de estos trastornos hay que observar si se dan otros signos de alarma, como los siguientes:

- Rechazo de determinados alimentos porque «engordan» o «tienen mucha grasa» o son «poco saludables» (entre los alimentos vegetales rechazados por este motivo destacan los frutos secos, los cacahuetes, los aguacates, las frutas desecadas como dátiles y orejones, y los productos derivados de la soja como salchichas, hamburguesas, etcétera).

- Rechazo a comer en compañía de otras personas.

- Compulsión por hacer ejercicio físico, sobre todo en solitario, buscando cualquier oportunidad que se presente, incluso subir y bajar escaleras.

- Pérdida o no ganancia adecuada de peso y discrepancia entre el peso real y el que el adolescente cree que debería pesar.

- Cambios frecuentes en el hábito intestinal (a menudo inducidos por el uso de laxantes) y / o vómitos frecuentes tras las comidas.

- Alteraciones en el ciclo menstrual, intolerancia al frío y otros síntomas físicos como fatiga, falta de concentración, etcétera.

En general se observa un cambio de personalidad que es bastante evidente para amigos y familiares, aunque a veces esto solo se ve a posteriori.

Cuando tienen lugar uno o varios de estos signos debemos buscar ayuda profesional, cuanto antes mejor. Los trastornos de la conducta alimentaria son enfermedades muy graves que con frecuencia se cronifican y producen una enorme cantidad de sufrimiento tanto en las personas que las padecen como en sus familiares y amigos.

Hábitos de salud durante la adolescencia que determinan la salud futura

La mayoría de las enfermedades crónicas que hoy afectan a las sociedades occidentales comienzan a gestarse entre la infancia y la adolescencia. Este es el momento en que podemos tomar acciones para reducir el riesgo de sufrir estas enfermedades en el futuro.

Prevención del cáncer de mama. La alimentación y otros hábitos del estilo de vida juegan un importante papel en nuestro riesgo de desarrollar cáncer de mama. La adolescencia, mientras el tejido mamario se está desarrollando y se encuentra expuesto a la acción de las hormonas, principalmente de los estrógenos, es el momento en el que se pueden fijar las condiciones para que se produzca un tumor varias décadas después, así que es el momento para implantar hábitos que nos protejan en lo posible.

Sabemos que los derivados de la soja, especialmente los productos como el tofu, el tofu fermentado, el tempeh y el miso, tomados regularmente se asocian con un riesgo menor de padecer cáncer de mama (ver pág. 123). Otros alimentos que han sido asociados a una disminución en el riesgo de presentar este cáncer son el brécol, las semillas de lino, el té verde, el alga nori y todo tipo de setas, incluidos los champiñones blancos comunes. Algunas de estas medidas también se han mostrado eficaces para proteger frente a otros tumores ginecológicos como el de ovario o el de endometrio, y el de próstata en los hombres.

Uno de los factores de riesgo más importantes para desarrollar cáncer de mama es el consumo regular de alcohol (incluso en las cantidades que se consideran «seguras», como un vaso de vino al día). Es importante que las adolescentes estén informadas de los efectos de la ingesta de alcohol sobre su salud.

ALIMENTOS QUE PUEDEN PROTEGER LAS MAMAS FRENTE AL CÁNCER

- SOJA y sus derivados, especialmente cuando forman parte de la dieta regularmente y desde la adolescencia o antes.
- Brécol
- Semillas de lino
- Algas marinas, especialmente nori
- Setas

Uno de los principales factores de riesgo para el desarrollo del cáncer de mama es el ALCOHOL.

Prevención de la hipertensión y otras enfermedades crónicas

La hipertensión arterial es el principal factor de riesgo para las enfermedades cardiovasculares, infarto cerebral, daño renal y otros problemas. La hipertensión afecta a un número creciente de personas en nuestras sociedades occidentales, más de la mitad de la población mayor de 60 años tiene cifras de tensión arterial por encima de lo normal.

Cada vez con más frecuencia los pediatras nos encontramos con niños mayores y adolescentes que ya presentan hipertensión, hipercolesterolemia e incluso los primeros signos de diabetes tipo 2. El sobrepeso es el principal factor de riesgo asociado con estas condiciones en la infancia y adolescencia. Además, autopsias realizadas a niños y adolescentes fallecidos por circunstancias accidentales han mostrado que a la edad de 10 años la mayoría de los niños tienen en sus arterias los primeros signos de arterioesclerosis, y que hacia el final de la adolescencia la presencia de ateroesclerosis franca afecta a un porcentaje significativo de la población.

Los adolescentes que nacieron prematuramente o con bajo peso tienen un riesgo más elevado que el resto de la población de presentar hipertensión (ver pág. 295).

El factor más importante relacionado con la hipertensión arterial es la ingesta elevada de sodio, en forma de sal. Muchos de los alimentos procesados que consumimos tienen grandes cantidades de sal añadida durante el proceso de elaboración, así que no es solo la sal que usemos nosotros en casa lo que cuenta. Las dietas basadas mayoritariamente en alimentos vegetales (vegana, vegetariana, mediterránea «de verdad») han sido asociadas a un menor riesgo de hipertensión. Las frutas, verduras y legumbres son ricas en potasio, mineral que puede en parte contrarrestar los efectos del exceso de sodio; y además tienen una gran cantidad de sustancias antioxidantes con efecto hipotensor. Todos los vegetales son ricos en potasio, pero los que lo contienen en mayor concentración son los tomates (incluyendo los tomates secados al sol), los albaricoques secos, los higos secos, las verduras de hoja verde incluyendo espinacas y acelgas, la calabaza y los plátanos.

Las medidas para evitar desarrollar hipertensión arterial, que debemos aplicar ya durante la infancia y desde luego desde la adolescencia son:

1. Reducir el consumo de sal, esto incluye no solo el uso de sal al preparar la comida en casa, sino sobre todo, evitando en lo posible el consumo de productos procesados con alto contenido en sodio. La sal que usemos en casa debe ser yodada. Es beneficioso que nos vayamos acostumbrando a usar otros condimentos que aporten sabor a los platos y que nos hagan disminuir el consumo de sal, como el gomasio, las hierbas aromáticas o las algas molidas.

2. Incluir en la dieta la mayor cantidad y variedad posible de frutas, verduras y legumbres. Al menos la mitad de lo que comamos a diario deben ser frutas, verduras y hortalizas.

3. Usar aceite de oliva virgen como fuente principal de grasa, y con moderación.

4. Tomar a diario al menos una pequeña ración de frutos secos y semillas variadas. Intentar que dos veces por semana estos frutos secos sean nueces, pero cualquiera es bueno, lo importante es tomarlos. Elegir variedades crudas o tostadas sin sal, pero no fritas.

5. Hacer ejercicio físico a diario, al menos media hora cada día o 3 horas a la semana.

Mantenimiento de una buena masa ósea

El final de la adolescencia es el momento en el que vamos a alcanzar nuestro pico de masa ósea. Cómo lo hagamos puede determinar nuestro riesgo de sufrir fracturas y otros problemas relacionados cuando nos hagamos mayores. El consumo de calcio en esta etapa es fundamental, pero no es el único factor al que debemos prestar atención (ver págs. 97 y 98). Los adolescentes deben tomar alimentos ricos en calcio, como las verduras de hoja verde tipo brécol, col verde rizada, grelos, col china, rúcula, el tofu cuajado con calcio, el tempeh, el sésamo, las almendras, los higos y las naranjas. Las leches vegetales enriquecidas con calcio pueden ayudar a completar los requerimientos diarios. Tan importante como una buena ingesta de calcio es tener niveles adecuados de vitamina D, de potasio, magnesio y vitamina K. Tomar una buena variedad de verduras todos los días garantiza un aporte más que suficiente de potasio, magnesio y vitamina K, mientras que una adecuada exposición al sol es la mejor forma de producir la vitamina D que necesitamos. Las legumbres son importantes por su aporte de proteínas, necesarias para la formación de los huesos, y además tienen una cierta cantidad de calcio. El ejercicio es fundamental y debemos promover la actividad física en nuestros niños y adolescentes, no hace falta que sea un deporte específico, y menos aún que sea competitivo. A cada persona le gusta una actividad determinada y es esa la que se debe potenciar.

En la adolescencia se adquieren algunos de los hábitos que son perjudiciales para los huesos, entre ellos el tabaquismo, el consumo de alcohol y el consumo de refrescos carbonatados y azucarados. Es importante que los adolescentes sean conscientes de los efectos de estas sustancias en su salud actual y futura.

ALIMENTACIÓN VEGANA EN SITUACIONES ESPECIALES

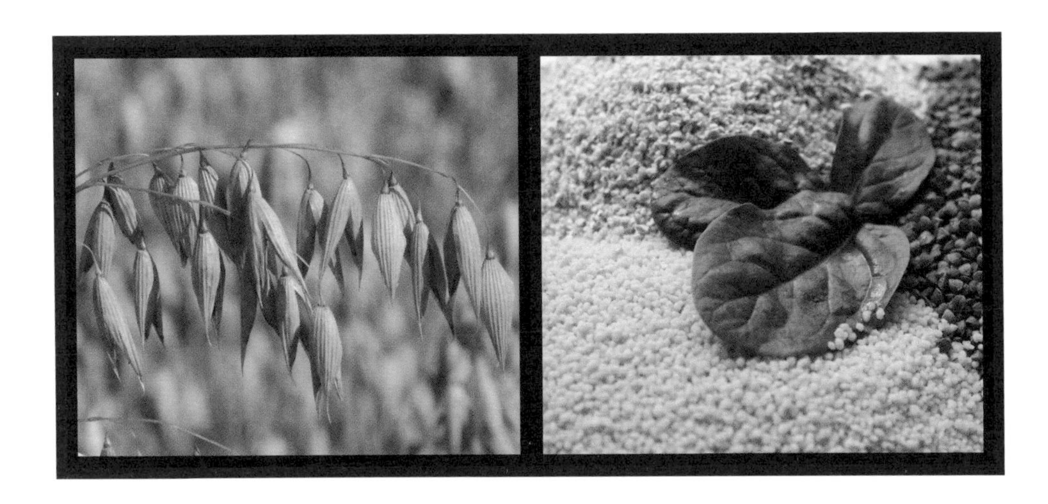

En esta sección vamos a ver las modificaciones que debemos hacer en una alimentación vegana infantil general para adaptarla a algunas situaciones especiales, como son la enfermedad celíaca y la diabetes. También vamos a ver la mejor forma de prevenir el desarrollo de obesidad en nuestra familia desde una perspectiva vegana y qué factores importantes debemos tener en cuenta en el caso de que nuestro hijo haya nacido prematuramente.

La información que vas a leer a continuación tiene como propósito complementar el tratamiento indicado por vuestro pediatra y demás profesionales sanitarios en los aspectos concretos que se refieren a la alimentación vegana, ya que este apartado suele ser poco conocido por ellos; pero no debe en ningún caso sustituir sus indicaciones terapéuticas generales.

Niños con enfermedad celíaca

La enfermedad celíaca es una intolerancia permanente al gluten, una proteína que se encuentra en el trigo, el centeno, la cebada y a veces en la avena. Aunque no es hereditaria, sí existe una predisposición genética a padecerla y es relativamente frecuente que afecte a varios miembros de una misma familia.

Los niños a los que se diagnostica enfermedad celíaca deben llevar una dieta estricta sin gluten por el resto de su vida. En estas personas el gluten, aun en pequeñas cantidades y aunque parezca que se tolera bien, produce una reacción inflamatoria que altera la pared del intestino y da lugar a mala absorción de nutrientes, además de aumentar el riesgo de presentar cáncer en el tracto digestivo y otras enfermedades a largo plazo.

¿Cuándo sospechar que nuestro hijo puede ser celíaco? En los bebés y niños más pequeños lo que se ve con más frecuencia es que pierden el apetito y su curva de peso deja de progresar como venía haciendo hasta entonces. Es muy típico verlos más cansados, tristes e irritables. Con frecuencia las digestiones se hacen más difíciles y pesadas, se les nota la tripa más hinchada y pueden tener episodios de diarrea; en ocasiones más que diarrea lo que se observa es que las deposiciones cambian de consistencia y se hacen continuamente más líquidas. La anemia por deficiencia de hierro (por la mala absorción del hierro en el intestino) es muy común.

Los niños más mayores suelen quejarse de dolor abdominal, cansancio y poco apetito. También pueden tener dolor de cabeza y en otras partes del cuerpo, como las articulaciones. Las erupciones en la piel son muy típicas de esta enfermedad. Es frecuente que el crecimiento se vea afectado y que aparezcan grados leves de anemia, por la mala absorción del hierro y de otros nutrientes en el intestino inflamado.

Si sospechamos que nuestro hijo puede tener esta enfermedad debemos acudir al pediatra y confirmar el diagnóstico. Además de un examen físico, el pediatra pedirá un análisis de sangre donde entre otros datos veremos si han aparecido unos anticuerpos específicos que son propios de la enfermedad: los anticuerpos antigliadina y los anticuerpos antitransglutaminasa. Estos dos anticuerpos son producidos por el sistema inmunológico de la persona afectada, que identifica el gluten como un «enemigo» e intenta defenderse de él. El hecho de que sean positivos es un fuerte indicador de que hay una enfermedad celíaca. En algunos casos será necesario además hacer una biopsia intestinal para ver si el intestino está afectado y en qué grado. También existen pruebas genéticas que indican el grado de predisposición que tenemos para sufrir la enfermedad, pero que por sí solas no nos dan el diagnóstico.

Es importante no hacer ningún cambio en la alimentación hasta que tengamos el diagnóstico pues esto podría modificar los resultados y hacer más complicada la identificación de la enfermedad. Para que la intolerancia al gluten pueda ser diagnosticada es necesario que estemos tomando alimentos con gluten de manera regular.

La enfermedad celíaca es una enfermedad autoinmune (esto significa que el organismo produce anticuerpos contra algunas partes de sí mismo) y es más frecuente que ocurra en asociación con otras enfermedades autoinmunes, como la diabetes tipo 1 o algunos problemas de tiroides que tienen también un origen inmunitario.

Algunas personas tienen síntomas propios de enfermedad celíaca que mejoran al hacer una dieta sin gluten, pero sus anticuerpos en sangre son negativos y la biopsia del intestino es normal o muestra solo alteraciones muy leves. Estas personas pueden padecer sensibilidad al gluten no celíaca, que es un trastorno bastante más frecuente que la enfermedad celíaca. Como en el caso de la enfermedad celíaca, la sensibilidad al gluten debe

IDENTIFICACIÓN DE LOS ALIMENTOS LIBRES DE GLUTEN

El símbolo internacional de la Espiga Barrada es la forma más segura de reconocer a las empresas que cumplen con los estrictos controles de producción que exige la Asociación de Sociedades Europeas de Celíacos. La presencia de la Espiga Barrada garantiza que ese alimento contiene menos de 20 ppm (20 mg / kg) de gluten.

La nueva normativa europea, vigente desde julio de 2016 (Reglamento Europeo nº 828/2014), establece que los productos etiquetados como «sin gluten» deben contener menos de 20 ppm (20 mg / kg) de gluten en su composición. La etiqueta «muy bajo en gluten» solo se puede utilizar en alimentos con menos de 100 ppm (100 mg / kg) que originalmente contengan trigo, centeno, cebada, avena o sus variedades híbridas, o que contengan uno o más ingredientes hechos a partir de estos cereales, y que se hayan procesado específicamente para reducir su contenido de gluten.

Las Asociaciones de Celíacos ofrecen listas de alimentos sin gluten que se suelen actualizar anualmente. El que un alimento concreto no aparezca en esas listas no significa necesariamente que no sea apto para las personas celíacas. En caso de dudas puede ser necesario consultar con el fabricante.

ser diagnosticada por un médico antes de hacer ningún cambio en la dieta, puesto que muchas molestias comunes pueden ser confundidas con este problema. Recuerda que el gluten solo es perjudicial en las personas con enfermedad celíaca o con sensibilidad comprobada al gluten, pero no en el resto de la población y que retirar el gluten de la alimentación de personas sin estos trastornos no tiene ninguna ventaja nutricional. Una dieta «sin gluten» no es necesariamente más sana que una con gluten, todo depende de la cantidad y distribución del resto de los alimentos.

¿Puede un niño celíaco ser vegano?

Sí, sin ninguna duda. El gluten solo se encuentra en los cuatro cereales mencionados anteriormente (con la posible excepción de la avena), que habrá que evitar de manera indefinida, pero eso no nos impide tomar otros cereales y pseudocereales como el arroz, el maíz, la quinoa, el mijo o el amaranto; además de todas las legumbres, frutos secos, semillas, frutas y verduras.

Algunas personas con enfermedad celíaca toleran bien la avena, ya que este cereal no contiene gluten como tal, aunque se puede contaminar con gluten fácilmente durante su cultivo y posterior procesado. La avena contiene una proteína llamada avenina que es de la misma familia que el gluten y en algunas personas con enfermedad celíaca puede producir una respuesta similar a la que produce el gluten. Las personas que toleren la avenina pueden tomar avena, siempre que se aseguren de que esa avena no está contaminada por gluten (debe especificar que contiene menos de 20 partes por millón de gluten).

La principal dificultad de las personas celíacas reside en encontrar productos elaborados que estén exentos de gluten y en comer fuera de casa.

PRODUCTOS TÍPICOS VEGANOS A LOS QUE LAS PERSONAS CELÍACAS DEBEN PRESTAR UNA ATENCIÓN ESPECIAL

El seitán está elaborado a base del gluten del trigo, por lo que es un alimento totalmente prohibido para las personas celíacas.

Otros alimentos suelen contener trigo, centeno, cebada o gluten en su composición y debemos mirar la lista de ingredientes cada vez que los compramos (no es infrecuente que los fabricantes cambien los ingredientes sin avisar):

- Salsa de soja (suele llevar trigo, mientras que el tamari no, pero es necesario comprobar cada marca)
- Miso (hay variedades con centeno y cebada –con gluten– y otras con arroz sin gluten)
- Tempeh macerado en salsa de soja. Es mejor comprar el tempeh al natural y macerarlo en casa
- Hamburguesas, salchichas, albóndigas y fiambres vegetales. Muchos llevan cereales, gluten o seitán en su composición.
- Por el momento, algunos productos Quorn® veganos llevan gluten en su composición
- Leches / bebidas vegetales: pueden estar endulzadas con jarabe de trigo y llevar trazas de gluten
- Frutos secos tostados: pueden contener pequeñas cantidades de harina

Sustituyendo los cereales con gluten en la dieta

Actualmente hay un gran número de alimentos elaborados que cumplen la función de los alimentos más típicos con gluten: pan, pasta y repostería. Hay que tener cuidado al elegir estos productos porque algunos, en un intento de imitar la textura que produce el gluten, pueden tener una composición nutricional no muy adecuada. Muchos utilizan harinas con bajo valor nutritivo y una cantidad importante de aditivos. Es muy frecuente también que estos productos lleven cantidades significativas de harina de arroz, sirope de arroz, salvado de arroz u otros productos derivados del arroz, lo que aumenta la exposición al arsénico si se toman continuadamente (ver pág. 141). Los productos procesados sin gluten pueden tener los mismos problemas de exceso de azúcar y grasa de mala calidad que sus equivalentes con gluten, por lo que debemos establecer el mismo nivel de vigilancia en cuanto a estos ingredientes. Finalmente, muchos de estos productos son comparativamente más caros que los equivalentes sin gluten, sin que aporten mejores propiedades nutricionales. Excepto en circunstancias especiales como fiestas o celebraciones, es mucho mejor no centrar nuestras comidas en el pan o en la pasta, y desde luego no en la repostería, y preparar comidas donde otros cereales (o las patatas) sean los protagonistas naturales.

El pan y la pasta (y el trigo en general) han formado parte de la cultura culinaria mediterránea y europea, por lo que sobre todo al principio puede resultar difícil encontrar platos que no lleven estos ingredientes. Puede ser útil buscar inspiración en platos típicos de las cocinas de Hispanoamérica, donde el maíz y la quinoa han sido durante mucho tiempo los cereales principales, o en la cocina asiática, basada tradicionalmente en el arroz. En vez de buscar «sucedáneos» del pan o la pasta para el día a día, vale más la pena incorporar otros ingredientes a nuestra cocina, como las tortillas de maíz, la polenta, la quinoa o el arroz en sus muchas formas.

Muchos productos veganos elaborados pueden llevar trigo o gluten, por lo que es importante mirar los ingredientes con cuidado y de forma periódica, ya que no es infrecuente que los fabricantes cambien uno o varios ingredientes sin avisar.

ALTERNATIVAS A LOS ALIMENTOS CON GLUTEN MÁS FRECUENTES

Alimento con gluten	Mejor alternativa
Pastas de trigo	Pastas elaboradas con harina de legumbres*
Pan	Para bocadillos y sándwiches: tortillas de maíz Para «tostas»: tortitas de arroz integral o maíz y láminas de boniato tostadas
Muesli	Las mejores opciones son los mueslis elaborados con quinoa y amaranto. La avena es una buena alternativa para quienes la toleren. Los cornflakes están hechos a partir de harina de maíz y si no llevan azúcar añadido son también una buena alternativa
Harina para rebozar	Harina de garbanzos
Seitán	Tofu y tempeh (no macerado en salsa de soja)

* Se pueden mezclar con pastas «sin gluten» clásicas hechas con harina de arroz o maíz, pero es mejor evitar tomar estas regularmente de forma aislada.

Niños con diabetes

La diabetes mellitus es una enfermedad en la que la glucosa, el azúcar que se encuentra en la sangre, está elevada; es lo que conocemos como hiperglucemia. Este tipo de diabetes se llama mellitus para distinguirla de otro tipo de diabetes menos frecuente, la diabetes insípida, que no veremos aquí y es una enfermedad crónica que aunque no tiene curación, sus síntomas pueden ser controlados y sus complicaciones prevenidas gracias a los tratamientos actuales. La hiperglucemia sostenida produce lesiones en muchos órganos, especialmente en los riñones, la retina, los nervios que transmiten las sensaciones y en las arterias (dando lugar a arterioesclerosis y elevando el riesgo de enfermedades cardiovasculares).

Hay dos tipos principales de diabetes: diabetes tipo 1 y diabetes tipo 2. En la diabetes tipo 1, que es la que suele comenzar en la infancia, el páncreas no produce suficiente cantidad de insulina. Las causas de esta enfermedad no son del todo conocidas, aunque sabemos que hay una predisposición genética que cuando se asocia a determinadas circunstancias ambienta-

- Debido a los cambios en la alimentación que se han producido en los países occidentales, incluyendo España, el número de personas con diabetes tipo 2 está aumentando rápidamente. España es uno de los países occidentales con mayor incremento en el número de personas con diabetes tipo 2 en los últimos años, según datos de la Organización Mundial de la Salud.
- Aunque la inmensa mayoría de los niños y adolescentes con diabetes tienen el tipo 1, están aumentando los casos de diabetes tipo 2 entre personas cada vez más jóvenes. Antes solo se veía esta enfermedad en personas mayores de 50 años, pero se están empezando a diagnosticar casos en niños y adolescentes con obesidad y sobrepeso.

les, que todavía están por determinar, induce a nuestro sistema inmunológico a producir anticuerpos que destruyen las células del páncreas donde se produce la insulina.

En la diabetes tipo 2 también hay una predisposición genética, pero el modo de vida es el principal determinante de la enfermedad. Las personas con sobrepeso u obesidad, las personas que hacen poco ejercicio físico y que llevan una dieta inadecuada son mucho más propensas a desarrollar este tipo de diabetes. En la diabetes tipo 2 sí hay insulina, pero nuestros órganos no responden adecuadamente a su acción y por tanto la glucosa se elevará en sangre y se mantendrá elevada (ver págs. 48 y 49).

Diabetes mellitus tipo 1

Los niños con diabetes deben hacerse análisis frecuentes de glucemia (glucosa en la sangre), deben administrarse insulina a intervalos regulares y deben controlar estrictamente lo que comen, para asegurarse de que sus alimentos les proporcionan exactamente las cantidades de hidratos de carbono que necesitan.

Un niño que sigue una alimentación vegana y es diagnosticado de diabetes tipo 1 puede seguir llevando el mismo tipo de alimentación, aunque será necesario hacer algunos ajustes en la cantidad y distribución de los hidratos de carbono. Por lo demás, las recomendaciones nutricionales para las personas con diabetes no son diferentes a las recomendaciones que se dan a la población general. Hay que tener en cuenta que las consecuencias negativas de no seguir una alimentación saludable aparecen antes y son más graves en las personas diabéticas que en las que no lo son, y los niños con diabetes deben ser conscientes de esto tan pronto como puedan comprenderlo. Las personas con diabetes tienen un riesgo aumentado de sufrir enfermedades cardiovasculares, por lo que es muy importante que limiten la ingesta tanto de grasas saturadas (aceite de palma y coco) y de ácidos grasos *trans* (margarinas, alimentos precocinados o procesados que contengan grasas hidrogenadas), como de azúcar, alimentos azucarados y cereales refinados.

Planificación de la dieta del niño con diabetes

Cada niño con diabetes debe diseñar su dieta y su tratamiento con insulina de acuerdo con el equipo sanitario que lleve a cabo la supervisión de su enfermedad. El manejo de la diabetes, incluyendo la alimentación, es siempre personalizado y dependerá de la edad y el peso del niño, de su actividad física, de si existen otros problemas de salud y de otros factores personales.

Como en el resto de los niños, los hidratos de carbono son el principal componente de la alimentación y deben constituir el 50-60 por ciento de su dieta. Aunque cualquier hidrato de carbono, en presencia de insulina, se absorba de la misma forma y tenga un efecto inmediato similar sobre la glucemia, en el medio y largo plazo la procedencia de los hidratos de carbono tiene una gran importancia.

A continuación puedes ver las raciones de hidratos de carbono que aportan los alimentos que forman parte de una alimentación vegana básica. Para productos elaborados concretos debemos mirar siempre la composición nutricional que viene reflejada en el envase.

Cuando planificamos el número de raciones de hidratos de carbono que vamos a tomar en una comida específica debemos siempre recordar que estos hidratos de carbono no vienen solos sino que forman parte de un alimento que también aporta otros nutrientes, y que pueden ser globalmente más o menos positivos para la salud. Aunque una galleta y un puñado de nueces tengan ambos media ración de hidratos

Raciones de hidratos de carbono en las frutas	
Media ración (0,5 R)	Dos orejones de albaricoque, un higo seco, un dátil, 5 fresas medianas
Una ración (1 R)	Tres albaricoques, una mandarina grande (o 2 pequeñas), un cuenco pequeño de frambuesas o arándanos (80 g), una rodaja de piña, un kiwi, 10 uvas, una rodaja de melón o sandía, un higo fresco
Una ración y media (1,5 R)	Una naranja mediana, un melocotón mediano, 10 cerezas
Dos raciones (2 R)	Un zumo de naranja natural (200 ml), una manzana mediana, un puñado de uvas pasas (30 g)
Dos raciones y media (2,5 R)	Un plátano mediano, medio mango grande, una pera mediana

Raciones de hidratos de carbono en verduras, hortalizas y tubérculos	
Media ración (0,5 R)	200 g de las siguientes verduras salteadas / al vapor: acelgas, calabacín, col (blanca, verde y lombarda), espinacas 200 g de tomate pelado, triturado o de pisto, 80 g de brécol al vapor, guisantes frecos o congelados 125 g de calabaza cocida, coliflor al vapor 150 g de judías verdes cocidas
Una ración (1 R)	50 g de maíz crudo o congelado, 1 zanahoria grande
Una ración y media (1,5 R)	Un plato grande de crema de verduras
Dos raciones y media (2,5 R)	Un boniato mediano asado
Tres raciones (3 R)	Una patata mediana asada (150 g)

Las siguientes verduras no cuentan como raciones de hidratos de carbono: setas y champiñones, espárragos, escarola, lechuga, rúcula, berros, otras hojas de ensalada.

Raciones de hidratos de carbono en los cereales	
Media ración (0,5 R)	Un biscote
Una ración (1 R)	Una tortilla mexicana (trigo o maíz) pequeña (20 g)
Una ración y media (1,5 R)	Una rebanada mediana de pan integral (30 g), dos tortitas de arroz integral
Dos raciones (2 R)	Una ración (30 g) de palomitas caseras, una ración (30 g) de muesli
Dos raciones y media (2,5 R)	Gachas de avena (35 g de copos de avena + 200 ml de leche de soja), una pita mediana (50 g), 125 g de mijo cocido
Tres raciones (3 R)	Una tortilla de trigo grande (75 g), un bol de *cornflakes* sin azúcar (30 g) + 200 ml de leche de soja, un plato pequeño (125 g) de quinoa o cebada cocida
Tres raciones y media (3,5 R)	Un plato pequeño (125 g) de arroz integral cocido, 50 g de harina de trigo entera, un plato de pasta integral cocida, un plato de cuscús cocido (150 g)

Raciones de hidratos de carbono en las legumbres	
Media ración (0,5 R)	Una cucharada sopera de harina de garbanzos. Tres cucharadas soperas de mantequilla de cacahuetes, un puñado (30 g) de cacahuetes
Una ración (1 R)	Seis cucharadas de hummus
Dos raciones y media (2,5 R)	150 g de garbanzos, lentejas o alubias cocidas
Tres raciones (3 R)	5 cucharadas soperas (media lata) de alubias con tomate

Raciones de hidratos de carbono en los frutos secos y semillas	
Media ración (0,5 R)	Un puñado (30 g) de nueces peladas, de avellanas, de almendras o de nueces de macadamia. Un puñado (30 g) de semillas de calabaza o de girasol peladas Una cucharada sopera (15 g) de semillas de chía Dos cucharadas de semillas de lino molidas (15 g)
Una ración (1 R)	Una porción (30 g) de turrón de almendras con azúcar Un puñado (30 g) de anacardos o de pistachos sin cáscara.
Una ración y media (1,5 R)	Tres castañas asadas

El tahini en las cantidades usadas habitualmente no cuenta como ración.

de carbono, los efectos en la salud de uno y otro alimento son completamente diferentes. Cuando elijamos alimentos para proporcionar las raciones de hidratos de carbono que necesitamos, debemos elegir alimentos que aporten además otros nutrientes como proteínas, vitaminas, minerales y antioxidantes. Si no lo hacemos así corremos el riesgo de dar lugar tanto a sobrepeso como a deficiencia de micronutrientes esenciales.

Raciones de hidratos de carbono en las proteínas vegetales*	
Media ración (0,5 R)	Una hamburguesa de seitán (100 g) Tempeh macerado en salsa de soja (100 g) Un filete de Quorn® vegano (125 g) 100 g de Quorn® vegano en porciones
Una ración (1 R)	Una hamburguesa de tofu* Dos salchichas de tofu medianas
Una ración y media (1,5 R)	Una hamburguesa de Quorn® vegana (67 g)

* El seitán, el tempeh y el tofu al natural (sin siquiera macerar) no cuentan como ración, pero los productos elaborados con ellos suelen contener otros ingredientes que aportan hidratos de carbono, es importante mirar bien cada producto que compremos.

Raciones de hidratos de carbono en bebidas, leches y yogures vegetales	
Media ración (0,5 R)	Un vaso (200 ml) de leche de soja baja en azúcar (2,5 g / 100 ml)
Una ración (1 R)	Un vaso (200 ml) de leche de almendras o de avena, un yogur de soja de sabores (100 g)
Dos raciones (2 R)	Batido de soja comercial con chocolate (250 ml)
Dos raciones y media (2,5 R)	Un vaso (200 ml) de leche de arroz o de horchata de chufa, 125 g de natillas de soja (vainilla o chocolate)

La leche de soja sin azúcar y los yogures de soja naturales sin azúcar no cuentan como raciones

Raciones de hidratos de carbono en otros alimentos	
Media ración (0,5 R)	Una onza (10-15 g) de chocolate negro (70% o más) 100 g de salsa de tomate frito Una cucharada de sirope de agave

Por ello, los hidratos de carbono deberían proceder principalmente de los cereales integrales, de las legumbres y de las frutas enteras, y solo excepcionalmente de azúcar o alimentos azucarados (incluyendo bollería, helados, dulces, etcétera). Los zumos de fruta solo deberían usarse en situaciones especiales en que sea necesario aportar rápidamente glucosa, pero no tienen que formar parte de la planificación de la dieta habitual.

No hay una cantidad «fija» de hidratos de carbono para los niños con diabetes, sino que esto dependerá de la edad y el peso de cada uno, de su nivel de actividad física y de otras circunstancias, como por ejemplo, estar pasando una enfermedad común (gripe, gastroenteritis, etcétera). La cantidad de hidratos de carbono puede incluso variar de un día a otro. Lo importante es ajustarla bien para que haya una relación entre ella y la dosis de insulina que se admi-

Ejemplo de menú para un niño de 8-9 años		
		Total raciones
Desayuno	Una tostada de pan integral (1,5 R) con tomate y aguacate (0 R) y un vaso de leche de soja (0,5 R)	2
Media mañana	Seis cucharadas de hummus (1 R) acompañadas de palitos de zanahoria (0,5 R) y 2 *crackers* integrales (0,5 R)	2
Comida	Ensalada de arroz integral (2,5 R), con maíz fresco, hojas de ensalada y hortalizas (1 R) y una salchicha mediana de tofu (0,5 R). Un plátano pequeño (2 R)	6
Merienda	Batido de leche de almendras (1 R) con 5 fresas (0,5 R) y una cucharada de mantequilla de almendras (0,5 R)	2
Cena	Sopa de verduras, alubias y fideos (4 R). Dos dátiles (1 R)	5
Antes de dormir	Una tortita de arroz integral cubierta de chocolate negro (1 R)	1

nistra en cada momento. Es importante planificar con antelación la composición de las comidas y tratar de ser regular con los horarios. En las revisiones médicas, cada niño recibirá una orientación sobre la cantidad de raciones de hidratos de carbono por día que son apropiados para sus características, y sobre esa cantidad, cada familia puede ir haciendo las variaciones necesarias según las necesidades. En las tablas puedes ver un ejemplo de distribución de alimentos y raciones para un niño de 8 años y para una adolescente de 13; estos ejemplos muestran cómo las raciones se cubren mediante alimentos completos y nutritivos. Este menú no tiene nada de azúcar, pero aporta todas las proteínas, minerales y vitaminas que necesitan los niños del ejemplo (por supuesto ambos tomarán también su dosis semanal de vitamina B12).

A diferencia de una alimentación no vegetariana, en la dieta vegana prácticamente todos los alimentos tienen una cierta cantidad de hidratos de carbono. Los alimentos que son una excepción a esta regla son los

Ejemplo de menú para una adolescente de 13-14 años		
		Total raciones
Desayuno	Medio melocotón (1 R). Gachas de avena con leche de soja (2,5 R) y trocitos de dátiles y albaricoques secos (1,5 R)	5
Media mañana	Una manzana mediana (2,5 R) y un puñado de mezcla de semillas de calabaza y girasol (0,5 R)	3
Comida	Potaje de lentejas (2,5 R), patata (2,5 R) y verduras (0,5 R). Una naranja mediana (1,5 R)	7
Merienda	Una tostada de pan integral (1,5 R) con mantequilla de cacahuetes (0,5) y 5 fresas medianas (0,5 R)	2,5
Cena	Revuelto de quinoa (3 R) con hortalizas (0,5 R) y seitán (0 R). Plátano pequeño (2 R) con yogur de soja natural sin azúcar (0 R)	5-5,5
Antes de dormir	Un vaso de leche de avena (1 R) y una onza de chocolate negro (0,5 R)	1,5

aceites (solo tienen grasa) y los alimentos con alto contenido en grasas como los aguacates y muchas variedades de aceitunas. Por otra parte el tofu, el tempeh, el seitán y el Quorn® tienen una cantidad tan baja de hidratos de carbono que se considera que en las cantidades habituales constituyen menos de media ración y no se tendrían en cuenta para los cálculos. Sin embargo, la mayoría de los productos elaborados con ellos (hamburguesas, albóndigas, salchichas...), al llevar otros ingredientes añadidos sí incrementan el porcentaje de hidratos de carbono y podrían llegar a constituir una o más raciones. Hay que mirar la composición nutricional de cada producto que compramos para saber su contenido real en hidratos de carbono. La leche de soja sin endulzar y los yogures de soja naturales sin azúcar no tienen prácticamente hidratos de carbono, pero de nuevo, las versiones endulzadas pueden contener una cantidad variable que será necesario comprobar.

FACTORES QUE RETRASAN LA ABSORCIÓN DE GLUCOSA

- La fibra presente en cereales integrales, legumbres, frutos secos, semillas, verduras y frutas enteras.
- La comida sólida se digiere más lentamente que la preparada en forma de purés, zumos o batidos.
- Los alimentos ricos en proteínas o grasas retrasan la absorción de la glucosa. Mezclar un alimento rico en azúcar o en hidratos de carbono con otros que tengan proteínas y / o grasas enlentecerá la absorción de la glucosa Solo debemos usar zumos de fruta en casos de urgencia, pero no en la alimentación diaria.

En resumen:

- Es perfectamente posible que un niño vegano continúe llevando el mismo tipo de alimentación después de ser diagnosticado de diabetes. Las recomendaciones nutricionales y la planificación de la dieta siguen los mismos principios que en el resto de la población.
- Los hidratos de carbono deben proceder principalmente de los cereales integrales, las legumbres y las frutas enteras.
- Reserva los zumos, las galletas y otras formas de administrar rápidamente glucosa para los casos de hipoglucemia.
- Si un niño no estaba tomando cereales integrales y empieza a hacerlo, es importante observar si hay algún cambio en la tasa de absorción de glucosa, ya que esta puede verse un poco enlentecida. Otros factores también modifican la tasa de absorción de la glucosa (recuadro).
- Cuando necesitemos dar una ración más de hidratos de carbono, buscaremos aquellas que sean más nutritivas, no «rellenaremos» con cualquier cosa. Aprovecharemos la ración de hidratos de carbono para proporcionar otros nutrientes como vitaminas, minerales y proteínas.

- Las personas diabéticas deben extremar las precauciones en cuanto al consumo de azúcar, cereales refinados y grasas saturadas. Las enfermedades cardiovasculares aparecen antes y son más graves en las personas con esta enfermedad.

Diabetes mellitus tipo 2

Aunque esta enfermedad no suele aparecer hasta la cuarta o quinta década de la vida, durante la infancia y adolescencia podemos hacer una cosa fundamental: prevenirla. Una alimentación adecuada y practicar ejercicio regularmente van a hacer mucho menos probable que desarrollemos diabetes en el futuro.

El patrón de alimentación que ha mostrado más beneficios en la prevención de la diabetes tipo 2 es el llamado patrón de dieta vegetal saludable, que se basa en alimentos como los cereales integrales, verduras, frutas, frutos secos y semillas y pequeñas cantidades de café o té. Por el contrario, los patrones de dieta vegetal poco saludable (zumos de fruta, refrescos, cereales refinados, patatas y postres y otros alimentos azucarados) y las dietas basadas en alimentos animales se asocian a un aumento en el riesgo de desarrollar diabetes tipo 2 (ver pág. 11).

Sobrepeso y obesidad

Las tasas de sobrepeso y obesidad infantil están creciendo a un ritmo alarmante, tanto en España como en el resto del mundo, y ya se consideran

CONSECUENCIAS DEL SOBREPESO Y LA OBESIDAD

La Organización Mundial de la Salud considera que el sobrepeso y la obesidad son factores de riesgo para desarrollar las siguientes enfermedades:

- las enfermedades cardiovasculares y cerebrovasculares
- la diabetes
- los trastornos del aparato locomotor (en especial la osteoartritis)
- algunos cánceres (endometrio, mama, ovarios, próstata, hígado, vesícula biliar, riñones y colon)

uno de los principales problemas de salud de la infancia. La obesidad nos puede afectar a todos, ya que nuestra forma de vida actual y el tipo de sociedad en la que vivimos, con abundancia de comida y pocas oportunidades de actividad física, favorecen el desarrollo de este trastorno.

El sobrepeso y la obesidad se pueden describir como una acumulación excesiva de grasa corporal. El sobrepeso y la obesidad son el mismo problema pero con diferente grado de intensidad.

¿Cuáles son los factores que aumentan el riesgo de obesidad en la infancia?

La obesidad o el sobrepeso que se presentan en la infancia empiezan a desarrollarse mucho antes de que estos problemas se hagan visibles.

Algunos de los factores que favorecen el desarrollo de la obesidad están ya presentes incluso antes de la gestación. Por ejemplo sabemos que los hijos de madres que tenían sobrepeso u obesidad antes de quedarse embarazadas tienen más riesgo de desarrollar obesidad; y que aumentar mucho de peso durante el embarazo o que el bebé tenga un peso elevado al nacer también está asociado al mayor riesgo de obesidad en la infancia. Un importante número de estudios han encontrado una relación significativa entre el tabaquismo materno y el riesgo de obesidad en los hijos.

Después de nacer, la ganancia rápida de peso durante los primeros meses de vida se ha asociado consistentemente con mayor riesgo de sobrepeso u obesidad. La lactancia materna parece proteger frente al desarrollo de obesidad, mientras que iniciar la alimentación con sólidos muy pronto, antes de los 4 meses, conlleva mayor peligro de obesidad futura, sobre todo en los casos de los niños que reciben fórmula artificial.

Aunque todavía no hay suficientes datos, los estudios realizados hasta el momento sugieren una relación entre la falta de sueño (el no dormir lo suficiente) y el desarrollo de obesidad. También se ha sugerido que el consumo de antibióticos en el primer año de vida facilita el desarrollo de obesidad, probablemente al modificar la microbiota intestinal (ver pág. 53), pero se necesita estudiar estos aspectos con más detalle.

Además de los factores relacionados con la alimentación y la actividad física, sabemos que factores genéticos, socioeconómicos y ambientales también juegan un papel importante.

Los peligros que conlleva el exceso de peso en la infancia

El sobrepeso y la obesidad afectan a la salud desde el primer momento en que aparecen, pero además ponen en riesgo la salud futura y acortan la esperanza de vida. La obesidad altera la estructura del corazón y de las arterias, y se asocia con un aumento de los triglicéridos y del colesterol en sangre; todo esto predispone a sufrir enfermedades cardiovasculares (infarto de miocardio, pero también infarto cerebral) en la vida adulta. Un porcentaje importante de niños y adolescentes con sobrepeso muestran los signos que preceden al desarrollo de la diabetes tipo 2 y muchos ya tienen hipertensión. Otros trastornos más frecuentes en estos niños son el asma, la apnea obstructiva del sueño, el reflujo gastroesofágico, los

CÓMO SE CALCULA EL ÍNDICE DE MASA CORPORAL (IMC)

1. La primera parte es igual para adultos y para niños/as entre los 2 y los 20 años. Se trata de aplicar esta fórmula:

$$IMC = Peso\ (kg) / altura\ (m)^2$$

2. El número que obtenemos podemos aplicarlo directamente a las personas mayores de 20 años y se interpreta de la siguiente manera:
   - entre 18,5 y 25 se considera que el peso está en un rango normal
   - entre 25 y 30 se considera que hay una situación de sobrepeso
   - por encima de 30 se habla de obesidad
3. En los menores de 20 años hay que tomar el número que resulta de la fórmula aplicada en el primer paso y llevarlo a unas gráficas (similares a las curvas de peso y talla) donde podremos compararlo con los niños y niñas de su misma edad.
4. Un IMC que se encuentra entre los percentiles 5 y 85 se considera un peso saludable para niños, niñas y adolescentes. Entre el percentil 85 y el 95 hablamos de una situación de sobrepeso, mientras que por encima del percentil 95 se trataría de obesidad.

dolores articulares y un mayor riesgo de fracturas de huesos. Las adolescentes con sobrepeso tienen más riesgo de sufrir síndrome de ovario poliquístico y a largo plazo, infertilidad. Algunos estudios han encontrado una asociación entre la presencia de sobrepeso y menores capacidades cognitivas en la infancia y adolescencia (dificultades de atención, de coordinación motora y de otras funciones intelectuales como la planificación de actividades o la memoria), además de que los trastornos psicológicos como la ansiedad y la depresión afectan con más frecuencia a los niños y niñas con obesidad, y esto conlleva un sufrimiento enorme para ellos.

Cuanto antes se desarrolla la obesidad, si no se actúa rápido, más difícil es tratar de eliminarla después. Es muy raro que este problema desaparezca espontáneamente, por el contrario tiende a cronificarse y a empeorar. Los niños y adolescentes con sobrepeso tienen un riesgo elevado de mantener o incrementar su sobrepeso cuando llegan a la vida adulta.

¿Qué debemos hacer si nuestros hijos aumentan demasiado de peso?

Lo primero y más importante es reconocer que hay un problema. A veces esto es complicado si la ganancia de peso ha sido lenta y nos hemos acostumbrado a ver a nuestros hijos con un poco más de sobrepeso cada vez. Algunos niños que han sido motivo de preocupación en casa por haber sido siempre muy delgados pueden empezar a ganar peso rápidamente en los años anteriores a la adolescencia y al principio esto produce tanto alivio que no vemos que ahora el riesgo puede estar en el lado contrario. Otros niños crecen en familias donde todos los miembros siempre han tenido exceso de peso, por lo que esta situación se considera natural.

La medida objetiva para saber si nuestros hijos tienen sobrepeso u obesidad es calcular su índice de masa corporal. Este índice se calcula inicialmente como en los adultos (ver recuadro pág. 285), pero a continuación debemos comparar la cifra resultante con los valores normales que presentan los niños y niñas de su misma edad, que están representados en gráficas (similares a las gráficas de crecimiento). Un peso saludable para la talla se encuentra entre los percentiles 5 y 85. Hay que tener en cuenta que algunos niños y adolescentes que practican deporte de forma habitual pueden encontrarse en percentiles un poco más altos debido a que tienen mayor masa muscular, pero no un exceso de grasa y esto por supuesto no nos debe preocupar. El índice de masa corporal debe valorarse dentro de las circunstancias específicas de cada persona. Dos cifras iguales pueden significar cosas diferentes dependiendo de las características de cada niño.

Si sospechamos que el peso de nuestro hijo no está evolucionando de forma saludable, lo más apropiado es consultar con nuestro pediatra para que haga una valoración completa de su estado de salud. Una vez confirmado hay que tomarse el asunto muy en serio, pero esto no significa enfadarse ni culpabilizar a nadie, sino actuar de forma constructiva. El exceso de peso constituye una amenaza para la salud y no debemos infraestimar su importancia. Es conveniente buscar ayuda profesional cuanto antes, si es posible acudiendo a un hospital o centro donde lleven a cabo los programas «En Movimiento», diseñados específicamente para niños y adolescentes y para sus familias. Estos centros se encuentran ya en muchas ciudades españolas, así como en Ecuador, Argentina y México. Los programas «En Movimiento» abordan el sobrepeso de una forma holística, es decir, teniendo en cuenta todos los factores (físicos, sociales, emocionales) que influyen en su aparición y desarrollo; y además promueven la adquisición y el mantenimiento de hábitos saludables en toda la familia.

PROGRAMAS «EN MOVIMIENTO»

Son programas dirigidos al tratamiento integral del sobrepeso y la obesidad en la infancia y la adolescencia, y han sido diseñados por un grupo de endocrinólogos, pediatras, psicólogos y nutricionistas del Hospital Vall d'Hebron en Barcelona.

Estos programas han mostrado su eficacia no solo en disminuir el índice de masa corporal de los y las participantes, sino que también han probado ser útiles para mejorar la calidad global de la dieta y para aumentar la autoestima y la confianza de niños, niñas y adolescentes.

Se puede encontrar más información en su página web: http:// www.enmovimiento.net.

Conversando con nuestros hijos

La imagen y el peso corporal es un tema que preocupa a la mayoría de los niños, niñas y adolescentes de ambos sexos, cada vez desde edades más tempranas, y no podemos convertirlo en tabú porque esto solo aumentará el sufrimiento de nuestros hijos.

Siempre que nuestros hijos expresen preocupación por su peso o su imagen corporal debemos escucharlos atentamente y no restar importancia a su desasosiego. Cuando hablemos con ellos tenemos que explicarles la diferencia entre imagen corporal y salud, y hacerles ver que el cuerpo de cada persona tiene una forma diferente y esto no solo es normal sino que es bonito y es parte de quienes son. Mientras que el sobrepeso y la obesidad son problemas que afectan a la salud de nuestros hijos y deben ser prevenidos y tratados como lo haríamos con cualquier otra enfermedad, nuestro físico y el de los demás debe ser siempre respetado y apreciado. Debemos trasmitir a nuestros hijos que su valor no reside en los kilos ni en la forma de su cuerpo.

La manera en que hablemos de nuestro peso y del de otras personas y cómo las describamos en general dice mucho acerca de nuestra visión

ELIMINANDO EL AZÚCAR DE NUESTRA DIETA

La mayor parte del azúcar de nuestra alimentación se encuentra «escondido», es decir, forma parte de alimentos que compramos ya elaborados. Por este motivo muchas personas creen que no toman casi azúcar cuando en realidad están tomando demasiado.

¿En qué alimentos de origen vegetal encontramos azúcar «oculto»?

- En todas las galletas, bizcochos, madalenas y demás bollería, incluyendo la que se vende bajo los nombres de «artesana» o «ecológica».
- En muchos yogures y batidos de soja, leches de soja y otras leches vegetales
- En el chocolate y en los cacaos en polvo solubles
- En los cereales de desayuno y en los cereales «para bebés»
- En los refrescos y en algunos zumos de frutas
- En muchas salsas como el kétchup y algunas salsas a base de tomate
- En algunos platos preparados, incluso aunque no sean «dulces»

sobre este problema. Si constantemente describimos a otras personas por sus rasgos físicos y criticamos a aquellos que no tengan las medidas que la sociedad actual impone, nuestros hijos aprenderán que ellos también van a ser juzgados de la misma manera.

Algunos niños pueden estar experimentando acoso escolar debido a su peso o a otras características físicas y debemos identificar el problema y actuar rápidamente para que no se cronifique. La responsabilidad del acoso escolar reside en los acosadores y en el ambiente que lo consiente, no en el niño o la niña que lo sufre, sea cual sea su peso o cualquier otro rasgo de su persona. Es importante que dejemos claro a nuestros hijos que ellos no son responsables de sufrir acoso y que ninguna característica de ellos ha desencadenado esta situación.

La alimentación para la prevención y el tratamiento de la obesidad infantil

Aunque las personas veganas suelen tener un índice de masa corporal menor que las no veganas, una alimentación vegana en sí misma no nos garantiza que nos mantengamos en un peso saludable. Una dieta que incluya azúcar y alimentos azucarados, cereales refinados (pan blanco, arroz blanco, pasta de trigo refinado), y alimentos fritos y procesados, por muy vegetal que sea va a conducirnos a una situación de sobrepeso y a poner nuestra salud en riesgo en el medio y largo plazo.

Hasta ahora solo un estudio de pequeño tamaño ha mostrado que una dieta vegana diseñada para tratar la obesidad infantil es tan efectiva o más que una dieta no vegetariana específica para el control del peso; aunque en personas adultas las dietas veganas o predominantemente vegetales sí se usan rutinariamente y desde hace ya tiempo para el tratamiento del sobrepeso con resultados muy satisfactorios.

El tratamiento de la obesidad y el sobrepeso debe estar supervisado por un profesional sanitario. Las dietas de adelgazamiento sin supervisión son peligrosas a todas las edades, pero pueden ser desastrosas en los niños y adolescentes. En este sentido es crucial que seamos un buen ejemplo para nuestros hijos y que no nos vean a nosotros haciendo dietas de adelgazamiento constantemente. Sin duda, la mejor forma de ayudar a nuestros hijos es modificar nuestros propios hábitos y adoptar otros que sean

LOS EDULCORANTES ARTIFICIALES NO SON LA SOLUCIÓN

Aunque usar edulcorantes artificiales en lugar del azúcar elimina la ingesta de las calorías proporcionadas por el azúcar y se podría pensar que muchos otros de las consecuencias negativas de su consumo, diferentes estudios han mostrado que tomar edulcorantes artificiales se relaciona con las mismas enfermedades crónicas asociadas al consumo de azúcar.

Las razones de este fenómeno no se conocen del todo, pero se cree que, por una parte, tomar estas sustancias refuerza nuestra preferencia por los alimentos dulces y estimula el consumo excesivo de calorías en la dieta global. Además los edulcorantes artificiales pueden modificar la microbiota intestinal, alterando la sensibilidad a la insulina (ver págs. 48 y 49).

saludables y sostenibles a largo plazo. El objetivo de tratar la obesidad no es conseguir una imagen determinada, sino darnos la oportunidad de vivir una vida larga y libre de enfermedades, pues es lo que todos merecemos. Es importante que todas las personas que convivan juntas se involucren en la adquisición de nuevos hábitos, y no que sea solo responsabilidad del miembro de la familia en quien el problema es más visible.

Hay una serie de medidas que son válidas tanto para la prevención como para el tratamiento del sobrepeso y que podemos empezar a adoptar como familia desde ya mismo, sea cual sea nuestro índice de masa corporal:

- Eliminar el azúcar y todos los alimentos azucarados de nuestra alimentación. Las personas que están habituadas a tomar grandes cantidades de alimentos azucarados pueden encontrar este paso difícil, si se hace bruscamente, porque su paladar está demasiado acostumbrado al sabor edulcorado de los alimentos y encuentra el resto insípido. Sin embargo, este paso es absolutamente esencial y sin él no es posible alcanzar nuestro peso saludable ni mantenernos sanos. La eliminación del azúcar se puede hacer gradualmente dando un tiempo para que nos acostumbremos a los nuevos sabores.

- Eliminar los productos elaborados con grasas saturadas (coco, palma), con grasas hidrogenadas y con «mezclas de aceites vegetales» sin determinar. Eliminar otras fuentes de grasa saturada y grasa hidrogenada como las margarinas y muchos productos procesados. El mejor aceite es el aceite de oliva, que debemos usar en pequeña cantidad.

- No forzar nunca a los niños pequeños a acabarse la comida del plato ni a comer una cantidad determinada. Los bebés y niños pequeños saben instintivamente cuánto alimento necesitan y saben cuándo deben parar; si forzamos su límite solo conseguiremos alterar su sentido de la saciedad y predisponerlos a la obesidad a largo plazo. Cuando van siendo más mayores es importante enseñarles (con el ejemplo) a comer despacio, saboreando y disfrutando la comida.

ALTERNATIVAS AL AZÚCAR

Alimento azucarado	Alternativas
Refrescos	Agua; agua con gas y el zumo de un limón, naranja o pomelo; agua con menta o hierbabuena, infusiones frías de plantas, bebida de kéfir de agua
Helados y postres	Fruta, fruta seca (higos, dátiles, orejones de albaricoques, ciruelas, mango y piña secos), compota casera de manzana o pera con canela y especias, chocolate negro (70 por ciento de cacao mínimo); batidos de leche vegetal o yogur de soja con plátano y frutas
Kétchup, otras salsas con azúcar	Pesto, mayonesa casera (leche de soja sin azúcar + aceite oliva o girasol), mostaza, aliño de tahini, tomate concentrado con salsa de soja y / o vinagre
Cereales «de desayuno» y «barritas energéticas»	*Corn flakes* sin azúcar, muesli o granola hechos en casa o gachas de avena (con frutas secas y frutos secos), frutos secos y semillas
Repostería	Repostería hecha en casa con harinas enteras y endulzada con plátanos, dátiles y otras frutas secas

- Aumentar el nivel de actividad física. Esto no significa necesariamente hacer deporte si no nos gusta ninguno, y desde luego no significa que tengamos obligatoriamente que practicar deporte de manera competitiva. Cualquier tipo de actividad física que resulte placentera es válida. Jugar al aire libre es el mejor tipo de actividad para los niños más pequeños. Además de dedicar un tiempo regular a hacer ejercicio físico es importante que seamos más activos en nuestra vida diaria; esto puede significar por ejemplo ir andando o en bicicleta más a menudo.

- Limitar el número de horas de TV y / o internet o videojuegos a no más de 2 horas al día.

- Asegurar un número suficiente de horas de sueño y que el descanso sea de calidad.

Es mucho mejor y más fácil prevenir el desarrollo de la obesidad que tratarla cuando ya se ha producido. Para la mayoría de las personas, una alimentación adecuada y una vida activa son suficientes para mantenerse dentro de un rango de peso saludable.

Bebés y niños que fueron prematuros

Un bebé prematuro es aquel que nace antes de las 37 semanas de gestación. En general, los bebés que nacen 2 o 3 semanas antes de llegar al término del embarazo tienen un peso y una madurez suficientes para ir a su casa con el resto de la familia y recibir unos cuidados similares a los niños que nacen a término. Sin embargo, los bebés que nacen muy prematuros deben ingresar en las Unidades Neonatales de los hospitales y recibir atención especializada, muchas veces incluso cuidados intensivos, durante un periodo de tiempo variable, hasta que alcanzan una madurez y un peso adecuado. Los niños que nacen prematuramente se enfrentan a una serie de complicaciones durante las primeras semanas de vida que son debidas a la inmadurez de sus órganos. En algunos casos las consecuencias de estas complicaciones tempranas pueden persistir durante el resto de la vida.

La leche humana (de la propia madre o de una donante) ejerce un papel protector sobre la salud del bebé prematuro, en particular le protege frente a una de las enfermedades más graves que pueden padecer estos niños: la enterocolitis necrosante. Si has decidido alimentar a tu hijo con tu leche, es importante que empieces a extraerte leche lo antes posible después del parto, por supuesto siempre que te encuentres bien y en condiciones para hacerlo. Al principio vas a obtener muy poquita cantidad, esto es normal. Ten en cuenta que los bebés muy pequeños necesitan unos pocos mililitros cada vez durante los primeros días, por lo que cualquier cantidad que puedas extraer será muy valiosa. Si los primeros días tu bebé toma más cantidad de la que tú puedes producir es posible que te ofrezcan darle leche de donante. Esto depende de si el hospital tiene banco de leche humana o está en contacto con un banco que se la proporcione, lo que afortunadamente es cada vez más frecuente. La leche de otra mujer siempre va a ser una opción mucho mejor para tu hijo que una fórmula artificial.

Durante el tiempo de ingreso en la Unidad Neonatal, mientras el bebé es todavía pequeño para alimentarse por sí mismo por vía oral, se le administrará la leche por medio de una sonda que llega hasta el estómago. Siempre que haya leche materna disponible esta será la que se le dará. Es una práctica común, cuando estos niños han pasado la fase aguda pero aún están en el hospital, fortificar la leche materna. Los fortificantes son concentrados en polvo obtenidos de leche de vaca y su función es aumentar la concentración de proteínas y minerales de la leche de la madre, y así mejorar la ganancia de peso. Desde hace unos años se encuentra disponible un fortificante de la leche materna que está elaborado a partir de leche humana pasteurizada procedente de mujeres donantes. Se llama Prolacta® y es una opción para familias veganas que hayan tenido un bebé prematuro. Además de las evidentes ventajas éticas, este fortificante humano probablemente tenga efectos más beneficiosos sobre la salud del bebé que los fortificantes obtenidos de leche de vaca.

Tras el alta hospitalaria, y siempre que la lactancia materna haya sido tu elección, es beneficioso que la mantengas el mayor tiempo posible ya que protegerá a tu hijo de infecciones, sobre todo en los primeros meses, cuando es más vulnerable. Además, la leche materna en niños prematuros se ha asociado con un crecimiento menos rápido (y por tanto con un menor riesgo de obesidad en el futuro) y con un mejor desarrollo psicomotor. Si el bebé mama directamente de tu pecho, las recomendaciones son similares a las que se dan con los niños a término: ofrecer el pecho siempre que el bebé lo pida y dejarle mamar durante todo el tiempo que quiera. En algunos casos puede ser conveniente, cuando el bebé es todavía pequeño o se cansa mientras está al pecho, complementar lo que toma al pecho con leche materna extraída, que se le puede dar en biberón o por otros medios.

La mayoría de los bebés prematuros requieren tomar suplementos de vitaminas y hierro una vez que ya están en casa. Es esencial mantener estos suplementos mientras te lo indiquen. Los suplementos de hierro son muy importantes ya que los bebés prematuros suelen tener unas reservas de hierro bajas y sus necesidades son proporcionalmente mayores que las de los niños nacidos a término.

En los bebés que nacieron prematuramente el momento de iniciar la alimentación complementaria debe basarse en su nivel de maduración, y en los signos que nos indican que están preparados (ver capítulo 5: El inicio de la alimentación complementaria), y no tanto en su edad cronológica (contada desde el momento del nacimiento) o en la edad corregida (desde el día que habrían nacido si el embarazo hubiera llegado a término). Algunos bebés prematuros tienen problemas a la hora de empezar a masticar y lo hacen más tarde de lo habitual. No se conoce bien la causa de este retraso. En algunos niños puede ser debido a los problemas respiratorios que tuvieron en las primeras semanas o meses de vida; en otros puede deberse a un retraso intencionado en la introducción de alimentos sólidos por miedo a que se atraganten o a que tengan otros problemas. Es conveniente no prolongar en estos niños el tiempo durante el cual son alimentados con cuchara, sino desde el primer momento intentar ofrecer alimentos que puedan empezar a masticar, aunque sea en pequeña cantidad, para que vayan aprendiendo. Esto se puede hacer en paralelo a la alimentación con cuchara. La finalidad de que el niño empiece pronto a coger pequeños trozos de comida, a jugar con ellos, a llevárselos a la boca y a masticarlos no es tanto que se alimenten sino estimular su desarrollo psicomotor, sus habilidades orales y su independencia.

Es frecuente que los niños que fueron prematuros crezcan más lentamente durante la infancia y tengan una altura final menor que lo que les correspondería si hubieran nacido a término. No hay datos que indiquen que una dieta u otra (siempre que se proporcionen las proteínas y calorías suficientes) tenga influencia en la tasa de crecimiento de estos niños.

Sabemos que los niños y adolescentes que nacieron prematuramente tienen mayor riesgo de padecer obesidad y enfermedades crónicas como diabetes, hipertensión arterial y enfermedades cardiovasculares. Aunque no hay estudios al respecto, es probable que estos niños se beneficien especialmente de recibir una dieta lo más vegetal posible con un contenido bajo en sal, así como de realizar ejercicio físico regular. Es importante no «sobrealimentar» al bebé prematuro, especialmente durante los primeros meses de vida. Muchos niños y niñas prematuros se encuentran en los rangos bajos de las gráficas de crecimiento durante el tiempo de lactancia. En estos niños es más importante vigilar que el ritmo de crecimiento sea constante que empeñarnos en que aumenten de percentil. La ganancia rápida de peso en los niños que nacieron prematuramente es un factor de riesgo para padecer enfermedades crónicas en la edad adulta.

Los huesos de los niños y niñas prematuros tienden a ser más frágiles que los de los niños nacidos a término, por lo que es importante que garanticemos en todo momento un buen aporte de proteínas, calcio, vitamina D, magnesio y vitamina K. Especialmente en estos niños debemos ser muy cuidadosos con el consumo de refrescos, cafeína y sodio (sal), que roban calcio a los huesos. El ejercicio físico regular es esencial, y si se hace al aire libre nos aprovechamos además del efecto del sol en la producción de vitamina D. Los estudios de seguimiento a largo plazo han mostrado que los niños y adolescentes que fueron prematuros tienden a hacer menos ejercicio que los niños que nacieron a término. Esto puede ser en parte debido al desarrollo motor más lento y a su mayor frecuencia de problemas motores leves cuando van creciendo. Esto puede minar la confianza en sí mismos y hacer que no deseen participar en juegos y deportes, especialmente cuando son competitivos. Es importante por ello que los apoyemos para que realicen cualquier actividad física que les guste en un entorno no competitivo.

Si tu hijo prematuro tiene problemas específicos derivados de su prematuridad es necesario hacer el seguimiento con el especialista correspondiente y seguir sus indicaciones individualizadas.

MÁS ALLÁ DE LA DIETA: Otros aspectos del estilo de vida vegano que pueden tener repercusión sobre la salud

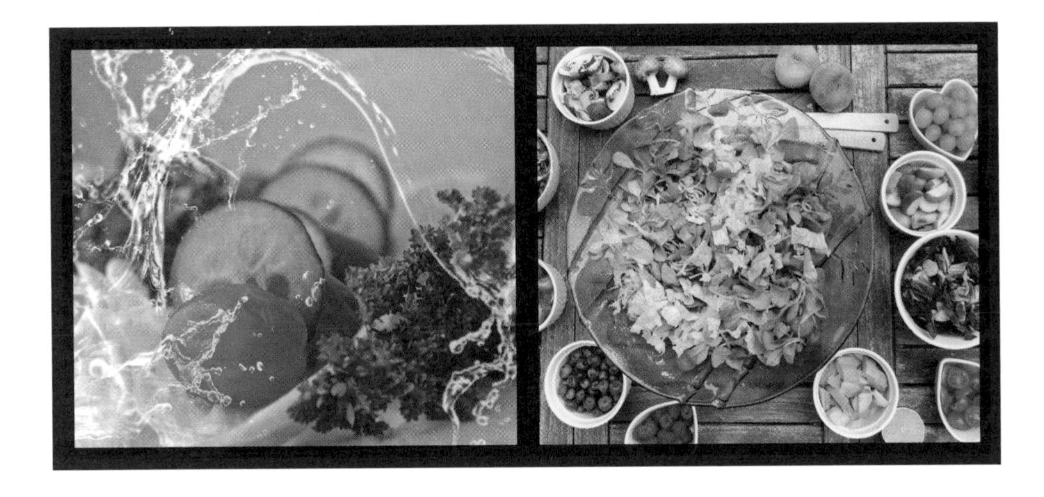

Las motivaciones para llevar una alimentación completamente vegetal pueden ser múltiples y diferentes de una persona a otra, pero un alto porcentaje de familias veganas lo son por razones éticas. En estos casos la alimentación es una parte más de una filosofía de vida que busca evitar siempre que sea posible la muerte y el sufrimiento a otras especies animales. Por este motivo las personas que son veganas por razones éticas rechazan el uso de animales en productos como la cosmética, la ropa y el calzado, así como participar en actividades como los circos con animales, carreras de perros o caballos, visitas a zoológicos y delfinarios o cualquier otro tipo de espectáculo que los incluya. Por las mismas razones la mayoría de personas veganas se oponen a la experimentación con animales.

Como el uso de animales está tan extendido en nuestra sociedad, aunque algunos de estos productos y actividades puedan ser relativamente sencillos de evitar, otros pueden presentar más dificultades o carecer de alternativas reales.

La situación más evidente se da con los medicamentos. En la actualidad, todos los medicamentos de que disponemos fueron en algún momento experimentados en animales. Este es un requerimiento legal para que un medicamento pueda ser aprobado para uso en los humanos. A medida que los métodos de investigación alternativos a la experimentación animal vayan ganando terreno y quede demostrado que son no solamente equiparables sino mejores, probar los medicamentos en animales ya no será necesario y este requisito desaparecerá, pero por ahora no tenemos forma de evitarlo.

La investigación en animales ha sido casi el único método que los humanos hemos usado para probar medicamentos durante los últimos 200 años, por lo que mucha gente sigue pensando que es el único posible. Sin embargo existen en Europa y Estados Unidos un número importante de universidades y centros de investigación que están desarrollando técnicas y métodos alternativos al uso de animales en experimentación, con muy buenos resultados.

Además de haber sido experimentados en animales muchos medicamentos pueden contener ingredientes de origen animal, tanto como excipientes (el excipiente es el medio en el que va disuelto el principio activo del medicamento –el jarabe, el comprimido o la cápsula por ejemplo–) como los propios principios activos (el medicamento en sí).

¿Qué opciones tenemos cuando necesitemos usar un medicamento, vacuna o suplemento?

- Cuando el medicamento lleve algún excipiente de origen animal (la lactosa y la gelatina son los más comunes) es generalmente posible encontrar un equivalente de otro laboratorio que no lo lleve. El farmacéutico puede ayudarnos a encontrarlo. Cuanto más frecuente sea el consumo de ese medicamento, más probable es que encontremos una alternativa. Por ejemplo, los analgésicos como el paracetamol o el ibuprofeno y muchos antibióticos los producen un gran número de laboratorios y las posibilidades de encontrar alguna marca sin excipientes de origen animal es alta.

- Si el principio activo es de origen animal, solo a veces será posible encontrar un medicamento equivalente que sea sintético o bien no sea exactamente igual pero tenga una función equivalente. Esto debe siempre ser discutido con nuestro médico porque cambiar un medicamento por otro por cuenta propia o suprimir un medicamento necesario (o no empezar a tomarlo) puede tener consecuencias muy graves en nuestra salud.

- Para todo tipo de suplementos de vitaminas y minerales hay ya opciones 100 por cien vegetales. Algunos de ellos todavía no están disponibles en farmacias, y en muchos casos ni siquiera en parafarmacias o tiendas de alimentación natural, pero sí pueden ser obtenidos a partir de laboratorios extranjeros y a través de internet. Esto se aplica específicamente a los ácidos grasos omega-3 (DHA y EPA) y a la vitamina D3. Los ácidos grasos DHA y EPA se pueden extraer del aceite de algas marinas cultivadas en aguas limpias en vez del aceite de pescado. La vitamina D3, que hasta hace unos años solo podía obtenerse de la grasa animal, ya se produce a partir de plantas (líquenes) y es exactamente la misma molécula que la vitamina D3 de origen animal.

En algunas ocasiones no habrá alternativas y la única posibilidad que se nos presente sea la de tomar un medicamento que lleve ingredientes de origen animal. Esto no debe en ningún caso ser visto como una contradicción con nuestra forma de pensar o como una incoherencia. Si recordamos la definición de veganismo de la Vegan Society del Reino Unido, nos dice que el veganismo es una «forma de vida que trata de excluir, siempre que sea factible, todas las formas de explotación y crueldad hacia los animales usados como comida, ropa o para cualquier otro propósito». La clave aquí está en «siempre que sea factible». Tenemos que aceptar que el mundo en que vivimos no es vegano y que algunos asuntos están fuera de nuestro control. Aceptar un medicamento o una vacuna que lleven productos animales y que hayan sido probados en animales no significa que aprobemos estos métodos. Si hubiera una alternativa la elegiríamos, pero en ausencia de ella debemos hacer lo necesario para preservar nuestra salud y la de nuestra familia. Consumir un medicamento experimentado en animales no aumenta la demanda del mismo, como ocurre cuando compramos comida o ropa de origen animal. El uso de animales en investigación médica desaparecerá, principalmente porque es un método muy caro, poco seguro y poco eficiente; pero no lo hará porque tomemos más o menos medicamentos. La mejor forma hoy en día de lucha contra la experimentación animal es apoyar activamente todas aquellas iniciativas y proyectos que trabajan para mostrar que hay alternativas seguras y eficaces al uso de animales en experimentación. Pero igualmente importante si queremos disminuir el sufrimiento de los animales, es mantenernos sanos, llevando una buena alimentación y haciendo un uso juicioso de medicamentos y vacunas siempre que los necesitemos. No olvidemos que nuestro ejemplo será siempre el mejor argumento que podamos esgrimir a favor del veganismo.

Recordemos que los pioneros de la sociedad vegana del Reino Unido que enfermaron por deficiencia de vitamina B12 tuvieron que tomar extracto de hígado para curarse pues en aquel entonces no se conocía todavía la forma de obtener esta vitamina como se hace hoy, a partir de cultivos bacterianos en el laboratorio. Gracias a aquellas personas se obtuvieron muchos conocimientos sobre la vitamina B12 que hasta entonces se desconocían, y en parte gracias a ellas hoy disponemos de suplementos de vitamina B12 que son baratos, seguros, eficaces y que se han producido sin dañar a ningún animal.

El veganismo y una vida más «natural»

Ser vegano no es necesariamente más natural que no serlo y esta no debería ser la motivación para adoptar una alimentación vegana. Los seres humanos nos hemos adaptado a vivir en diferentes climas y condiciones geográficas y a subsistir con muy diferentes tipos de dietas. Fisiológicamente somos omnívoros, ya que somos capaces de alimentarnos y nutrirnos con alimentos procedentes tanto del reino vegetal como animal. Comer carne o leche no es algo antinatural para los humanos, pues en mayor o menor cantidad en casi todas las culturas y en todas las épocas han estado presentes en nuestra dieta. Otro asunto diferente es que, de acuerdo a los conocimientos actuales, comer carne con regularidad puede tener más perjuicios que beneficios, y que para un creciente número de personas, comer carne y tomar lácteos animales sea inaceptable desde el punto de vista ético. En el momento actual comer carne y otros productos animales no es obligatorio para mantener la vida y la salud y eso nos da la posibilidad, y la responsabilidad, de elegir el tipo de alimentación que mejor se ajuste a nuestros principios. Una alimentación vegana por motivaciones éticas, cuando se hace de forma equilibrada, puede tener efectos beneficiosos sobre la salud comparada con otros patrones alimentarios. Pero no debemos caer en el error de considerarla natural y por ello automáticamente fuera de toda sospecha. De hecho, ha sido el gran número de avances científicos y tecnológicos «no naturales» experimentados en las últimas décadas en los campos de la agricultura, el procesamiento y la distribución de alimentos lo que nos permite llevar una dieta vegana. Sin la enorme variedad de alimentos vegetales de que disponemos hoy en día, y sin el acceso a suplementos orales de vitamina B12, ser vegano sería muy difícil o no posible.

Por el mismo motivo, no tiene mucho sentido rechazar diferentes tratamientos médicos porque no sean naturales. El objetivo no es buscar lo más natural, sino lo que se adapte mejor a nuestros principios, nos permita llevar una vida más larga, plena y saludable y contribuya en mayor medida a preservar los recursos naturales. No olvidemos que muchas plantas medicinales y otros tratamientos tradicionalmente considerados naturales pueden ser tóxicos incluso en dosis bajas y han dado lugar en ocasiones a daños irreversibles en la salud, sobre todo daños renales y hepáticos, o incluso la muerte. De nuevo la tecnología biomédica, bien empleada, nos permite obtener de las plantas los principios activos que pueden ser curativos mientras elimina aquellos que puedan ser tóxicos.

Para muchas familias veganas el contacto con el sistema sanitario es una fuente de estrés, al margen de los problemas puntuales que puedan ocurrir con los medicamentos. El motivo es que todavía una mayoría de los profesionales sanitarios no saben que es posible seguir una alimentación vegana en el embarazo, la lactancia y durante la infancia, y no conocen las características de una alimentación vegana equilibrada. Esta falta de formación se traduce en miedo y recelos que se trasladan a los pacientes.

Si tratas con un profesional sanitario de forma esporádica y a menos que la alimentación tenga una relación directa con el problema por el que estás consultando, probablemente no sea necesario informarle de vuestro tipo de alimentación. En el caso concreto del pediatra y de la enfermera pediátrica es importante mantener con ellos una relación de confianza y respeto mutuo, y dado que la relación suele ser de largo plazo, lo habitual es que en algún momento el tema de la alimentación se trate con ellos. No es imprescindible que conozcan cómo debe ser una buena dieta vegana, pero sí es importante que no muestren hostilidad hacia vosotros como familia por este motivo ni que atribuyan cualquier problema de salud automáticamente a la alimentación. Una buena señal es que tus hijos sean tratados como el resto de los pacientes de la consulta y se les hagan las pruebas y controles que necesiten de acuerdo a sus circunstancias, no que sean sometidos a controles especiales por el solo motivo de no tomar alimentos animales.

Además del sistema sanitario, la escuela es otra fuente muy frecuente de problemas para las familias veganas. La mayoría de los niños y niñas comen en las guarderías y en los colegios, y los menús que se ofrecen en estos centros son casi siempre completamente inapropiados para las personas veganas. Aunque algunos centros educativos están empezando a ofrecer menús adaptados a sus alumnos vegetarianos y veganos, todavía es la excepción y la mayoría de las familias se encuentran con negativas por parte tanto del centro como de las administraciones que deberían darles apoyo y asegurarse de garantizar un trato justo para todos.

Incluso en el caso de que el colegio acepte finalmente adaptar un menú, lo que ocurre con frecuencia es que se limitan a eliminar los productos animales y a aumentar la cantidad de verduras y cereales refinados (arroz blanco, pan blanco, pasta blanca), sin incluir, o solo ocasionalmente, fuentes de proteínas vegetales (legumbres, derivados de soja, frutos secos y semillas). En estas circunstancias es necesario planificar bien el menú del resto del día para compensar los nutrientes que no han podido ser aportados en la escuela.

> El Comercio Justo es un movimiento social global que promueve otro tipo de comercio, uno basado en el diálogo, la transparencia, el respeto y la equidad. Contribuye al desarrollo sostenible ofreciendo mejores condiciones comerciales y asegurando los derechos de los pequeños productores y trabajadores desfavorecidos, especialmente del Sur. Las organizaciones de Comercio Justo están comprometidas en apoyar a los productores, sensibilizar y desarrollar campañas para conseguir cambios en las reglas y prácticas del comercio internacional convencional.
>
> Organización Mundial del Comercio Justo

La agricultura ecológica y el comercio justo

Aunque una dieta vegana tiene un impacto enorme no solamente sobre los animales, sino sobre las tierras de cultivo y los recursos naturales, especialmente el agua, ser vegano no soluciona automáticamente todos los problemas relacionados con la producción alimentaria como son la contaminación de suelos, ríos y mares con pesticidas y otros contaminantes químicos. Tampoco podemos olvidar que el modo en que se cultivan y distribuyen algunos de nuestros alimentos puede tener un gran impacto en la vida de muchos seres humanos, especialmente en los países más pobres del planeta. Las condiciones de trabajo de muchas de estas personas serían inaceptables en nuestra sociedad, pero son sin embargo toleradas en países con menos derechos sociales y políticos. Algunas industrias alimentarias, además, utilizan niños como mano de obra.

La agricultura ecológica, al prescindir de fertilizantes y pesticidas sintéticos y al emplear técnicas como la rotación de cultivos, contribuye a mantener la biodiversidad y la fertilidad de los suelos a largo plazo, evitando la erosión, mientras que minimiza la contaminación de las aguas subterráneas y el uso de combustibles fósiles, lo que contribuye a mitigar el efecto invernadero y el calentamiento del planeta. Aunque los productos ecológicos no están totalmente libres de pesticidas, su contenido en estas sustancias es significativamente menor que en sus equivalentes no ecológicos.

Si bien el proceso de producir un pesticida en el laboratorio es muy riguroso, similar al que se exige a un medicamento, no existe ningún método que permita evaluar el impacto de una gran cantidad de pesticidas liberados en el medio ambiente de forma continuada durante años, ni los efectos que pueden tener lugar cuando se mezclan unos pesticidas con otros, lo que no es infrecuente en la vida real. A pesar de que llevamos empleándolos ya décadas, no existe en este momento ningún sistema de vigilancia mundial que monitorice los posibles daños que tienen lugar una vez liberado el pesticida al medio ambiente. Solo contamos con estudios parciales que han examinado algunos de estos aspectos, y los resultados son preocupantes, ya que la exposición crónica a estas sustancias se ha asociado con el desarrollo de problemas endocrinos y reproductivos, trastornos neurológicos, mayor susceptibilidad a desarrollar algunos tipos de tumores y mayor tasa de defectos congénitos.

El mayor perjuicio de los pesticidas recae en los agricultores que están en estrecho contacto con ellos. El Consejo de Derechos Humanos de Naciones Unidas en un informe publicado a principios de 2017 estimó que en el planeta se producen 200.000 muertes al año debidas a la intoxicación aguda con pesticidas y considera que los pesticidas tienen un «impacto catastrófico en el medio ambiente, en la salud humana y en el conjunto de la sociedad».

Se ha criticado a la agricultura ecológica considerándola un método ineficiente de producir alimentos y se ha difundido la idea de que necesitamos una agricultura industrializada y con alto uso de pesticidas para poder alimentar al creciente número de seres humanos. Sin embargo, el Consejo de Derechos Humanos de Naciones Unidas en el mismo informe mencionado anteriormente denunció que esta idea era un mito propagado por las compañías productoras de estas sustancias, a las que ha acusado de utilizar «técnicas de marketing agresivas y faltas de ética» y de «negar sistemáticamente los potenciales daños» de estos productos. Estudios recientes muestran que la agricultura ecológica rinde al menos tanto como la agricultura convencional.

Aunque hay investigaciones que muestran un impacto positivo en la salud humana de los vegetales ecológicos comparados con los que no lo son (aparte de menos cantidad de pesticida parecen tener más cantidad de antioxidantes), los efectos a largo plazo en una persona concreta que consuma productos ecológicos no se conocen. Por ello lo más importante no es considerar solo nuestra propia salud, sino pensar que cuando consumimos productos ecológicos estamos apoyando un modelo diferente de producir alimentos que es más respetuoso con el entorno y los recursos, y que es menos perjudicial para los agricultores. Dada la distribución a gran escala de los pesticidas, todos estamos expuestos a ellos, consumamos o no productos elaborados de acuerdo con los métodos de la agricultura ecológica. Se han encontrado residuos de pesticidas en la leche de todas las animales mamíferas, así como en la leche humana. Un estudio publicado en septiembre de 2017 halló residuos de pesticidas en tres cuartas partes de las muestras de miel procedentes de todas las regiones del mundo; estos pesticidas están poniendo en peligro la supervivencia de las abejas y con ello la base de la actividad agrícola (las abejas polinizan la mayor parte de las plantas que nos proporcionan alimentos) y del propio suministro de alimentos.

Aunque es positivo consumir productos locales siempre que sea posible (sobre todo los productos frescos como frutas y verduras), el consumo de alimentos y cosméticos producidos en otras regiones del mundo no tiene por qué ser negativo si se lleva a cabo con sensatez. El comercio internacional ha existido siempre y ha contribuido al crecimiento económico, al intercambio cultural, al desarrollo de nuevas ideas y a la diversificación y mejora de las dietas de las poblaciones humanas (y en consecuencia a la mejora de la salud). El problema del comercio internacional aparece cuando se realiza en condiciones de desigualdad o de abuso, o cuando no existe una planificación adecuada de lo que se va a importar y a exportar y esto se deja en manos de intermediarios que solo buscan su beneficio a corto plazo.

En este sentido, el Comercio Justo nos ofrece una vía de acceder a alimentos y otros productos elaborados en otras partes del mundo que no solo respete los derechos humanos sino que contribuya a crear riqueza y desarrollo social en regiones desfavorecidas.

Adquirir productos elaborados de acuerdo a las normas del Comercio Justo es importante especialmente para los siguientes alimentos: café (el primer alimento que empezó a comercializarse de esta manera), cacao, chocolate y té, quinoa y amaranto, y anacardos. Estos alimentos son los más susceptibles de ser producidos en condiciones de esclavitud, trabajo forzoso o trabajo infantil. Los productos de comercio justo están certificados y deben llevar un sello especial que los identifique.

Muchos productos de Comercio Justo se han obtenido también según las normas de la agricultura ecológica, y si no, al menos incluyen significativamente más medidas de protección medioambiental que los alimentos cultivados a escala industrial.

PRINCIPIOS INTERNACIONALES DEL COMERCIO JUSTO

1. Fomentar las oportunidades para productores en situación de desventaja económica
2. Transparencia y responsabilidad
3. Prácticas comerciales justas
4. Pago de un precio justo
5. Prohibición del trabajo infantil y del trabajo forzoso
6. No discriminación –incluyendo la igualdad de género– y libertad de asociación sindical
7. Entorno y condiciones de trabajo seguras y saludables
8. Facilitar el desarrollo de las capacidades
9. Promoción del Comercio Justo
10. Respeto por el medio ambiente

GLOSARIO

Ácidos grasos *trans*
Son ácidos grasos originalmente insaturados (y por tanto líquidos a temperatura ambiente) que sufren un proceso de hidrogenación que los convierte en ácidos grasos parcialmente saturados y más sólidos a temperatura ambiente. Los ácidos grasos *trans* pueden proceder de la carne y la leche de los animales, donde se encuentran de forma natural, o de los alimentos procesados industrialmente, especialmente aquellos que han sido fritos o que contienen empanados, margarinas, hojaldres u otros productos de repostería. Los efectos negativos sobre la salud de estos ácidos grasos están bien documentados y algunos países, como Estados Unidos, ya han prohibido su inclusión en los alimentos.

Alergia alimentaria
Es una reacción del sistema inmunológico ante un alimento que el organismo reconoce como extraño y potencialmente peligroso. Las alergias alimentarias aparecen con más frecuencia en la infancia, pero pueden aparecer también por primera vez en los adultos. Los grupos de alimentos que más frecuentemente desencadenan reacciones alérgicas son la leche, los huevos, el trigo, la soja, los cacahuetes, los frutos secos, los pescados y los mariscos. Algunas reacciones alérgicas pueden ser muy graves y poner en peligro la vida.

Alimentación complementaria
Es el conjunto de alimentos diferentes a la leche que empiezan a tomar los bebés alrededor de los 6 meses de edad y que complementan a la leche hasta el año de edad.

Aminoácidos
Los aminoácidos son moléculas formadas por oxígeno, hidrógeno, nitrógeno y carbono, y constituyen la unidad básica de las proteínas. Cualquier proteína es una combinación más o menos larga, más o menos compleja, de aminoácidos.

Aquafaba
Es el líquido resultante de cocer las legumbres (generalmente garbanzos). Contiene una mezcla característica de proteínas e hidratos de carbono insolubles que le dan propiedades emulsificantes, espesantes y gelatinizantes. El aquafaba se utiliza en cocina en sustitución de las claras de huevo con muy similares resultados.

Arsénico
Es un elemento químico que se encuentra de forma natural en el medio ambiente, forma parte de los suelos, el agua y el aire. El arsénico es extremadamente tóxico y la Organización Mundial

de la Salud (OMS) lo considera una de las diez sustancias con mayor peligro para la salud pública. El arsénico se puede encontrar en forma orgánica, formando parte de los tejidos de plantas y animales, y en forma inorgánica, en los suelos y en el agua. La forma inorgánica es la más tóxica. Debido a la actividad industrial muchas tierras de cultivo y acuíferos están hoy contaminados con arsénico inorgánico, lo que posibilita que este llegue a los alimentos, y especialmente al arroz, que por sus características y por cómo se cultiva es capaz de acumular mucho más arsénico que cualquier otro cereal. La exposición prolongada a altas concentraciones de arsénico puede causar cáncer y lesiones cutáneas, así como enfermedades cardio y cerebrovasculares, y diabetes. El arsénico puede interferir además en el desarrollo normal de fetos y bebés.

Diabetes mellitus
Es una enfermedad crónica en la que la glucosa de la sangre está elevada (hiperglucemia). Hay dos tipos principales de diabetes: diabetes tipo 1 (la más frecuente en los niños) y diabetes tipo 2 (más frecuente en adultos).

Fitatos
Son sustancias formadas por ácido fítico y un mineral: hierro, zinc, fósforo, magnesio o calcio. Están presentes en los granos de cereales (sobre todo en el salvado y en el germen), en las legumbres, en los frutos secos y en las semillas, y su función es almacenar energía y minerales en las semillas para cuando estas germinen. Aunque en cantidades altas pueden interferir en la absorción de minerales en el intestino, en cantidad moderada tienen un efecto positivo gracias a sus propiedades antioxidantes.

Fitoestrógenos
Son un tipo especial de fitoquímico (ver a continuación) que tienen una estructura similar, pero no igual, a los estrógenos humanos y animales. En nuestra alimentación encontramos dos tipos principales de fitoestrógenos: los flavonoides (que incluyen las isoflavonas de la soja y otras sustancias) y los lignanos. La fuente principal de lignanos es el lino, pero también se encuentra en la mayor parte de los cereales, sobre todo el trigo, así como en las frutas y en las verduras.

Fitoquímicos
Es el nombre general que se le da a las sustancias químicas producidas por las plantas y que tienen potencialmente un efecto beneficioso sobre la salud humana. Las plantas contienen más de 100.000 sustancias de este tipo, cada una de ellas se encuentra en diferente proporción en los diferentes alimentos. Todas las legumbres, cereales, verduras, frutas, semillas, hierbas aromáticas y especias y muchos tés contienen cantidades significativas de fitoquímicos.
Los fitoquímicos tienen propiedades antioxidantes y antiinflamatorias. Esto se traduce en una protección frente al cáncer, las enfermedades cardiovasculares, el alzhéimer y otras enfermedades crónicas; así como en una mayor resistencia frente a las infecciones.

Los fitoquímicos mejor conocidos son los polifenoles, los carotenoides, los fitoestrógenos (gran familia que incluye lignanos y flavonoides, ver más arriba), los fitoesteroles y las antocianinas. Cada familia de fitoquímicos tiene propiedades únicas, pero se sabe que además trabajan mejor cuando se combinan unos y otros. Muchos fitoquímicos se absorben mejor cuando las frutas y verduras están crudas, pero otros se absorben mejor a partir de las verduras cocinadas. Tomar una amplia variedad de vegetales preparados de varias formas diferentes es la mejor forma de asegurarnos unos buenos niveles de estas sustancias protectoras.

Gluten

Conjunto de proteínas que se encuentran en el trigo y en otros cereales como el centeno, la cebada, el kamut, la espelta y en menor medida la avena. Las personas celíacas (aproximadamente el 1 por ciento de la población) son intolerantes al gluten y deben seguir una dieta libre de los cereales que lo contienen.

Goitrógeno o bociógeno

Sustancias que interfieren con la absorción y la utilización del yodo por parte del organismo. Estas sustancias se encuentran presentes en un gran número de alimentos, en especial en las verduras de la familia de la col (coliflor, brécol, col verde rizada, repollo) y en la soja. El consumo de estos alimentos solo es un problema cuando se toman con mucha frecuencia y a la vez la dieta es pobre en yodo.

Insulina

Es una hormona producida por el páncreas que regula los niveles de glucosa en la sangre. Cuando los niveles de glucosa en sangre se elevan el páncreas produce insulina. La insulina hace que las células usen la glucosa para producir energía o, cuando esto no es necesario, que la transformen en grasa. Las personas con diabetes no producen insulina y necesitan inyectársela todos los días.

Inulina

Es un tipo de fibra presente en las plantas, especialmente en el ajo, cebolla y puerros, plátano, alcachofas y trigo. Favorece el crecimiento de bacterias intestinales beneficiosas y por ello se considera que tiene efectos prebióticos.

Lignanos

Sustancias presentes en muchas semillas, sobre todo las de lino, pertenecientes a la familia de los fitoestrógenos. Como el resto de fitoestrógenos, los lignanos tienen propiedades antioxidantes y además actúan como antiestrógenos suaves, protegiéndonos frente al exceso de estrógenos.

Metahemoglobina

Sustancia similar a la hemoglobina de los glóbulos rojos, que en condiciones normales se encuentra en la sangre en muy baja proporción. A diferencia de la hemoglobina, es incapaz de transportar el oxígeno desde los pulmones a los órganos que lo necesitan. Cuando se eleva en la sangre, sustituye a la hemoglobina y produce una enfermedad llamada metahemoglobinemia, por falta de oxígeno. En los niños menores de un año esta condición se conoce como síndrome del bebé azul.

Microbiota
Conjunto de microorganismos (bacterias, virus y protozoos) que viven habitualmente en nuestro intestino, en nuestra piel, en nuestra boca y en nuestra vagina. La microbiota intestinal juega un papel fundamental en la digestión de alimentos, en la absorción de nutrientes y en la modulación de nuestro metabolismo. En una persona adulta su microbiota intestinal puede llegar a pesar 3 kg.

Mucílagos
Es un tipo de fibra soluble que en contacto con el agua forma una sustancia gelatinosa. Está presente sobre todo en las semillas de lino y de chía y también en algunas algas.

Nitratos
Son sustancias presentes en las verduras (sobre todo las de color verde como espinacas, acelgas, rúcula...) y en el agua potable, que al ser ingeridos se transforman en nitritos. Los nitritos pueden dar a su vez a otra sustancia llamada óxido nítrico, que tiene un papel protector sobre la salud cardiovascular, ya que mantiene las arterias flexibles y previene la formación de la placa de ateroma. Una pequeña proporción de nitritos puede combinarse con la hemoglobina de la sangre y dar lugar a metahemoglobina (ver más arriba), sustancia que si se acumula en la sangre (metahemoglobinemia) ocasiona déficit de oxígeno en los órganos.

Oxalatos
Sustancias presentes en muchos alimentos y que tienen la propiedad de unirse al calcio dando lugar a un compuesto más complejo que dificulta la absorción del calcio en el intestino. Los complejos de oxalato de calcio pueden dar lugar a cálculos renales en personas predispuestas. Ejemplos de verduras ricas en oxalatos son la espinaca, la remolacha y la acelga.

Prebióticos
Un prebiótico es un componente de los alimentos que los humanos no podemos digerir y que al llegar al colon es digerido por las bacterias intestinales. Las sustancias prebióticas tomadas de forma regular fomentan el desarrollo y mantenimiento de una microbiota intestinal sana. Los alimentos más comunes que tienen efectos prebióticos son los puerros, los espárragos, las alcachofas, las cebollas y los ajos, el trigo y la avena integrales, la soja y los plátanos. En general, todas las legumbres, los cereales integrales y los frutos secos, así como muchas frutas y verduras, contienen cantidades apreciables de hidratos de carbono no digeribles que sirven de alimento a nuestras bacterias intestinales.

Preeclampsia
Es una enfermedad exclusiva del embarazo que se caracteriza por hipertensión arterial y aparición de proteínas en la orina. Afecta a un 5-10 por ciento de las mujeres embarazadas, especialmente en el primer embarazo, y requiere tratamiento médico.

Probióticos
Son microorganismos vivos (generalmente bacterias) que forman parte de alimentos o de suplementos, y que cuando los tomamos y llegan a nuestro intestino se asientan allí y se reproducen, dando lugar a efectos favorables en nuestra salud gracias a su acción sobre los alimentos y a las sustancias que originan.

Salvado
Es la capa más externa del grano de los cereales, donde se encuentra la mayor parte de la fibra, así como una buena proporción de vitaminas, minerales y sustancias antioxidantes. Los cereales que conservan el salvado se llaman integrales, mientras que aquellos en los que se ha eliminado el salvado se llaman cereales refinados o blancos (pan blanco, arroz blanco).

Síndrome metabólico
Es un conjunto de problemas de salud que cuando están presentes aumentan el riesgo de padecer enfermedades cardiovasculares (incluyendo infarto cerebral) y diabetes. Las personas con síndrome metabólico se caracterizan por tener la tensión arterial anormalmente alta, sobrepeso u obesidad (sobre todo exceso de peso alrededor de la cintura, que es la zona más peligrosa para la acumulación de grasa), y niveles elevados en sangre de colesterol, glucosa y triglicéridos. No todas las personas con síndrome metabólico tienen todos estos problemas a la vez, pero al menos tienen 3 de ellos.

Suplementos alimenticios o nutricionales
Preparados que aportan nutrientes (vitaminas, minerales, aminoácidos) u otras sustancias que se toman con el fin de complementar la alimentación. Los suplementos pueden tomarse directamente (en comprimidos, gotas, polvos), pero también son usados ampliamente por la industria alimentaria para fortificar tanto los alimentos destinados al consumo humano, como los piensos para los animales e incluso los fertilizantes.

BIBLIOGRAFÍA

Nota

Las cantidades diarias recomendadas a cada edad son las ofrecidas por la Agencia Europea de Seguridad Alimentaria, cuyos artículos y documentos pueden consultarse en su página web: http://www.efsa.europa.eu/

Los datos de composición de alimentos han sido obtenidos de la Base de Datos de Nutrientes del Departamento de Agricultura de los Estados Unidos, que puede consultarse online en esta dirección: https://ndb.nal.usda.gov/

Todas las recomendaciones nutricionales y todas las descripciones de los efectos de la alimentación vegana sobre la salud humana están basadas en los conocimientos científicos más recientes disponibles en el momento de la publicación de este libro. Estos datos pueden modificarse en el futuro. Los artículos, libros e informes más relevantes en los que están basados los datos contenidos en este libro se listan a continuación; además, cualquier lector interesado en profundizar en alguno de los aspectos que aquí se tratan puede ponerse en contacto conmigo para solicitarme documentación adicional.

Las unidades de medida que se han empleado en este libro, y sus abreviaturas, son:
g = gramos
mg = miligramos
mcg = microgramos (la milésima parte de un miligramo y la millonésima parte de un gramo)
UI = Unidades Internacionales
ml = mililitros

1. Introducción

Zalewski BM, Patro B, Veldhorst M, Kouwenhoven S, Crespo Escobar P, Calvo Lerma J, Koletzko B, van Goudoever JB, Szajewska H. «Nutrition of infants and young children (one to three years) and its effect on later health: A systematic review of current recommendations» (Early Nutrition project). Crit Rev Food Sci Nutr, 2017;57:489-500.

2. Evolución del veganismo: ¿qué nos dice la ciencia y qué recomiendan los expertos?

Appleby P, Roddam A, Allen N, Key T. «Comparative fracture risk in vegetarians and non vegetarians in EPIC-Oxford». Eur J Clin Nutr, 2007;61:1400-1406.
Appleby PN, Allen NE, Key TJ. «Diet, vegetarianism, and cataract risk». Am J Clin Nutr, 2011;93:1128-35.
Appleby PN, Key TJ. «The long-term health of vegetarians and vegans». Proc Nutr Soc, 2016;75:287-93.
Asociación Española de Pediatría - Comité de Historia. *Cuadernos de Historia de la Pedi-*

atría Española n.° 10: «El niño y los pediatras en la Guerra Civil Española». ISBN: 978-84-608-7686-1. Año, 2015.

Carter JP, Furman T, Hutcheson HR. «Preeclampsia and reproductive performance in a community of vegans». South Med J, 1987;80:692-7.

Crowe FL, Appleby PN, Allen NE, Key TJ. «Diet and risk of diverticular disease in Oxford cohort of European Prospective Investigation into Cancer and Nutrition (EPIC): prospective study of British vegetarians and non vegetarians». BMJ, 2011;343: d4131.

Crowe FL, Appleby PN, Travis R, Key TJ. «Risk of hospitalization or death from ischemic heart disease among British vegetarians and non vegetarians: results from the EPIC-Oxford cohort study». Am J Clin Nutr, 2013;97:1-7.

Davey GK, Spencer EA, Appleby PN, Allen NE, Knox KH, Key TJ. «EPIC-Oxford: lifestyle characteristics and nutrient intakes in a cohort of 33,883 meat-eaters and 31,546 non meat-eaters in the UK». Public Health Nutr, 2003;6:259-69.

Dinu M, Abbate R, Gensini GF, Casini A, Sofi F. «Vegetarian, vegan diets and multiple health outcomes: a systematic review with meta-analysis of observational studies». Crit Rev Food Sci Nutr, 2017;57:3640-3649.

Le LT, Sabaté J. «Beyond meatless, the health effects of vegan diets: findings from the Adventist cohorts». Nutrients, 2014;6:2131-47.

Melina V, Craig W, Levin S. «Position of the Academy of Nutrition and Dietetics: Vegetarian Diets». J Acad Nutr Diet, 2016;116:1970-1980.

Messina, VK, Burke KI. «Position of The American Dietetic Association: Vegetarian Diets». J Acad Nutr Diet, 1997:97:1317-132.

Nordic Council of Ministers. *Nordic Nutrition Recommendations 2012* «Integrating nutrition and physical activity» ISBN 978-92-893-2670-4 http://dx.doi.org/10.6027/Nord2014-002 Nord 2014:002 ISSN 0903-7004 © Nordic Council of Ministers 2014.

O'Connell JM, Dibley MJ, Sierra J, Wallace B, Marks JS, Yip R. «Growth of vegetarian children: The Farm Study». Pediatrics, 1989;84:475-81.

Organización Mundial de la Salud. «Dieta, nutrición y prevención de enfermedades crónicas. Informe de una Consulta Mixta de Expertos OMS/FAO», Ginebra, Organización Mundial de la Salud, 2003 (OMS, Serie de Informes Técnicos, N° 916).

Orlich MJ, Fraser GE. «Vegetarian diets in the Adventist Health Study 2: a review of initial published findings». Am J Clin Nutr, 2014;100 Suppl 1:353S-8S.

Richter M, Boeing H, Grünewald-Funk D, Heseker H, Kroke A, Leschik-Bonnet E, Oberritter H, Strohm D, Watzl B for the German Nutrition Society (DGE) (2016) «Vegan diet. Position of the German Nutrition Society (DGE)». Ernahrungs Umschau 63(04): 92- 102.

U.S. Department of Health and Human Services and U.S. Department of Agriculture. 2015-2020 «Dietary Guidelines for Americans». 8th Edition. December 2015.

Vitoria I, López B, Gómez J, Torres C, Guasp M, Calvo I, Dalmau J. «Improper Use of a Plant-Based Vitamin C-Deficient Beverage Causes Scurvy in an Infant». Pediatrics, 2016;137:e20152781.

3. Componentes de una alimentación vegana saludable

Bouga M, Combet E. «Emergence of Seaweed and Seaweed-Containing Foods in the UK: Focus on Labeling, Iodine Content, Toxicity and Nutrition». Foods, 2015;4:240-253.

Burckhardt M, Herke M, Wustmann T, Watzke S, Langer G, Fink A. «Omega-3 fatty acids for the treatment of dementia».Cochrane Database Syst Rev, 2016;4:CD009002.
de Almeida CA, Dutra De Oliveira JE, Crott GC, Cantolini A, Ricco RG, Del Ciampo LA, Baptista ME. «Effect of fortification of drinking water with iron plus ascorbic acid or with ascorbic acid alone on hemoglobin values and anthropometric indicators in preschool children in day-care centers in Southeast Brazil». Food Nutr Bull, 2005;26:259-65.
Dong D W, Hu FB. «Dietary Fat and Risk of Cardiovascular Disease: Recent Controversies and Advances». Annu Rev Nutr, 2017; 37:423–46.
Edwards CA, Xie C, Garcia AL. «Dietary fibre and health in children and adolescents». Proceedings of the Nutrition Society, 2015; 74: 292–302.
Foster M, Samman S. «Vegetarian diets across the lifecycle: impact on zinc intake and status». Adv Food Nutr Res, 2015;74:93-131.
Gibson RS, Heath AL, Szymlek-Gay EA. «Is iron and zinc nutrition a concern for vegetarian infants and young children in industrialized countries?» Am J Clin Nutr, 2014;100:459S-68S.
Gould JF, Smithers LG, Makrides M. «The effect of maternal omega-3 (n-3) LCPUFA supplementation during pregnancy on early childhood cognitive and visual development: a systematic review and meta-analysis of randomized controlled trials». Am J Clin Nutr, 2013;97:531-44.
Groff J, Gropper S. «Advanced Nutrition and Human Metabolism», 3rd ed. Wadsworth: 2000.
Hallahan B, Ryan T, Hibbeln JR, Murray IT, Glynn S, Ramsden CE, San Giovanni JP, Davis JM. «Efficacy of omega-3 highly unsaturated fatty acids in the treatment of depression». Br J Psychiatry, 2016;209:192-201.
Imhoff-Kunsch B, Briggs V, Goldenberg T, Ramakrishnan U. «Effect of n-3 long-chain polyunsaturated fatty acid intake during pregnancy on maternal, infant, and child health outcomes: a systematic review». Paediatr Perinat Epidemiol, 2012;26Suppl 1:91-107.
Millward DJ. «The nutritional value of plant-based diets in relation to human amino acid and protein requirements». Proc Nutr Soc, 1999;58:249-60.
Molloy CS, Stokes S, Makrides M, Collins CT, Anderson PJ, Doyle LW. «Long-term effect of high-dose supplementation with DHA on visual function at school age in children born at <33 wk gestational age: results from a follow-up of a randomized controlled trial». Am J Clin Nutr, 2016;103:268-75.
Pedersen HK, Gudmundsdottir V, Nielsen HB, Hyotylainen T, Nielsen T, Jensen BA, Forslund K, Hildebrand F, Prifti E, Falony G, Le Chatelier E, Levenez F, Doré J, Mattila I, Plichta DR, Pöhö P, Hellgren LI, Arumugam M, Sunagawa S, Vieira-Silva S, Jørgensen T, Holm JB, Trošt K; MetaHIT Consortium, Kristiansen K, Brix S, Raes J, Wang J, Hansen T, Bork P, Brunak S, Oresic M, Ehrlich SD, Pedersen O. «Human gut microbes impact host serum metabolome and insulin sensitivity». Nature, 2016;535:376-81.
Rosell MS, Lloyd-Wright Z, Appleby PN, Sanders TA, Allen NE, Key TJ. «Long-chain n-3 polyunsaturated fatty acids in plasma in British meat-eating, vegetarian, and vegan men». Am J Clin Nutr, 2005;82:327-34.
Sacks FM, Lichtenstein AH, Wu JHY, Appel LJ, Creager MA, Kris-Etherton PM, Miller M, Rimm EB, Rudel LL, Robinson JG, Stone NJ, Van Horn LV, On behalf of the American Heart Association. «Dietary Fats and Cardiovascular Disease: A Presidential Advisory from the American Heart Association». Circulation, 2017;135:00–00.

Schlemmer U, Frølich W, Prieto RM, Grases F. «Phytate in foods and significance for humans: Food sources, intake, processing, bioavailability, protective role and analysis». Mol Nutr Food Res, 2009;53,S330–S375.

Schmidt JA, Rinaldi S, Scalbert A, Ferrari P, Achaintre D, Gunter MJ, Appleby PN, Key TJ, Travis RC. «Plasma concentrations and intakes of amino acids in male meat-eaters, fish-eaters, vegetarians and vegans: a cross-sectional analysis in the EPIC-Oxford cohort». Eur J Clin Nutr, 2016;70:306-12.

Singh RK, Chang HW, Yan D, Lee KM, Ucmak D, Wong K, Abrouk M, Farahnik B, Nakamura M, Zhu TH, Bhutani T, Liao W. «Influence of diet on the gut microbiome and implications for human health». J Transl Med, 2017;15:73.

Sonnenburg JL, Bäckhed F. «Diet-microbiota interactions as moderators of human metabolism». Nature, 2016;535:56-64.

Walz CP, Barry AR, Koshman SL. «Omega-3 polyunsaturated fatty acid supplementation in the prevention of cardiovascular disease». Can Pharm J (Ott), 2016;149:166-73.

Zhao Y, Martin BR, Weaver CM. «Calcium bioavailability of calcium carbonate fortified soymilk is equivalent to cow's milk in young women». J Nutr, 2005;135:2379-82.

4. Comiendo plantas

Aune D, Giovannucci E, Boffetta P, Fadnes LT, Keum N, Norat T, Greenwood DC, Riboli E, Vatten LJ, Tonstad S. «Fruit and vegetable intake and the risk of cardiovascular disease, total cancer and all-cause mortality-a systematic review and dose-response meta-analysis of prospective studies». Int J Epidemiol, 2017;46:1029-1056.

Basulto J, Manera M,Baladia E. «Ingesta dietética de nitratos en bebés y niños españoles y riesgo de metahemoglobinemia». Rev Pediatr Aten Primaria, 2014:61.

Bondonno CP, Croft KD, Hodgson JM. «Dietary Nitrate, Nitric Oxide, and Cardiovascular Health». Crit Rev Food Sci Nutr, 2016;56:2036-52.

Chi F. «Post-diagnosis soy food intake and breast cancer survival: a meta-analysis of cohort studies». Asian Pac J Cancer Prev, 2013;14:2407-12.

Deirdre K Banel and Frank B Hu. «Effects of walnut consumption on blood lipids and other cardiovascular risk factors: a meta-analysis and systematic review». Am J Clin Nutr, 2009;90:56–63.

European Food Safety Authority, 2014. «Dietary exposure to inorganic arsenic in the European population». EFSA Journal, 2014;12(3):3597, 68 pp.

Food and Agriculture Organization of the United Nations. «Pulses: Nutritious seeds for a sustainable future». 2016. ISBN 978-92-109463-1.

Fulton SL, McKinley MC, Young IS, Cardwell CR, Woodside JV. «The Effect of Increasing Fruit and Vegetable Consumption on Overall Diet: A Systematic Review and Meta-analysis» Crit Rev Food Sci Nutr, 2016;56:802-16.

Hartley L, Igbinedion E, Holmes J, Flowers N, Thorogood M, Clarke A, Stranges S, Hooper L, Rees K. «Increased consumption of fruit and vegetables for the primary prevention of cardiovascular diseases». Cochrane Database Syst Rev, 2013;(6):CD009874.

Hua X. Association among Dietary Flavonoids, «Flavonoid Subclasses and Ovarian Cancer Risk: A Meta-Analysis». PLoS One, 2016;11:e0151134.

Jääskeläinen P, Magnussen CG, Pahkala K, Mikkilä V, Kähönen M, Sabin MA, Fogelholm M,

Hutri-Kähönen N, Taittonen L, Telama R, Laitinen T, Jokinen E, Lehtimäki T, Viikari JS, Raitakari OT, Juonala M. «Childhood nutrition in predicting metabolic syndrome in adults: the cardiovascular risk in Young Finns Study». Diabetes Care, 2012;35:1937-43.

Korde LA. «Childhood soy intake and breast cancer risk in Asian American women». Cancer Epidemiol Biomarkers Prev, 2009;18:1050-9.

Lopez HW, Krespine V, Guy C, Messager A, Demigne C, Remesy C. «Prolonged fermentation of whole wheat sourdough reduces phytate level and increases soluble magnesium». J Agric Food Chem, 2001;49:2657-62.

MacArtain P, Gill CI, Brooks M, Campbell R, Rowland IR. «Nutritional Value of Edible Seaweeds». Nutrition Reviews, 2007;65: 535-543.

Mohd Ali N, Yeap SK, Ho WY, Beh BK, Tan SW, Tan SG. «The promising future of chia, Salvia hispanica». J Biomed Biotechnol, 2012;2012:171956.

Rock CL, Doyle C, Demark-Wahnefried W, Meyerhardt J, Courneya KS, Schwartz AL, Bandera EV, Hamilton KK, Grant B, McCullough M, Byers T, Gansler T. «Nutrition and Physical Activity Guidelines for Cancer Survivors». CA Cancer J Clin, 2012;62:242-27.

Seal CJ, Brownlee IA. «Whole-grain foods and chronic disease: evidence from epidemiological and intervention studies». Proceedings of the Nutrition Society, 2015;74:313–31.

Togias A et al. «Addendum guidelines for the prevention of peanut allergy in the United States: Report of the National Institute of Allergy and Infectious Diseases-sponsored expert panel». Journal of Allergy and Clinical Immunology DOI: 10.1016/j.jaci.2016.10.010 (2017). En: https://www.niaid.nih.gov/news-events/nih-sponsored-expert-panel-issues-clinical-guidelines-prevent-peanut-allergy

Zhong XS. «Association between Dietary Isoflavones in Soy and Legumes and Endometrial Cancer: A Systematic Review and Meta-Analysis». J Acad Nutr Diet, 2016; S2212-267231203-5.

5. Alimentación vegana para todos: de la concepción a la adolescencia

Barnard ND, Scialli AR, Hurlock D, Bertron P. «Diet and sex-hormone binding globulin, dysmenorrhea, and premenstrual symptoms». Obstet Gynecol, 2000;95:245-50.

Dinsdale E. «Early Exposure to Soy Isoflavones and Effects on Reproductive Health: A Review of Human and Animal Studies». Nutrients, 2010; 2:1156–1187.

Edefonti V, Rosato V, Parpinel M, Nebbia G, Fiorica L, Fossali E, Ferraroni M, Decarli A, Agostoni C. «The effect of breakfast composition and energy contribution on cognitive and academic performance: a systematic review». Am J Clin Nutr, 2014;100:626-56.

Fleischer DM, Spergel JM, Assa'ad AH, Pongracic JA. «Primary prevention of allergic disease through nutritional interventions». J Allergy Clin Immunol Pract, 2013;1:29-36.

Hastert TA, Beresford SA, Patterson RE, Kristal AR, White E. «Adherence to WCRF/AICR cancer prevention recommendations and risk of postmenopausal breast cancer». Cancer Epidemiol Biomarkers Prev, 2013;22:1498-508.

Pattanittum P, Kunyanone N, Brown J, Sangkomkamhang US, Barnes J, Seyfoddin V,Marjoribanks J. «Dietary supplements for dysmenorrhoea». Cochrane Database Syst Rev, 2016;3:CD002124.

RibesKoninckx C, Dalmau Serra J, Moreno Villares JM, Diaz Martín JJ, Castillejo de Villasante G, Polanco Allue I.« La introducción del gluten en la dieta del lactante. Recomendaciones de un grupo de expertos». An Pediatr (Barc), 2015;83:355.e1-7.

Timko CA, Hormes JM, Chubski J. «Will the real vegetarian please stand up? An investigation of dietary restraint and eating disorder symptoms in vegetarians versus non-vegetarians». Appetite, 2012;58(3):982-90.

Vandenplas Y, Castrellon PG, Rivas R, Gutiérrez CJ, Garcia LD, Jimenez JE, Anzo A, Hegar B, Alarcon P. «Safety of soya-based infant formulas in children. Systematic Review with Meta-Analysis». British Journal of Nutrition, 2014;11:1340-60.

Victora CG, Bahl R, Barros AJ, França GV, Horton S, Krasevec J, Murch S, Sankar MJ, Walker N, Rollins NC; Lancet Breastfeeding Series Group. «Breastfeeding in the 21st century: epidemiology, mechanisms, and lifelong effect». Lancet, 2016; 387:475-490.

Zaenglein AL, Pathy AL, Schlosser BJ, Alikhan A, Baldwin HE, Berson DS, Bowe WP, Graber EM, Harper JC, Kang S, Keri JE, Leyden JJ, Reynolds RV, Silverberg NB, Stein Gold LF, Tollefson MM, Weiss JS, Dolan NC, Sagan AA, Stern M, Boyer KM, Bhushan R. «Guidelines of care for the management of acne vulgaris». J Am Acad Dermatol, 2016;74:945-73.e33.

6. Alimentación vegana en situaciones especiales

Barnard ND, Levin SM, Yokoyama Y. «A systematic review and meta-analysis of changes in body weight in clinical trials of vegetarian diets». J Acad Nutr Diet, 2015;115:954-69.

Pistollato F, Sumalla Cano S, Elio I, Masias Vergara M, Giampieri F, Battino M. «Plant-Based and Plant-Rich Diet Patterns during Gestation: Beneficial Effects and Possible Shortcomings». Adv Nutr, 2015;6:581–91.

Satija A, Bhupathiraju SN, Rimm EB, Spiegelman D, Chiuve SE, Borgi L, Willett WC, Manson JE, Sun Q, Hu FB. «Plant-Based Dietary Patterns and Incidence of Type 2 Diabetes in US Men and Women: Results from Three Prospective Cohort Studies». PLoS Med, 2016 14;13:e1002039.

Swithers SE. «Artificial sweeteners are not the answer to childhood obesity». Appetite, 2015;93:85-90.

Woo Baidal JA, Locks LM, Cheng ER, Blake-Lamb TL, Perkins ME, Taveras EM. «Risk Factors for Childhood Obesity in the First 1,000 Days: A Systematic Review». Am J Prev Med, 2016;50:761-79.

7. Más allá de la dieta: Otros aspectos del estilo de vida vegano que pueden tener repercusión en la salud

Human Rights Council – United Nations.A/HRC/34/48 2017.«Report of the Special Rapporteur on the right to food». Disponible en: https://documents-dds-ny.un.org/doc/UNDOC/GEN/G17/017/85/PDF/G1701785.pdf?OpenElement

Mitchell EAD, Mulhauser B, Mulot M, Mutabazi A, Glauser G, Aebi A. «A worldwide survey of neonicotinoids in honey». Science, 2017;358:109-111.

Nicolopoulou-Stamati P, Maipas S, Kotampasi C, Stamatis P, Hens L. «Chemical Pesticides and Human Health: The Urgent Need for a New Concept in Agriculture». Front Public Health, 2016;18:148.

Reganold JP, Wachter JM. «Organic agriculture in the twenty-first century». Nat Plants, 2016 3;2:15221.

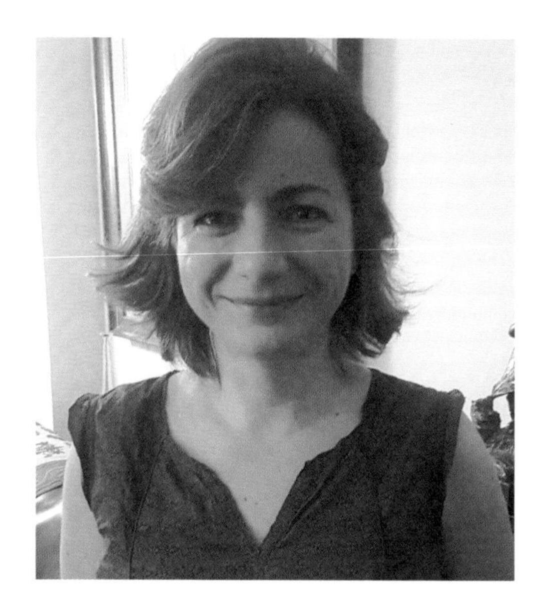

Miriam Martínez Biarge es médico pediatra especializada en neonatología. Colegiada en Madrid y Londres, pasa consulta en el Hospital Ruber Internacional de Madrid y en el Hospital Hammersmith-Queen Charlotte's de Londres. Además, desde hace años, trabaja como investigadora en el prestigioso Imperial College of London; sus trabajos se han centrado en diversos aspectos relacionados con el desarrollo cerebral de los recién nacidos y niños pequeños.

Miriam es vegetariana desde que empezó la carrera de Medicina, hace más de veinte años, y una gran estudiosa y divulgadora de la alimentación vegetariana y vegana. Da charlas para familias y conferencias para profesionales sanitarios a nivel internacional.

Autora de numerosos artículos científicos, el proyecto de desmentir falsedades sobre la dieta vegana y vegetariana para niños la llevó a crear la web www.mipediatravegetariano.com.